Christopher M. Palmer, MD 克里斯多福・帕爾默 梁永安 譯

腦能量

Brain Energy

A Revolutionary Breakthrough in Understanding Mental Health
and Improving Treatment for Anxiety, Depression, OCD, PTSD, and More

獻給我的母親

我為拯救妳免受精神疾病摧殘所做的徒勞努力，
在我心中點燃了一把至今仍在燃燒的火焰。
很遺憾我未能及時弄明白這一切來幫助妳。願妳安息。

目次

引言……7
Introduction

PART 1 把點連接成線 CONNECTING THE DOTS

1 我們正在做的事情不起作用：精神健康領域現況……16
What We're Doing Isn't Working: Mental Health Today

2 是什麼導致精神疾病以及這個問題為什麼重要？……34
What Causes Mental Illness and Why Does It Matter?

3 尋找共同路徑……59
Searching for a Common Pathway

4 有可能「一切」是彼此關聯的嗎？……77
Could It All Be Related?

PART 2 腦能量 BRAIN ENERGY

5 精神疾病是代謝疾病……94
Mental Disorders Are Metabolic Disorders

6 精神狀態和精神疾病……109
Mental States and Mental Disorders

7 了不起的粒線體⋯⋯⋯⋯139
Magnificent Mitochondria

8 腦能量失衡⋯⋯⋯⋯162
A Brain Energy Imbalance

PART 3 原因和對治方法
CAUSES AND SOLUTIONS

9 是什麼導致粒線體出問題，我們又能做些什麼？⋯⋯⋯⋯198
What's Causing the Problem and What Can We Do?

10 促成因素：遺傳學和表觀遺傳學⋯⋯⋯⋯206
Contributing Cause: Genetics and Epigenetics

11 促成因素：化學失衡、神經傳導物質和藥物⋯⋯⋯⋯219
Contributing Cause: Chemical Imbalances, Neurotransmitters, and Medications

12 促成因素：荷爾蒙和其他調控代謝功能因素⋯⋯⋯⋯234
Contributing Cause: Hormones and Metabolic Regulators

13 促成因素：發炎⋯⋯⋯⋯248
Contributing Cause: Inflammation

14 促成因素：睡眠、光線與晝夜節律⋯⋯⋯⋯257
Contributing Cause: Sleep, Light, and Circadian Rhythms

15 促成因素：食物、斷食和你的腸道⋯⋯⋯⋯270
Contributing Cause: Food, Fasting, and Your Gut

16 促成因素：毒品和酒精…………297
Contributing Cause: Drugs and Alcohol

17 促成因素：身體活動…………306
Contributing Cause: Physical Activity

18 促成因素：愛、不利環境與人生目標…………314
Contributing Cause: Love, Adversity, and Purpose in Life

19 為什麼當前的治療方法有效？…………332
Why Do Current Treatments Work?

20 把一切整合在一起：制定你的代謝治療計畫…………336
Putting It All Together: Developing Your Metabolic Treatment Plan

21 精神和代謝健康的新日子…………347
A New Day for Mental and Metabolic Health

鳴謝…………350
Acknowledgments

注釋…………375
Notes

引言
Introduction

我從事精神科醫生和神經科學研究工作的二十五年多來，總是有患者或他們的家屬問我一個問題：「精神疾病（mental illness）[i]是什麼原因造成的？」在我的職業生涯剛開始時，我會回答一個落落長的答案，讓自己顯得有學問和能幹。我會提及神經傳導物質、荷爾蒙、遺傳學和壓力。我會描述我將使用的治療方法，並提供希望，讓他們相信情況會好轉。然而，一些年後，我覺得自己像個騙子。事實上，患者的情況往往沒有好轉到哪裡去。治療有時會有效幾個月，甚至一兩年，但通常症狀都會復發。從某個時候起，我開始說出一個簡單的事實：「沒有人知道精神疾病的成因。」儘管我們了解許多危險因子，但沒有人知道它們是如何彼此組合在一起的。為了讓患者放心，我繼續向他們保證，我們手上有很多不同的治療方法可用，而我們會一種一種去試，直到找到有用的方法為止。可悲的是，對我的許多患者來

i 編注：基於本書的核心觀點，「mental illness」和「mental disorders」於內文中統一翻譯為「精神疾病」。

說，這種情況從未實現過。

不過，到了二〇一六年，這一切對我而言都改變了，當時我幫助一位患者減重。湯姆三十三歲，患有情感思覺失調症（schizoaffective disorder）——一種介於思覺失調症（schizophrenia）和雙相障礙（bipolar disorder）之間的疾病。過去的十三年裡，他每天都遭受幻覺、妄想和精神痛苦的折磨。他被疾病摧殘得不堪重負。他嘗試了十七種不同的藥物，但無一有效。這些藥物使他鎮靜下來，減輕了他的焦慮和躁動，但沒有制止幻覺或妄想。更糟糕的是，它們讓他體重增加了超過四十五公斤。他長期以來被低自尊所困擾，體重過重更是讓情況雪上加霜。他幾乎成了隱士，我們每週的診療時間是他少數走到外面世界的時候。這是我同意幫助他減重的部分原因：我是他最常看病的醫生，而他不想被轉介給一個他從未見過的專家。更重要的是，他主動採取行動改善健康的情況極為罕見。減重可能可以幫助他建立對生活的掌控感。在嘗試了多種方法都沒有成效之後，我們決定嘗試生酮飲食（ketogenic diet）：一種攝取低碳水化合物、適量蛋白質和高脂肪的飲食方式。

幾週之內，我注意到，湯姆不僅體重減輕了，精神症狀也發生了顯著和巨大的變化。他的憂鬱情緒減輕了，精神狀態也不再那麼昏沉。他與我有更多的眼神接觸，而當他看著我的眼睛時，我看到他眼中閃現出前所未有的專注和活力。最令人驚訝的是，兩個月後，他告訴我，他長期存在的幻覺正在消退，讓他重新思考他因偏執而相信的許多陰謀論。他開始意識到它們不是真的，而且極有可能從來都不是真的。湯姆後來減掉了七十公斤體重，搬出了父親的家，並完成了一項證書課程。他甚至能夠在現場觀眾面前即興表演，這在他採取生酮飲食法之前是不可想像的。

我大吃一驚。在整個職業生涯中，我從未見過這樣的事情。雖然減重可能會減輕某些人的焦慮或憂鬱，但這個人罹患的是一種對治療抗性長達十多年的精神病。我的知識或經驗中，沒有任何跡象表明生酮飲食法能治療他的症狀。它似乎不該有這樣的效果。

我開始深入研究醫學文獻，發現生酮飲食是一種長期存在的、有憑有據的癲癇治療方法。即使在藥物無效的情況下，它也能阻止癲癇發作。我很快意識到一個重要的關聯：精神病學一直在使用癲癇治療方法。這些方法使用的藥物包括帝拔癲（Depakine）、鎮頑癲（Neurontin）、樂命達（Lamictal）、妥泰（Topamax）、煩寧（Valium）、氯硝西泮（Klonopin）和贊安諾（Xanax）。生酮飲食法既然還能阻止癲癇發作，它能夠幫助湯姆的原因可能就在此。我開始使用生酮飲食法來治療其他患者，當這種治療方法持續取得成功時，我開始與世界各地的研究者合作對其進行進一步的探索，在全球範圍內就這個主題發表演講，並在學術期刊上發表論文論證其有效性。

我踏上了解這種飲食法是如何和為何對我的患者有效的旅程。除了被用於治療癲癇之外，生酮飲食還被用於治療肥胖症和糖尿病，甚至被用於治療阿茲海默症。起初，這讓我感到困惑且有點不知所措。為什麼一種治療方法可以治療所有這些疾病(即使只對一些人有效)?最終,正是這個問題為我打開通向更重大事情的門。它迫使我探究這些不同疾病之間的聯繫,並將這種理解與我做為神經科學家和精神科醫生已經掌握的一切結合起來。當我最終把所有方塊拼湊在一起時,我意識到我無意間發現了一個遠超我最大膽夢想的事物。我發展出了一個能說明所有精神疾病病因的統一理論。我稱之為腦能量理論。

• • •

這不是一本談生酮飲食法或任何飲食法的書。它也不僅僅涉及嚴重的精神疾病;本書的科學見解也適用於輕度憂鬱和焦慮。事實上,它可能會改變你思考所有人類情緒和經驗的方式。我並不是要為精神疾病提供一種包治百病的簡單方法,也不是要提倡任何單一的治療方法。那種特殊治療方法的意想不到效果,只是引導我探索理解精神疾病新方法的第一個線索。這本書將與你分享這種理解,帶你踏上一趟旅程,我希望這段旅程能夠改變你對精神疾病和精神健康的看法。

以下是對本書內容的概述:

- 我將首先回顧精神健康領域的現狀：那些困擾著我們的難題和問題，以及它們為何重要。
- 你將會認識到一件也許會感覺震驚的事情——各種精神疾病（mental disorders）[ii]並非各自獨立的實體。它們包括憂鬱症、焦慮症、創傷後壓力症候群（PTSD）、強迫症（OCD）、ADHD、酗酒、鴉片類藥物成癮、飲食障礙症、自閉症、雙相障礙和思覺失調症等。不同疾病的症狀有很大的重疊性，許多人也被診斷出患有一種以上的精神疾病。即使是症狀非常不同的疾病，其潛在的生物、心理和社會因素也有顯著的重疊。
- 我將探索精神疾病和一些身體疾病（如肥胖症、糖尿病、心臟病、中風、疼痛障礙、阿茲海默症和癲癇）之間令人驚訝的關聯性。為了真正了解導致精神疾病的病因，這些關聯性也是必須知道的。
- 這一切加起來將會揭示，**精神疾病是大腦的代謝障礙**。
- 為了理解這句話的含義，你需要了解何謂代謝。它比大多數人所以為的要複雜得多，但我會盡力解釋得儘可能的簡單。稱為粒線體（mitochondria）的微小器官是關鍵。代謝和粒線體可以解釋精神疾病的所有症狀。
- 我將討論正常精神狀態和精神疾病的差異。例如，我們全都在人生的不同時期經驗過焦

ii 編注：同編注 i。

慮、憂鬱和恐懼。這些經驗並不是疾病，它們是人之所以為人的一部分。然而，當這些情況發生在不恰當的時間或以誇張的方式發生時，它們可能會跨越精神狀態和精神疾病之間的界線。你將會了解到，所有的精神狀態，甚至正常的精神狀態，都與代謝有關。例如，「壓力」是一種影響代謝的精神狀態，會對代謝造成損害。如果這種情形持續較長時間或情況極端，可能會導致精神疾病。但任何其他影響代謝的因素也會如此。

- 我將與你分享五種廣泛的作用機制，它們可以解釋我們在所有精神疾病中看到的臨床觀察和神經科學觀察。
- 我將向你展示所有已知的精神疾病促成因素。包括遺傳、發炎、神經傳導物質、荷爾蒙、睡眠、酒精和毒品、愛、心碎、生命的意義和目的、創傷和孤獨等在內的事情，都可以直接影響代謝和粒線體。我將顯示所有這些因素如何影響代謝，進而影響細胞的功能，進而導致精神疾病的症狀。
- 你將認識到目前所有的精神健康治療方法——包括心理治療和社會治療——都可能透過影響代謝來發揮作用。
- 這種對精神疾病的新認識催生出新的治療方法，帶來了長期治癒的希望，不再只是能指望減輕症狀。有時，這些方法比單純吃藥更加困難，但非常值得付出努力。雖然更多的研究將帶來更多的新治療方法，但令人興奮的消息是，目前已經有很多的治療方法選項。

需要說清楚的是，我並不是第一個主張代謝和粒線體與精神疾病有關的人。事實上，我是在數十年研究的基礎上繼續發展的。如果沒有這些其他研究者的開創性工作，這本書不會存在。我將在後文介紹他們的很多突破性研究。然而，是本書首次將所有拼圖碎片拼在一起，揭示出一個連貫的理論。這個理論整合了現有的生物學、心理學和社會研究，為解釋和治療精神疾病提供了一個統一的框架。

《腦能量》不僅提供了長期難以捉摸的答案，還提供了新的解決方案。我希望它將會結束全世界數百萬人的痛苦，改變他們的生活。如果你或你所愛的人受到精神疾病所苦，它同樣可能改變你的生活。

PART 1
把點連接成線
CONNECTING THE DOTS

CHAPTER
1
我們正在做的事情不起作用：精神健康領域現況
What We're Doing Isn't Working: Mental Health Today

據世界衛生組織估計，全世界在二〇一七年有近八億人為精神健康疾患所苦。這數字佔世界人口的百分之十多一點，即每十個人有一人是如此。若將物質使用疾患納入統計中，這一數字會攀升至九・七億人，佔全球人口的百分之十三。焦慮症是最常見的，影響全球約百分之三・八的人，其次是憂鬱症，影響約百分之三・四的人。[1]這一比例在美國更高，每五人中便有一人被診斷出患有精神或物質使用疾患，即佔人口的約兩成。

這些數字讓我們大致了解了特定一年內精神疾病的盛行率。但終生盛行率要高得多。在美國，現在的數據顯示，大約五成人口在一生中的某個階段會符合某種精神疾病的衡量標準。[2]對，即一半的人口是如此。

要統計精神疾病的盛行率很困難。人們經常向他人或甚至自己否認自己有精神健康問題。患有精神疾病在世界各地幾乎都會受到污名化。儘管社會在承認憂鬱症和焦慮症等是「真正的」疾病上取得重要進展，但這一進展相對較新，而且遠非普遍。仍然有人認為患有這些疾病的人只是「愛發牢騷」或「懶惰」。另一方面，雖然人們通常認為患有精神病的人是患有「真正的」疾病，但這些患者卻面臨著另一種污名。許多人害怕他們，或認為他們「瘋了」而看扁他們。至於那些有著物質使用疾患的人，他們不僅被許多人認為是自我中心或道德軟弱，還在一些國家（例如中東國家）被歸類為罪犯，甚至可能因為酗酒而被監禁。被污名化的人可能只是自覺羞慚，也可能會受到公然的歧視，但任何形式的污名化都足以讓當事人盡量隱瞞症狀或撒謊。因此，盛行率統計數據很可能低估了這些疾病的真實範圍。

儘管既有的統計數據已經很可怕，但問題似乎有愈來愈嚴重的趨勢。

一種日益嚴重的流行病

美國有這方面的最好數據，因為美國的研究人員幾十年來一直在做精神健康方面的統計工作。精神疾病的盛行率正在上升。根據美國疾病管制暨預防中心（CDC）的數據，二〇一七年美國十八歲以上成年人的精神疾病盛行率高於二〇〇八至二〇一五年期間除三年外的所有年分。值得注意的是，最年輕的年齡群（十八至二十五歲）增幅最大，在二〇〇八至二〇一七年間成長了百分之四十。

兒童和青少年的ADHD盛行率正在上升，二〇〇三至二〇一二年間在四至十七歲的孩子中間增加了百分之四十一。這種診斷及其報導中的上升趨勢引起了相當大的爭議。有些人認為，我們現在只是對這種疾病有更好的認識，也更能為有需要的兒童提供這方面的治療。其他人則認為我們是在治療正常行為：社會和學校對孩子的期望過高，但我們的期望對某些年齡的孩子的能力來說是不切實際的。還有些人認為，美國人注意力持續時間的廣泛下降，可能是由於在螢幕前花費的時間增加，而這被誤認為是ADHD。這種疾病的盛行率真的在增加嗎？我們過不久就會進一步討論這一類問題。但ADHD並不是唯一增加的診斷。

兒童、青少年和年輕成年人的憂鬱症也在增加。從二〇〇六到二〇一七年，美國十二歲到十七歲兒童的憂鬱症盛行率增加了百分之六十八。在十八至二十五歲的人群中，這一數字增加了百分之四十九。二十五歲以上成年人的憂鬱症盛行率據稱保持穩定。

然而，這些資訊的很大部分是從調查中收集的，而我們問的問題和問問題的方式都攸關重要。儘管調查顯示成年人的憂鬱症盛行率並未增加，但許多報告顯示職業倦怠正在上升。職業倦怠並不是《精神疾病診斷與統計手冊》（*Diagnostic and Statistical Manual of Mental Disorders*）第五版中的正式精神病學診斷，但世界衛生組織最近將其添加到其精神疾病清單ICD-11（《國際疾病分類》第十一次修訂版）中。職業倦怠的診斷準則與憂鬱症類似，但焦點主要放在工作壓力和工作環境。對於職業倦怠是否只是一種與工作相關的憂鬱症存在著許多爭論，而這是有充分理由的：一項針對醫生職業倦怠的研究發現，輕度職業倦怠的人符合重度憂鬱標準的可能性是沒有倦怠者的三倍。而嚴重倦怠的人符合重度憂鬱標準的可能性高出四十六倍[3]，這表明這兩種診斷標籤之間幾乎沒有差異，如果有的話也很小。與憂鬱症一樣，職業倦怠也與更高的自殺率有關。由於職業倦怠尚未被列在《DSM-5》，美國的機關並未追蹤其盛行率。然而，二〇一八年一項蓋洛普民意調查發現，百分之二十三的受僱者表示經常或總是感到倦怠，百分之四十四的受僱者感到有時倦怠。[4]這些比率遠高於憂鬱症的比率。

大多數年齡層的自殺率都在上升。二〇一六年，光是美國就有近四萬五千人自殺身亡。一般來說，每有一個人自殺身亡，就有大約三十個人自殺未遂，這讓每年企圖自殺的人數遠遠超過一百萬人。從一九九九到二〇一六年，美國大多數州的自殺率都有所上升，其中二十五個州的自殺率上升了三成或更多。另一項稱為「因絕望而死」(deaths of despair)的統計追蹤了美國因酗酒、吸毒和自殺而死亡的總人數：在一九九九至二〇一七年間，這一數字增加了一倍以上。

焦慮症是最常見的精神疾病，但它們的斷症標準持續演化。這讓評估焦慮症盛行率的變化變得困難。有些人主張近年來盛行率沒有變化。[5]然而，一項針對約四萬名美國成年人進行的年度家庭調查顯示，焦慮症正在增加。調查人員會問以下這個問題：「過去三十天內你有多常感到緊張？」有五個答案可供選擇，從「一直都是」到「完全沒有」。從二〇〇八到二〇一八年，焦慮症發生率增加了百分之三十。在最年輕的群組（十八歲至二十五歲），這一數字增加了百分之八十四。[6]

有時，憂鬱症和焦慮症這些較「普通」的病症被認為與思覺失調症之類的精神疾病不同——精神健康專業人員經常使用「嚴重精神疾病」一詞來指涉及嚴重損傷和殘疾的疾病，例如有精神病症狀的那些。雖然有些嚴重的憂鬱症和焦慮症也包括在這個類別裡面，但它主要指的是思覺失調症、雙相障礙、自閉症之類的病症。那麼，這些疾病情況如何？發生了什麼變化？它們也在增加之中。在二〇〇八至二〇一七年間，美國十八歲以上族群的嚴重精神疾病增加了百分之二十一。在同一時期，即不到十年時間，較年輕群組（十八至二十五歲）的嚴重精神疾病盛行率**翻了一番**。[7]

自閉症的診斷率正以驚人的速度增加。[8]在二〇〇〇年，美國每一百五十個兒童約有一個有自閉症。到了二〇一四年，這比例變成約為一比五十九。

雙相障礙的統計數據也令人擔憂。從一九七〇年代中期到二〇〇〇年，雙相障礙的盛行率介於百分之〇．四到百分之一．六之間。[9]到了二十一世紀初期，這一比例增至介於百分之四至百分之七之間。在兒童和青少年中，該診斷在一九九四年前幾乎不存在，但現在愈來愈常見。

這些統計數據讓人難以理解。像自閉症和雙相障礙之類的疾病被認為不應該在如此短的時間內呈指數式增長。焦慮和憂鬱有可能是情境性的，反觀這些其他疾病通常被認為是強烈

「生物性的」：很多研究人員認為它們很大程度上是由遺傳所決定，而人類顯然沒有發生大規模的基因突變。

研究人員、臨床醫生和整個社會都在努力了解精神疾病急劇增加的原因。雖然沒有一致的解釋，但很多人都有自己的理論。一般來說，這些理論可以分為兩大類。

第一大類依賴這樣的信念：統計數據是錯誤的，或者說它們的含義與我們所認為的不同。許多人認為精神疾病的盛行率不可能成長得如此之快。他們認為這些統計數據是醫生和（或）患者看到不存在的「疾病」的結果。以下是該類別中最著名的三個理論：

1. 是製藥公司搞的鬼！它們想要向儘可能多的人出售藥品，而為了出售藥品，它們必須讓醫生和公眾相信他們需要這些藥品。它們每年花數十億美元行銷，向醫生發送樣品，讓它們的產品名稱被牢記在心。它們投放電視廣告，在廣告中問觀眾是否出現一堆模糊症狀的任何一種（例如「欣快感下降」）。如果你有這類症狀，廣告就會教你「去找醫生談談，看看『藥物X』是不是適合你。」這些類型的廣告助長了人們的「疑病症」傾向。這些憂心忡忡的人會去看醫生，然後帶著一種新病回家——一起帶回家的當然還有治病的藥物。

2. 是懶惰造成的！今天的人不願意為事情付出努力。他們也不想經歷任何不適或認為自己應該經歷任何不適。他們愈來愈多地將普通的人類情緒或經驗歸類為「症狀」。他們一窩蜂湧向治療師，尋求緩解這些「症狀」。有時，他們甚至向醫生抱怨他們的症狀。人們想要迅速和簡單的修復方法，而醫生因為過勞又忙碌，最省事的方式就是開藥方。

3. 是新一代的孩子造成的！鑑於兒童和年輕人的盛行率增長最為顯著，所以明顯的是，責任在於他們自己——或他們的父母。這一代年輕人的父母縱容溺愛子女，迎合他們的每一個奇思怪想。這些孩子和年輕人從來沒有受到管教，也沒多少意志力和毅力。他們很容易感到沮喪和不知所措。當他們的父母不再在那裡解決問題時，或者當有人告訴他們「不」時，他們就會陷入危機。這些崩潰讓他們被診斷出患有某種精神疾病。或者，由於無法應對現實世界的生活，他們將責任歸咎於「精神疾病」。

儘管這一類理論或許很有吸引力，但它們很可能不是答案。如果你自己或你的孩子沒有精神健康問題，又或者你沒有每日接觸有精神健康問題的患者，那麼你很容易會認為這些人只是愛發牢騷和愛抱怨，會認為醫生、患者和家長都是在尋找快速搞定的方法。當問題離你很遠時，你很容易會認為那不是問題。然而，當你面對這些統計數據背後的真實人物並目睹他們的痛苦時，這些籠統的假設就變得不可能成立。當你認識的一個「好家長」有一個七歲的孩子經常發怒，睡不著覺，威脅要自殺或殺死別人，那問題就會開始像一個真正的問題了。

他的這些行為不是正常行為。當一位女性的恐慌發作嚴重到讓她不能出門時，就是不正常的了。當一個人沮喪得有時早上起不了床，就是不正常的了。

因此，解釋精神疾病盛行率增加的第二大類理論認為統計數據是真確的。他們相信精神疾病確實有所增加。他們提出了多種觀點和可能的解釋：

1. 這是好事一樁！這些統計數據是正面的——它們反映出人們對精神疾病有了更深入的理解，更懂得如何去鑑別它們。現在，學校和工作環境中有許多計畫是幫助人去識別精神疾病和物質使用疾患的症狀。出現了一些把焦點放在預防自殺的公益運動。名人不再忌諱談論自己的精神健康問題，媒體對精神健康的報導也愈來愈多，致力提高人們對精神疾病的認識和減少其所遭受的污名化。人們愈來愈多地獲得所需的幫助、診斷和治療。

2. 是社會造成的！我們愈來愈依賴科技和螢幕。我們花更多的時間看手機、電腦或電視，變得更加久坐和孤立。我們在「真實生活」中的彼此互動變得較少，更多是透過社群媒體進行聯繫而不是花時間碰面或透過電話交談。人們只發布自己生活中「看起來不錯」的部分，因此社群媒體會助長不切實際的期望和自慚感，不是促進真正的連結。生活節奏也加快了。每個人都很忙碌，事情安排得滿滿——甚至孩子們也是如此。家人不再一起共進晚餐。難怪人們會感到精疲力竭。難怪有那麼多人會得到精神疾病。

3. 是毒素、化學藥品和假食品造成的！發生改變的不僅是社會的行為，還是我們生活在其中的物理世界。我們每天都接觸各種毒素。我們吃的食物充滿人造成分。新的化學藥品無所不在——在我們的草坪上，在我們的供水系統中，在我們早晚使用的個人衛生產品中。我們創造並讓自己被那些在自然界中從未遇到過的化合物所包圍，而我們並不完全了解它們的影響——尤其是當這些化合物與許多其他化合物結合時的影響。這導致了各種疾病的增加，包括癌症、肥胖和精神疾病，儘管我們不確知它們是如何被引發的。

解釋精神健康問題何以會增加的這種「第二大類」理論還有很多，但以上三種是最常被討論的。它們都不是牽強附會的。它們很可能至少對某些人，或至少在某些時候發揮作用。我在本書後面將會說明，這些因素的其中一些幾乎肯定會有這種影響。

但對於上述第一種理論（即把統計數字的增加純粹歸因於識別和診斷的改善所致），有證據顯示，增加了的不僅僅是識別能力。逐年比較數據的調查包括了全體人口的樣本，無論人們是否被診斷出來。這些精神疾病確實在增加中。

也許最需要注意的一點是，各種不同的精神疾病——自閉症、雙相障礙、憂鬱症和ＡＤＨＤ等——的盛行率同時都在增加。為什麼會這樣？雙相障礙、ＡＤＨＤ和憂鬱症一向被認為彼此非常不同，各有各的促成因素。如果說這些疾病是遺傳性的，那我們的基因又發生了什麼變化？是否有一種毒素會導致大量突變？如果罪魁禍首是我們快節奏的現代社會的壓力，為什麼所有的疾病都在增加？更多的壓力不是會導致更多的憂鬱症和焦慮症嗎？壓力當然不會引起自閉症和雙相障礙。還是說它會？這些統計數據引起的問題多於它們回答的問題。

雪上加霜的是，新冠肺炎疫情造成了額外的損害。二〇二〇年六月，據統計有百分之四十的美國成年人因精神健康或物質使用問題而陷入掙扎。百分之十一的受訪者表示，他們在過去三十日內曾考慮自殺。[10]

我們所付出的代價

精神疾病讓社會付出高昂代價。在二〇一〇年，精神疾病造成的全球經濟損失為二．五兆美元，預計到二〇三〇年將達六兆美元。[11]這些數字包括直接心理保健服務（住院、醫生和治療師看診）和處方藥的費用。但還有其他更難以衡量的財務成本，包括因僱員注意力不集中或請病假而導致的生產力損失。這些損失影響雇主和僱員，影響社會和個人患者。憂鬱症現在在所有導致失能的疾病中名列前茅——高於所有其他疾病，包括心血管疾病、癌症和感染。精神疾病和物質使用疾患是美國「失能損失年數」（years lost to disability）和「整體疾病負擔」的主要原因。[12]

比精神疾病造成的經濟損失嚴重得多的是它們對個人及其家庭帶來的痛苦。它們會導致難以言喻的痛苦和絕望。精神疾病會毀掉人們的生活。它們可能導致社會孤立，打亂求學和工作計畫，並以令人心碎的方式限制人們對自己的期望。感到痛苦的幾乎總不只是患者本身。他們的家庭生活可能陷入混亂，離婚是常見的結果。那些與患者最親近的人自己也可能會患上焦慮症或PTSD等精神疾病；他們也可能單純地精疲力竭，為了保護自己的健康而拋棄受苦的朋友或家人。無家可歸者收容所中至少有一半被收容者有著精神疾病或物質使用疾患。[13]監獄亦是同樣情形。[14]精神疾病有可能導致暴力行為——不僅僅是成為報紙頭條的校園槍手，還會導致家庭暴力。精神疾病還可能讓人陷入極度絕望，因而自殺。

然而，大多數有精神疾病的人不會以引人注目和容易被看見的方式表現出他們的疾病。相反地，他們通常獨自地默默承受痛苦。他們感到羞愧。他們不知道該把自己的症狀怎麼辦。通常，他們甚至不知道自己有病。他們不認為自己的症狀是「症狀」，而是認為自己的痛苦只是存在的自然部分。他們也許會相信自己比別人差勁或低劣。他們可能會認為自己只需要充分利用既有的人生就好。他們將自己的痛苦和症狀視為自己或自己的生活經驗的一個組成部分。

例如，讓我們想像有個叫瑪麗的女人。她父親是酒鬼，對她經常打罵。他對她做的一切都不滿意，讓她逐漸相信自己愚蠢，沒有什麼可稱道的優點。她沒有與人談論她父親的動輒動怒，認為這樣做只會帶來更多麻煩，並招致他進一步的懲罰。到了高中，她感到沮喪，孤立，看不見自己的未來有什麼希望。這種情況持續到她進入成年之後。瑪麗有難入睡的問題，腦中常常閃現父親對她大吼大叫的畫面，也很容易被很大的聲音嚇到。她沒有想到這些情況中的任一種都可能構成「疾病」，更不用說可能是可以治療的。我見過像瑪麗這樣的患者，他們在接受治療之前遭受了很多年的痛苦。有很多像瑪麗這樣的人甚至根本不尋求治療。

我們的治療方法效力如何？

治療對精神疾病至關重要。它可以減少痛苦。它可以防止失能。它可以恢復人們的夢想和潛力。治療方法可以拯救生命。確實如此。很多人從現今的精神健康治療方法中受益匪淺。靠著治療方法，患者克服了毒癮，從精神病發作中得到緩解，學會管理焦慮，從飲食障礙中恢復過來——這些勝利都是真實而重大的。我們的治療方法是有效的。可惜的是，它們並不總是有效，也不是對所有人一律有效。

我們先來看一個成功案例。

約翰是三十六歲的工程師，已婚，育有兩個年幼的孩子。生活對他來說很美好……直到發現妻子有外遇為止。約翰想要挽救婚姻，但妻子想要不同的生活，決定離開他。約翰深受打擊，變得嚴重憂鬱。他每次無法睡超過兩小時。他無法停止糾結於自己的生活是如何被摧毀的。他無法集中精神工作。他覺得唯一的解決辦法就是求妻子回心轉意，但她不為所動。他飽受罪惡感的折磨，認為自己做為一個丈夫、一個父親和一個人都失敗了。這種情況持續了三個月，沒有任何改善的跡象——如果有的話，就是情況變得更糟了。最後，約翰的家人鼓勵他去看精神科醫生。他帶著抗憂鬱藥和安眠藥的處方離開，並開始每週進行心理治療。

幾天之內，約翰的睡眠時間增加了。這幫助他減輕了迷失方向和不知所措的感覺，但他仍然心煩意亂。然而，不到一個月，情況開始好轉。他的情緒開始改善。他能夠不用服用安眠藥，正常入睡。他設法減少對痛苦的沉思，更多地關注他可以控制的事情。他專注在與工作和房子有關的計畫，並決定要練好身體。他花更多的時間陪伴兩個孩子，採取他一直避免的步驟來完成離婚。幾個月後，他停止心理治療。一年後，他逐漸減少抗憂鬱藥的用量，並持續感覺良好。他又開始約會了。

約翰的故事展示了現代精神病學的成功。藥物和心理治療的結合緩解了他的憂鬱和焦慮，幫助他應付人生中一個異常緊張的時期。受益的不只是約翰本人。父母離婚對兒童來說也是很難適應的——事實上，這會增加他們經歷自身精神健康挑戰的風險。父母患有嚴重憂鬱症也會增加這種風險。治療讓約翰成為一個對子女更好、更投入的父親。因此，幫助約翰感覺更好也對他的孩子有益。受益的還有約翰的公司。在心情低落那段時間，約翰仍然每天上班，但他無法集中注意力，只能完成較少的工作。成功的治療幫助約翰成為更有生產力的僱員。

像約翰這樣的故事不勝枚舉，而我們也很容易理解為什麼精神健康領域的研究人員和臨床醫生喜歡講這些故事。有必要強調治療可以帶來效果。有必要鼓勵人們尋求幫助，讓他們知道他們的痛苦是可以結束的。任何領域的專業人士都都傾向於關注自己的成功。他們不傾向於宣傳那些不起作用的東西。不幸的是，在精神健康領域，有很多東西是不起作用的。並不是每個人都能像約翰一樣得到正面的結果。事實上，大多數人都得不到。

憂鬱症是美國最常被診斷出和治療的精神疾病之一。據估計，兩千一百萬成年人在二〇二〇年至少經歷過一回的憂鬱症，佔美國成年人總數的百分之八．四。其中約百分之六十六的人接受了某種形式的治療。[15]

所有這些接受了憂鬱症治療的人後來都怎麼樣了？他們的病情有好轉嗎？更重要的是，如果有好轉，這種好轉狀態能長久維持嗎？

一項研究試圖回答這個問題，它招募了一群在五個不同學術醫療中心尋求重度憂鬱症治療的人，對他們進行了為期十二年的追蹤。[16]該研究共納入四百三十一人，研究人員每星期評估他們的憂鬱症症狀。研究人員發現，即使接受治療，九成患者的症狀仍然持續存在。平均而言，在十二年期間，被研究的人有百分之五十九的時間出現憂鬱症狀。他們的症狀會波動，有時消失，但隨後又回來，即使經過治療和每天服用藥物一樣是如此。換句話說，百分之九十的人憂鬱症都沒有被治癒。他們要不是持續出現揮之不去的低度症狀，就是會反覆重度憂鬱症發作。憂鬱症被發現是一種慢性但偶發的疾病。研究人員發現，如果人們像約翰一樣只經歷過一回的憂鬱症，那麼完全和持久康復的機會就會更大。然而，這樣的人並不多。

這項研究並非特例；它只是道出了任何在精神健康領域工作多年的人都已經知道的情況。幾乎三分之二的憂鬱症患者在第一次接受治療後並未得到紓解（指完全康復，即使只是暫時性的）。[17]正如統計數據顯示的，這些人後來雖然接受一次又一次治療，但其中很多仍然會持續遭受多年的痛苦。不起作用的不僅僅是藥物治療。很多人試過多種治療方法——藥物、心理治療、團體治療、冥想、正向思考、壓力管理等等。有些人甚至試過接受經顱磁刺激（transcranial magnetic stimulation, TMS）或電痙攣療法（electroconvulsive therapy, ECT）。那些任何療法都不是非常成功的人被稱為患有難治型憂鬱症（treatment-resistant depression），而雖然有更多的人確實得到一些緩解，但這些緩解都不是完全的或持久的。憂鬱症是導致失能的主要原因：這一事實清楚顯示出我們目前的治療方法缺乏有效性。我們缺少了什麼？為什麼我們不能讓大多數憂鬱症患者完全好起來並繼續好下去？

你可能想知道憂鬱症以外其他精神疾病的治療前景是如何。說來可嘆，許多其他障礙的統計數據甚至更差。我不會逐一列出所有病症的數據，但就治療成功率和慢性性質而言，諸如強迫症、自閉症、雙相障礙和思覺失調症之類疾病的數據都至少像憂鬱症一樣差。[18]這些患者中，許多人被告知他們患有終生疾病，需要降低對生活成就的期望。

可以理解的是，許多患者因精神健康治療方法無效而感到沮喪。他們在聽過約翰那樣的故事之後原以為他們一樣可以得到治癒。他們常常逐漸認為，他們之所以好不了，是因為治療他們的專業人士無能或是他們沒有得到正確的診斷，又或者只是因為他們還沒有找到對的藥物。不幸的是，這些通常並不是他們病情沒有好轉的原因。大多數人之所以沒有好轉只是因為現有治療方法的效果並不是太好。

精神健康領域的一些專業人士不會喜歡我的這個評估，又或者不會贊成我以現在的這種方式分享出來。他們可能擔心，對治療的悲觀情緒會阻礙人們尋求幫助。這是合理的擔憂。患有精神疾病的人很有必要向專業人士求助——有時這樣做足以讓一個人從自殺的危機中活下來。儘管如此，我提供的數據是確實的；聲稱精神健康治療對大多數人或甚至每個人都有效，而且完全有效，充其量是一種誤導。更令人擔憂的是，這種說法可能會進一步羞辱和污名化那些有著精神疾病的人士。如果我們向患者保證治療有效，但他們沒有好轉，他們有些人就會責怪治療方法或專家，另一些人則會責怪自己。不僅是患者自己會這樣。如果我們向患者的家人、其他臨床醫生和整個社會做出這種保證，但患者卻沒有好轉，這時我們要怎麼辦？難道我們要說患者所患的疾病一定是「難治型」的版本，暗示他們得到的是更嚴重類型的精神疾病（這很可能並不是事實），不惜因此增加他們被污名化的可能性嗎？還是我們要暗示錯在於患者本人？暗示是患者不夠努力？暗示是患者不知怎地「想要」生病？不幸的是，來自臨床醫生、家人、朋友和其他人的這種暗示太常見了。因此，我們又回到了開始的地方，剩下坦白說出事實這個選項，承認治療對大多數精神疾病來說並不是長期有效的。這又帶來了讓那些需要治療的人從一開始就不願意尋求治療的風險。

• • •

前面概述的一切——這些疾病很常見且變得愈來愈常見，它們在經濟影響和人類痛苦方面都給社會帶來巨大的負擔，而且我們的治療方法無法充分勝任緩解這負擔的任務——似乎可清楚顯示精神疾病是一全球健康緊急狀況。我們投入了大量資金進行研究，希望能夠理解問題所在並找到新的解決方案。二〇一九年，美國國家衛生研究院（National Institutes of Health, NIH）花在精神健康研究上的經費是三十二億美元。然則，在已經完成的研究中，有哪些是值得一說的呢？

美國國家精神健康研究所（National Institute of Mental Health, NIMH）前所長湯姆·因塞爾博士（Dr. Tom Insel）在二〇一七年離職後表示：

我在美國國家精神健康研究所花了十三年推動精神疾病方面的神經科學和遺傳學研究。現在回顧起來，我意識到雖然我成功地促成了很棒的科學家以相當高的成本——大約兩百億美元——發表了很多非常棒的論文，但我不認為我們在減少自殺率、降低住院率或改善數千萬精神疾病患者的康復狀況方面取得了任何實質性進展。[19]

因塞爾能夠承認這一點是勇敢的。在精神健康領域工作的人知道他的話不假。這又讓我要再問一次：我們是缺少了什麼？

事實是，為了取得真正的進展，我們必須要能夠回答以下的問題：「是什麼原因導致精神疾病？」迄今為止，我們都答不上來。

CHAPTER

2

是什麼導致精神疾病以及這個問題為什麼重要？

What Causes Mental Illness and Why Does It Matter?

精神錯亂、瘋狂、焦慮、非理性恐懼、持續的憂鬱、成癮、自殺：從古至今，地球上每一種人類文化都描述過精神疾病。雖然我們看到精神疾病正在增加，但它絕非新的疾病。然而，是什麼導致精神疾病這個問題仍然困擾著我們。古代的學者、哲學家和詩人，以及現代的神經科學家、醫生和心理學家，都不懈地研究這個問題，但沒有得出明確的答案。

過去幾千年來，人們就此提出過許多理論。在古代，精神疾病在很大程度上被認為是超自然力量所導致。人們普遍認為這是來自上帝的懲罰。惡魔附身的說法也曾流行過，驅魔則是首選的治療方法。雖然這種觀點在歷史上一直不斷重複出現，但當人們開始用自然而非超自然的眼光看待疾病整體時，一種更科學的態度就出現了，將精神疾病視為一種醫療疾病的概念也隨之誕生。古希臘醫生希波克拉底（Hippocrates）是認真看待精神疾病的人之一；他推測，精神疾病可能是由於身體四種重要「體液」（humors）失衡所造成的。其中一種體液「黑膽汁」過量被認為會導致憂鬱症；事實上，憂鬱一詞源自希臘語的黑膽汁。（有趣的是，身體物質——尤其是糞便，因為它與腸道微生物群有關——正在精神疾病理論中捲土重來。稍後會詳細介紹。）正如醫學的誕生改變了人們對精神疾病的看法，心理學領域的發展自然也是如此。佛洛伊德提出了一個著名的理論，即精神疾病是由於無意識的欲望或衝突造成的，他用非物質性實體或力量——本我、自我和超我——來解釋心靈的運作。此後，其他心理學理論相繼發展，其中很多理論試圖根據我們對行為和神經科學的了解，更「科學」地解釋精神疾病。例如，現代的認知或行為理論可能會將焦慮症視為內化思考模式的結果，或者主張透過改變某些行為來改變心理經驗。雖然心理學理論今日仍用於治療，但大多數臨床醫生和研究人員並不相信它們可以解釋所有的精神疾病。從十九世紀中葉至今，愈來愈多的證據顯示精神疾病至少具有一些生物性成分或影響。化學失衡、大腦變化、荷爾蒙、發炎和免疫系統問題都被認為可能與精神疾病的成因有關。儘管如此，該領域的一些權威認為精神狀態的生理模型過於「化約主義」（reductionistic）。他們表示，它將人類行為、情感和經驗的複雜性簡化為化學或生物問題，而人類的經驗不能僅僅用分子來解釋。

一九七七年，內科醫生暨精神科醫生喬治・恩格爾博士（Dr. George Engel）開發出一個精神疾病病因的工作模型，且至今仍被廣泛使用。他稱之為**生物心理社會模型**（biopsychosocial model）。[1]該模型主張，精神疾病的成因包括（一）生物因素，包括基因和荷爾蒙；（二）心理因素，如教養和僵化信念等；（三）社會因素，如貧困或缺乏朋友。這些因素共同導致特定個體產生精神疾病。另一個流行的模型是**素質—壓力模型**（diathesis-stress model）。「素質」是指致病的生物易感性，例如遺傳因素或荷爾蒙失衡。這個模型中的壓力可以是環境中的任何事物，例如被解僱、吸毒，甚至感染，然後促使有易感性的人真正生病。該模型假設大多數有精神疾病的人可能會在生命中的某個時間點發病——他們只是在等待被觸發。這兩個模型都呈現出一幅精神疾病的圖景，試圖說明多種不同因素如何共同促成精神疾病的發展。

這是因為，事實上，我們**已**經識別出許多讓人更容易罹患各種精神疾病的因素。今天，當我們思考導致精神疾病的原因時，我們經常會考慮這些危險因子。其中包括壓力、藥物和酒精使用、荷爾蒙問題以及精神疾病家族史等。問題在於，儘管我們知道許多這類危險因子，但沒有一個因素存在於每個患有特定疾病的人身上，也沒有任何一個因素本身足以引起任何特定的疾病。

一個明顯的例子是PTSD。這種疾病會讓人在經歷創傷事件後的數月或數年內感到恐懼、出現閃回、過度焦慮和麻木感。根據定義，任何患有PTSD的人都必須經歷過創傷事件，但只有大約百分之十五有過此類經歷的人最終會患上PTSD。即使兩個人經歷了相同的創傷事件，其中一人可能最終患上嚴重的PTSD，而另一人則完全不受影響。換言之，創傷本身並不會「導致」PTSD。對此，你大概會說：好吧，**那是因為它是多種危險因子共同作用的結果**。遺憾的是，也沒有任何「保證」導致PTSD的危險因子組合。幾乎所有其他精神疾病都是如此。有時，似乎很容易理解為什麼某個人會患上精神疾病。舉例來說，一個經歷過可怕且受虐的童年、患有甲狀腺疾病的女人，剛被結婚十年的丈夫拋棄去找另一個女人，她可能會患上重度憂鬱症。大多數人都能理解她為什麼會憂鬱，因為她具有罹患重度憂鬱症的很多危險因子。然而，還有些人的精神疾病似乎是毫無緣由地突然出現的。

解碼憂鬱症

讓我們來看看其中一種定義最明確和最被理解的精神疾病——重度憂鬱症。每個人都會憂鬱，但不是每個人都會患上重度憂鬱症。重度憂鬱症患者大部分時間都會感到悲傷或憂鬱，他們可能會感到疲勞、注意力不集中和睡眠障礙。這種疾病會剝奪人們從生活中體驗快樂和享受的所有能力，並可能讓他們產生壓倒性的絕望感，甚至出現自殺念頭。重度憂鬱症總共有九種症狀，要被診斷為重度憂鬱症，一個人必須至少經歷其中五種症狀，且持續至少兩週。

重度憂鬱症的很多危險因子已經明確確立。這些因素包括遺傳或憂鬱症家族史、壓力、親人過世、關係破裂、職場或學校中的衝突，以及身體和性虐待。各種荷爾蒙問題也榜上有名，包括甲狀腺激素低下、皮質醇含量高以及女性荷爾蒙波動，這些都可能增加產後或月經期間患憂鬱症的風險。事實上，與男性相比，女性罹患憂鬱症的風險是男性的兩倍。過量藥物或酒精使用是一個危險因子，甚至一些不太明顯的處方藥，如某些抗生素或降血壓藥物，也會增加風險。還有社會層面的問題，例如被霸凌或嘲笑、沒有朋友，或者只是大部分時間感到孤獨。貧困、營養不良和不安全的生活環境也會增加風險。睡眠障礙是一個重要因素：睡眠過多或過少都會使人面臨憂鬱症的風險。許多身體疾病都被列入風險清單，包括慢性疼痛、糖尿病、心臟病和類風濕性關節炎等。癌症是另一個危險因子——但不一定是你想像的那樣。大多數人會因為被診斷癌症而感到壓力，並認為這種毀滅性的診斷讓人憂鬱是很自然的。某些人確實是如此。然而，有些患者在得知自己罹癌之前就已經患上重度憂鬱症。這種情況在胰臟癌中尤其常見——人們發現自己無緣無故感到憂鬱，然後幾個月後被診斷出患有胰臟癌。幾乎所有神經系統疾病都與較高的憂鬱症發生率有關，包括中風、多發性硬化症、帕金森氏症、阿茲海默症和癲癇。有趣的是，任何一種精神疾病都會大幅增加患者在原有疾病基礎上再發展出重度憂鬱症的風險。

這些危險因子真的很多，而且它們的差異很大。這種差異不僅體現在種類上（有生物的、心理的和社會的），還體現在它們被認為發揮多大的作用上。例如，雖然女性身分是重度憂鬱症的危險因子，但沒人會說身為女性會導致重度憂鬱症。但有些因素的影響更為直接，事實上，許多互相競爭的理論都認為某個因素是導致這種疾病的根本原因。與那些贊同生物心理社會模型的人不同，一些專業人士相信重度憂鬱症有純粹的遺傳成因、純粹的生物成因，或者純粹的心理成因——其餘的危險因子只是表面現象。

這些單一原因理論中最廣為人知的一種是憂鬱症的**化學失衡理論**——事實上，也被用來解釋精神疾病。該理論認為，大腦化學物質（即神經傳導物質）失衡是所有精神疾病的根源。神經傳導物質是一種在腦細胞之間傳遞訊號的化學物質。對於憂鬱症，最普遍的看法是血清素濃度過低；因此，增加血清素濃度的藥物可以治療憂鬱症。許多最常開立的憂鬱症治療藥物都屬於一類稱為選擇性血清素再攝取抑制劑（SSRIs）的抗憂鬱藥（百憂解〔Prozac〕、左洛復〔Zoloft〕和帕羅西汀〔Paxil〕皆屬此類）。它們通常**確實**有助於緩解憂鬱症的症狀，這支持了化學失衡可能是導致憂鬱症的原因的理論。影響不同神經傳導物質系統的其他類別藥物也可以緩解憂鬱症，所以也許不只是血清素——也許是不同人體內的各種神經傳導物質。儘管如此，許多精神科醫生和研究人員認為，憂鬱症歸根究柢就是化學失衡。

然而，這個理論引起了諸多問題：

- 一開始是什麼導致化學失衡？
- 如果人們生來就有這種化學失衡，為什麼他們不會從出生就一直憂鬱呢？
- 為什麼SSRIs這類藥物需要數週或數月才能發揮作用？我們知道它們會在數小時內改變

神經傳導物質濃度，那麼為什麼它們不能立即起作用呢？

- 如果這是一種固定的化學失衡，為何症狀會起伏不定（即使在短時間內也是如此）？換句話說，為什麼即使持續服藥，人們的情緒仍然會有好壞起伏？
- 為什麼藥物對這麼多人會失效？為什麼失衡會發生變化？如果確實發生了變化，是什麼導致它改變？

這些問題亟待解答，不僅與憂鬱症的診斷有關，而且與所有精神疾病的診斷有關。不幸的是，化學失衡理論沒有提供答案。

另一個廣為人知的導致重度憂鬱症的理論是**習得性無助理論**（learned helplessness theory）。簡而言之，它主張當人們無法改變生活中的不利環境時，他們就會「學會」自己是無助的。這可能適用於儘管多次嘗試仍無法建立戀愛關係的情況，或者更糟的是，受虐待的孩子試圖讓父親停止毆打他。無論哪種情況，這些人都會開始感到無能為力，然後變得憂鬱。最終，他們不再嘗試做任何事。何必呢？一些專家斷言，這些人憂鬱的原因在於他們的心理。他們學會了並且相信自己是無助的。顯然，讓受虐待的孩子脫離那種環境是最重要的。但即使多年後，那個孩子可能仍然感到憂鬱。治療通常基於認知行為療法（cognitive behavioral therapy, CBT），這是一種專注於識別和改變想法、情緒和行為的談話療法。這種療法基於這樣的信念：當人們出現重度憂鬱症時，很可能是因為這些想法並非基於他們當前的現實情況，而是過去形成的無助心態。目標是讓患者有能力挑戰這些想法，並用不那麼可怕和絕望的想法取而代之。這會讓他們感覺更好，並在生活中做出改變，讓他們感到不那麼無助，而且這種循環會自我強化。這種治療方法至少對某些人有效，這再次支持了這種心理問題可能是憂鬱症成因的理論。

關於被認為是重度憂鬱症成因的具體因素——生物的、心理的和社會的——還有許多其他理論。其中很多都促成了特定治療方法和干預措施的發展，這些方法對真實的患者確實有效，至少有時候是如此。事實上，這些理論本身往往是根據對憂鬱症有效的治療方法而形成的，其邏輯是，如果一種治療方法有效，即使只對某些人有效，那麼它一定是糾正了導致疾病的問題。

用於治療重度憂鬱症的藥物包括那些被專門稱為「抗憂鬱藥」的藥物，它們通常分為五種不同的類別。這些類別作用於不同的神經傳導物質和受體，包括血清素、多巴胺和正腎上腺素。然而，抗憂鬱藥並不是用於治療重度憂鬱症的唯一藥物。其他藥物包括抗焦慮藥物、情緒穩定劑、抗精神病藥物、興奮劑、抗癲癇藥物、荷爾蒙、維生素和各種補充劑，如聖約翰草（St. John's wort）。這些都以非常不同的方式發揮作用，但都被常規用於治療憂鬱症，並且都已被證明至少對某些人、在某些時候有效。

治療憂鬱症的心理療法也有很多種。有些關注人際關係，有些關注想法和感受，有些則關注行為；有些只關注當下的變化，有些則著重回顧過去或童年經歷。不同類型的心理治療可能差別很大，但至少有一些證據顯示，它們對某些憂鬱症患者都能有所幫助。

最後還有較為激烈的治療方法，如經顱磁刺激、電痙攣療法，甚至手術。在手術中，有時會切斷大腦的某些部位，有時會植入電極來刺激大腦或迷走神經（它是副交感神經系統的主要神經）。

治療方法可謂林林種種！我們很難理解它們為何能治療同樣一組症狀。然而，這些方法中沒有一種適用於所有憂鬱症患者。為什麼會這樣呢？是因為不同患者的重度憂鬱症有不同的病因，所以需要不同的治療方法嗎？遺憾的是，正如我在上一章所述，有數以百萬計的人嘗試過一種又一種治療方法，卻找不到任何一種有效的治療方法。

另一方面，必須指出，並不是所有患有重度憂鬱症的人都能獲得治療——事實上，世界上大多數患者都沒有得到治療。然而，重度憂鬱症往往會自行消退。症狀時有時無，有時持續數週或數月，然後自行消失。是什麼原因導致某些人的症狀無須任何治療就消失了？為什麼對其他人來說，憂鬱症會成為一種慢性的且使人失能的疾病呢？如果我們真正了解導致這種疾病的原因，我們應該能夠回答這些問題。

但情況變得更加複雜。除了導致重度憂鬱症的危險因子或理論之外，我們有很好的證據表明，身體的某些生理變化與重度憂鬱症有關——也就是說，這些變化在重度憂鬱症患者身上比在未患此病者身上更常見。這些變化是在已經確診的人身上觀察到的，但它們也可能提供關於該疾病原因的線索。

發炎是一大重點。從對C反應蛋白（C-reactive protein, CRP）和介白素（interleukins）等不同生物標記的測量，我們得知，慢性憂鬱症患者與沒有憂鬱症的人相比，平均發炎水準較高。[2]然而，到目前為止，我們並不確知是發炎導致了憂鬱症還是憂鬱症導致了發炎。如果是發炎導致憂鬱症，那麼一開始是什麼引起發炎的呢？是我們迄今討論過的某一個或某幾個危險因子嗎？還是某種完全不同的東西，是我們還沒有發現的？像往常一樣，許多人都有理論——有人推測是慢性感染，或自體免疫疾病，或接觸毒素，或不良飲食，或「腸漏症」（leaky gut）等等——但這些理論並不是答案。更重要的是，並非所有慢性憂鬱症患者都有較高的發炎水準，至少不是我們能夠測量到的。顯示發炎水準較高的研究是基於群組之間的比較：當研究者觀察一組有憂鬱症的人和一組沒有憂鬱症的人時，憂鬱症群組有更多發炎現象……然而，憂鬱症組中並非每個人的發炎水準都比非憂鬱症組中的人更高。事實上，研究人員和臨床醫生尚未發現任何能夠一致地將憂鬱症者和非憂鬱症者區分開來的身體或大腦發炎測量參數。

除了發炎水準的差異外，我們還發現慢性憂鬱症患者的大腦與一般人有所不同。一些憂鬱症患者的特定腦區有萎縮的現象，而且會隨時間惡化。由於這類變化常見於神經退化性疾病，一些研究人員推測憂鬱症可能也是一種神經退化性疾病，或者它可能代表另一種神經退化性疾病（如阿茲海默症或帕金森氏症）的早期階段。[3]有些研究人員推測這些變化可能是與憂鬱症相關的發炎增加所導致的結果。我們知道，長期發炎會對組織造成損害。例如，一個人的膝蓋如果因關節炎而發炎，可能會導致永久性損害；發炎持續的時間愈長，損害就愈嚴重。類似的情況可能也發生在大腦中——先是發炎，然後對這些腦區造成損害。

研究也發現憂鬱症患者大腦的運作方式有許多差異。在比較重度憂鬱症患者和非患者的功能性磁振造影（fMRI）掃描時，憂鬱症患者有些腦區的活動較少而另一些腦區的活動較多，並且腦區之間的溝通方式也存在差異。[4]然而，與我們討論過的所有大腦變化一樣，研究只顯示了群組間的相對差異。再一次，我們不知道這些變化是憂鬱症的原因還是憂鬱症的結果。有沒有可能是另一個過程同時導致憂鬱症和這些大腦變化？我們還是不知道。

最後，讓我們再加入一個複雜因素——**腸道菌群**（gut microbiome）。人體消化系統含有數兆微生物，包括細菌、病毒和真菌。它們會產生荷爾蒙、神經傳導物質和發炎分子，釋放到我們的腸道，然後被吸收進入我們的血流中。研究表明，這些微生物在肥胖症、糖尿病、心血管疾病、憂鬱症、焦慮症、自閉症，甚至思覺失調症中發揮作用。[5]但菌群研究相對較新，我們還不確切知道哪些特定微生物可能有益，哪些有害，或者是否僅僅是某些微生物存在或缺失，又或者關鍵是否在於不同微生物之間的平衡。更重要的是，儘管有些以小鼠進行的研究顯示腸道微生物的變化會介導憂鬱症症狀的變化，但我們還不知道如何利用這些資訊來有效治療憂鬱症或大多數其他疾病。[6]

以上是對重度憂鬱症的旋風式瀏覽，其中提到了許多危險因子，概述了一些關於憂鬱症病因的理論和針對這些病因的治療方法，以及一些在重度憂鬱症患者身上觀察到的生物性和大腦變化。那麼，鑒於這一切，我們要如何回答這個問題：「是什麼導致了重度憂鬱症？」

生物心理社會模型顯得有道理的原因就在此，因為它主張生物因素、心理因素和社會因素在不同的人身上可能會以不同的方式結合在一起，從而導致重度憂鬱症。換句話說，不同的人有不同的原因。一些研究人員和臨床醫生聲稱，一定有不同**類型**的憂鬱症存在——也許一種是由社會壓力源引起的，另一種是由生物因素引起的。也許有幾十種不同類型的憂鬱症——都是由這些不同的危險因子引起的。也許某些因素導致某些症狀，如果我們能更好地將這些症狀分類，說不定就可以識別這些類型，並更好地掌握它們的導因。可惜的是，這似乎不是答案。臨床醫生和研究人員為此奮鬥了幾十年，無論憂鬱症的危險因子或表面病因如何——無論是生物性、心理性、社會性的，還是多種因素的組合——同一組症狀總是一再出現。同樣的症狀組合出現在無數人身上，出現在無數不同的環境中。事實上，重度憂鬱症的症狀在《聖經》、歷史文獻、文學、詩歌和上溯至希波克拉底時期的醫療紀錄中都被描寫過。

那麼是什麼原因造成的呢？必然有一個答案存在——它能將所有不同危險因子、有效治療方法，以及我們反覆觀察到的大腦和身體變化等事實聯繫起來。

有沒有可能是不同的過程在不同的人身上導致相同的症狀，且這些過程完全獨立？這是可能的，只是可能性非常低。你可能聽過**奧坎剃刀**（Occam's razor）——它是一個一般規則或指導原則，也稱為**簡約法則**（law of parsimony）。它通常被理解為，最簡單、最統一的解釋最有可能是正確的解釋。例如，在其他條件不變的情況下，如果一個患者入院時出現高燒、頸部痠痛和頭痛的情形，那麼，患者同時患有三種不同疾病的可能性較小——因腦出血而頭痛、因神經受壓而頸部痠痛、因感染而發燒，而患腦膜炎的可能性更大，因為這個診斷就能解釋他的三種病徵和症狀。簡言之，面對一個如上述所勾勒的重度憂鬱症情境時，一個能夠以合乎邏輯和合理的方式連接所有證據的統一理論最有可能是正確的。不過，在我們深入尋找答案之前，值得說一說為什麼它很重要。

為什麼知道精神疾病的成因很重要——治療症狀與治療疾病本身之別

我們是依靠病徵（sign）和症狀（symptom）診斷出一個人患有某種疾病。人們經常使用「症狀」一詞統稱兩者，但兩者有著關鍵性的區別。**病徵**是疾病的客觀指標，可以由其他人觀察或測量。病徵可以包括癲癇發作、血壓測量、實驗室檢查值，或腦部掃描中發現的異常等。**症狀**則是患者必須告訴別人的主觀體驗。症狀可能包括情緒、想法，疼痛或麻木等感覺。精神病學中的病徵很少。我們的大多數診斷都是基於症狀，例如煩躁易怒、焦慮、恐懼、憂鬱、異常思維或異常知覺，以及記憶受損等。精神疾病還可以包括看起來更多是「生理」而非「精神」的事情，例如睡眠障礙、行動遲緩、疲勞和過動。其中一些是可以觀察到的，但臨床醫生也經常依賴患者告訴他們這些情況，因此它們被歸類為症狀而非病徵。可惜的是，沒有任何實驗室檢查、腦部掃描或其他客觀檢測能夠準確診斷任何精神疾病。

精神科的診斷全都是基於症候群的概念。**症候群**是通常同時出現的病徵和症狀，但原因尚未知曉。始於一九八〇年代的一個醫學例子是不尋常感染和罕見癌症的症候群，我們稱之為愛滋病（AIDS）——即後天免疫缺乏症候群。在我們得知它是由病毒引起之前，這是一種症候群。**在精神病學中，每一種診斷都是一種症候群**。這是精神疾病定義的固有特點。當精神症狀是由醫療病症或神經系統疾病引起時，僅憑這一點就排除了將其歸類為精神疾病。神經系統疾病、癌症、感染和自體免疫疾病都會影響大腦。當患有這些疾病的人出現精神症狀時，他們不一定會被診斷出精神疾病。如果患者出現煩躁易怒、憂鬱和記憶喪失等症狀，而進一步評估顯示這些症狀是感染或癌症所致，患者就會被診斷為患有該種疾病，並由精神科以外的醫學專家進行治療——儘管他們的精神症狀與「只」患有憂鬱症的患者一模一樣。精神科醫生和其他精神健康專業人士面對的是其他所有患者——那些我們不知道確切原因的患者。

這是我們在精神健康保健方面難以取得進步的癥結所在。如果不知道疾病的原因，我們最終只是治療症狀而不是疾病本身。

有些治療方法是設計來對付疾病的根本原因。最好的例子就是傳染病。細菌感染會引發許多病徵和症狀，例如發燒、血球數變化、發冷、疼痛、咳嗽和疲勞等。感染的決定性療法（definitive treatment）是使用抗生素清除體內的細菌。這種類型的治療有時被稱為**疾病修飾療法**（disease-modifying treatment）。在這種情況下，治療將治癒疾病；抗生素療程結束後，患者將不再有感染。但醫學領域還常用另一種治療方法；此類治療稱為**對症治療**（symptomatic treatment）。它旨在減輕症狀，幫助人們感覺好一些，但它不會直接改變病程。例如，細菌感染者通常會接受泰諾（Tylenol）之類的對症治療來退燒。對症治療可以減輕痛苦，讓人們正常工作和生活，但並不能解決根本原因。最終，無論有或沒有泰諾，不是身體自行戰勝感染，就是患者接受抗生素治療，或者感染惡化導致死亡。泰諾對這些結果不會有什麼影響。

在精神健康領域，現實情況是，我們的大多數治療都是針對症狀。對大多數人來說，精神科藥物、電痙攣療法和經顱磁刺激通常是對症治療。它們似乎沒有解決疾病的根本原因。

對某些人來說，這些方法可以顯著減輕症狀。對另一些人來說，它們可以讓疾病緩解，也就是說所有症狀都完全改善。有些人（例如約翰）可以使用抗憂鬱藥或其他藥物一兩年，然後不再需要它們，從此快樂地生活。這是否意謂著這些藥物具有疾病修飾作用？在某些個案中，好比約翰的情況，可能是如此。然而，鑑於大多數精神疾病患者症狀持續和復發的比率極高，我們的治療似乎並沒有改變疾病本身。

有些人認為心理治療和社會干預確實在解決根本原因。在某些個案中，這種看法是有道理的。例如，如果一個女性處於身體受虐關係中，因而罹患重度憂鬱症，那麼幫助她離開這種關係並建立更好的新生活可能會解決她的憂鬱症。許多心理治療師會認為，這位女性憂鬱的根本原因是處於受虐關係中。然而，我們知道，由於她經歷過受虐關係並患上重度憂鬱症，因此即使她從未再陷入其他受虐關係中，她在未來某個時候再次出現憂鬱症的風險也會增加。有鑑於此，憂鬱症似乎不僅僅是受虐造成的，僅僅治療這一因素並不能徹底解決根本原因。是什麼原因使她未來罹患憂鬱症的風險仍然較高？如果我們真正知道造成精神疾病的原因，應該能夠回答這個問題。

在精神健康的領域，人們經常使用循環論證來支持他們關於精神疾病成因的理論。例如，他們可能會聲稱，如果某些東西可以緩解症狀，那麼它一定是最初的原因。上述例子中的女性在處境改變後病情得到改善，這一事實便被用作證明她的處境是她的重度憂鬱症的根本原因。很多精神科藥物有助於緩解精神疾病的症狀，這一事實被用來證明精神疾病的根本原因必然是化學失衡。這些說法儘管看起來合乎邏輯，但並不總是正確的。

有一個例子可以說明這種推理方式的缺陷。讓我們回到感染引起發燒的例子。如果我們對感染或發燒的原因一無所知，又想要弄清楚這一切，我們可能會對發燒的人進行腦部掃描，以尋找線索。猜猜我們會看到什麼？我們會發現下視丘過度活躍——這是大腦中控制發燒反應的部分。如果我們已經知道泰諾可以退燒，那麼我們可能會進行掃描以研究泰諾如何影響大腦。哇，我們會看到泰諾減少了下視丘的過度活躍！基於此，我們可能會推斷：發燒的原因是一種和下視丘有關的大腦疾病。我們會有證據證明發燒患者的大腦活動異常，而泰諾可以減少這種異常活動。但如果因此認為我們已經找到了發燒的**根本原因**，那就大錯特錯了。我們真正做的是識別出大腦中與發燒有關的部分，並證明一種退燒治療方法也會影響大腦的該部分。但泰諾不能治療感染。用這種治療方法退燒不會改變病程。我們對發燒和泰諾影響的大腦掃描只是識別了身體對感染反應的一方面。我們能更好地了解疾病的一種**症狀**或其機制的一部分。這是有用的訊息，但它完全無法幫助我們了解發燒的根本原因——感染。

相關性、原因和共同路徑

要回答是什麼導致精神疾病的問題，重要的是要略為思考我們如何提出這樣的問題，以及我們用來探索這個問題的工具和原則。當醫學研究人員進行偵探工作以確定導致疾病的原因時，他們通常會研究患病者和未患病者的人群以尋找**相關性**。相關性是兩個事物或變數之間的關係或關聯。如果兩個變數相關，則可能意謂著因果關係，這正是研究人員最終要尋找的。有許多類型的研究旨在尋找相關性。研究人員可能會對患有憂鬱症和未患有此症的人群進行腦部掃描，並尋找差異——前面提到的與發炎的關聯就是一種相關性，這是注意到兩個變數（憂鬱症和發炎）似乎更頻繁地同時出現，暗示著兩者存在著關係。一種常見的研究類型是**流行病學研究**，它評估大量人口中的各種變數，並以這種方式尋找相關性。例如，研究人員可能會測量人們的體重，追蹤他們十年，並記錄在這十年期間有多少人心臟病發作。然後，他們會根據起始體重將人們分組，觀察不同組別的心臟病發作率，看看體重是否與心臟病發作有關。如果他們發現肥胖者比瘦者心臟病發作率更高，他們就會得出結論，肥胖與心臟病發作之間存在相關性。請注意，我說的是「相關性」。僅根據這項研究，他們不能說肥胖會導致心臟病發作。這是相關性研究的難題之一。人們經常誤解這些發現並做出沒有根據的假設。

相關性不等於因果性。幾乎每個人都聽過這句話。它意謂著相關性並不一定能告訴我們任何有關因果關係的資訊。可惜的是，雖然大多數人都知道這項原則，但他們在解釋研究結果時並沒有應用它。如果我剛才舉例的研究結果今天發布，報紙標題很可能會是「肥胖被證明會導致心臟病」，從而進一步延續對此類研究的錯誤解釋。這可能看起來像是在咬文嚼字。你也許會想：「肥胖當然會導致心臟病發作。你想說什麼？」事實上，肥胖本身不會導致心臟病發作。它是心臟病發作的一個強烈危險因子，但不是決定性的原因。有什麼區別？並非所有肥胖者都會心臟病發作。如果肥胖一定會導致心臟病發作，那麼所有肥胖者都應該有過心臟病發作，而且可能經常心臟病發作。此外，有許多心臟病發作的人並不肥胖。如果肥胖是心臟病發作的原因，那為什麼瘦者也會心臟病發作呢？顯然，心臟病發作肯定不僅僅與肥胖有關。那麼，什麼原因會導致心臟病發作？正確的答案可能是：「心臟動脈出現動脈粥樣硬化（增厚或硬化），並在某個時點發生阻塞，導致一些心肌因缺乏血流而死亡或受損。」是什麼導致了這些事情發生？這就是肥胖成為危險因子的原因，但其他危險因子也促成了這個過程，例如遺傳、膽固醇和血脂水準、血壓、缺乏運動、壓力、睡眠品質差和吸菸等。有一**連串的事件**會導致心臟病發作；這種連鎖反應會持續數年。了解整個連鎖事件非常重要，因為它提供了採用不同治療方法進行干預的眾多機會。如果我們假設原因是肥胖，將所有治療集中在這個危險因子，我們將無法防止許多人心臟病發作。我們如何定義疾病的成因至關重要。每個人都喜歡簡單的答案。我剛才解釋心臟病發作成因的方式給出了一個複雜的答案。正如你將認識到的，在回答這個問題時也是如此：「導致精神疾病的原因是什麼？」

相關性（即兩個變數之間的關係）可能因多種不同的原因出現。最常見的解釋是原因或結果：一個變數導致另一個變數，或者一個變數是另一個變數的結果。換句話說，如果A和B相關，則可能因為存在因果關係，其中A導致B或B導致A。然而，還有另一種可能性——有些人難以理解的可能性。相關性還可以揭示一條共同路徑，有時甚至揭示一個共同的根本原因。

現在假定我們對感冒病毒一無所知。我們只知道，很多人因為流鼻涕和喉嚨痛去看醫生。有些人除了流鼻涕和喉嚨痛，還會出現其他症狀，例如頭痛或疲勞。有些人只有其中一種症狀——流鼻涕或喉嚨痛，但更多人兩者都有。研究人員注意到，流鼻涕和喉嚨痛之間存在相關性。既然存在相關性，就一定存在關係。但那是什麼關係呢？是因果關係嗎？若是如此，它們哪個是因，哪個是果？許多人似乎先出現喉嚨痛，然後才流鼻涕，但不是一律如此——有時情況恰恰相反。那麼，是不是喉嚨痛先出現並導致了流鼻涕呢？抑或是反過來？或者它們都只是某種不明疾病的後果，這種疾病可能導致這兩種症狀，甚至可能導致其他症狀？

儘管這是感冒病毒感染的一個簡單例子，但在某個時期這一切都需要解開謎團。造成混淆的原因之一可能是當花粉水準較高時，過敏患者會出現流鼻涕和喉嚨痛。這些人會出現與感冒相同或相似的症狀，但根本原因不同——是過敏而不是感冒病毒。研究人員必須努力區分這兩個群體，嘗試以各種方式對患者進行分類。但歸根究柢，相關症狀很可能無法區分：無論是過敏還是感冒引起的，流鼻涕就是流鼻涕。幸運的話，研究人員能夠注意到季節性模式等現象，或者注意到有些人（感染感冒病毒的人）似乎會將症狀傳染給他人，有些人（過敏的人）則不會。尋找並結合這些模式會為研究人員提供有關如何區分這兩個群體的重要線索。最後，他們必須面對這個重要問題：這兩個不同群體的流鼻涕和喉嚨痛是否以某種方式相關？畢竟，它們是一樣的症狀。為什麼會如此？

答案是它們有一條共同路徑——發炎。發炎是身體癒合組織或（和）抵禦攻擊過程的一部分，每當免疫系統被啟動時就會發生發炎。無論身體是在防禦感冒病毒還是過敏原，發炎都會導致流鼻涕和喉嚨痛。發炎是讓兩組患者產生症狀的共同路徑或過程，但這個路徑是在根本原因的下游。為了找到根本原因，研究人員需要確定是什麼導致發炎。

要了解流鼻涕和喉嚨痛及其原因，研究人員可能採取的另一種方法是將它們分開來觀察。並非每個人都同時出現這兩種症狀，而有些同時出現這兩種症狀的人會以其中一種症狀為主。研究人員可能會將患者分為兩組，一組主要流鼻涕或僅流鼻涕，另一組主要喉嚨痛或僅喉嚨痛。這是說得通的。鼻子畢竟與喉嚨不同。這兩種症狀的治療方法也不同。泰諾可能有助於緩解喉嚨痛，但對流鼻涕沒有幫助。治療流鼻涕最有效的主要成分是偽麻黃鹼（pseudoephedrine）或去氧腎上腺素（phenylephrine），它們存在於舒達菲（Sudafed）以及感冒和流感藥物中。可能有些治療方法可以同時緩解某些患者的這兩種症狀（例如用抗組織胺藥治療過敏患者），但泰諾可以改善幾乎所有喉嚨痛，偽麻黃鹼幾乎可以改善所有流鼻涕，而兩者都不會影響另一種症狀。這種治療上的明顯差異可能支持將患者區分為流鼻涕組和喉嚨痛組。研究人員可能會將這些標記為不同的疾病——流鼻涕病和喉嚨痛病。

有鑑於這些疾病的治療方法也是如此不同，研究人員可能會認為這些疾病與其治療方法有關。喉嚨痛組可能被認為患有泰諾缺乏症：喉嚨痛一定是由於人們的系統中沒有足夠的泰諾，因為糾正這種缺乏似乎可以解決問題。另一組可能被稱為偽麻黃鹼缺乏症，因為治療的有效性清楚顯示體內偽麻黃鹼失衡。

儘管看起來很滑稽，但這正是我們用來得出以下結論的邏輯，即憂鬱症是由於血清素缺乏，精神病是由於多巴胺過多。這聽起來很有道理，直到我們用感冒病毒的例子思考才知道不然。這樣一對比，就顯得很荒謬了。然而，這正是今天我們在精神健康領域所做的事。我們觀察有效的治療方法，然後假設它會告訴我們導致疾病的原因。而這些疾病本身只是被我們貼上疾病標籤的症狀群——診斷標籤與因果關係或者身體或大腦中發生的事情沒有半點關係。

讓我們回到我們假設的那些研究人員。研究人員發現了兩種不同的疾病——流鼻涕病和喉嚨痛病。這些疾病有不同的症狀和不同的治療方法，因此研究人員對這個分類系統很有信心。問題是，雖然有些人只患有這兩種疾病的其中一種，但共病的情況很常見——換言之，有很多人同時患有這兩種疾病。被診斷患有流鼻涕的人通常也會患上喉嚨痛。但反過來也是如此。流鼻涕和喉嚨痛是**雙向關係**的一個很好的例子。這意謂著，如果你患有其中任一種疾病，那麼患另一種的風險要高得多。哪一種先開始都不重要。雙向關係通常意謂著兩個事物共享某些共同路徑。對於流鼻涕和喉嚨痛來說，共同路徑是發炎。有時，除了共同路徑之外，雙向關係也可能意謂著相同的根本原因。在這個例子，我們已經知道有一條共同路徑（發炎）和不同的根本原因（感冒病毒和過敏等）。

撇開共病不談，鑒於症狀和治療方法不同，研究人員和臨床醫生可能會主張將流鼻涕病和喉嚨痛病列為單獨的診斷。但是，一旦有人發現導致這兩種疾病的共同路徑或根本原因，這種情況應該會改變。為什麼呢？回到奧坎剃刀——簡約法則。如果醫學上有更簡單的解釋，那麼這個解釋更有可能是正確的。在這個例子中，用感冒病毒（一個根本原因）導致這兩種疾病來解釋，比認為人們同時患有喉嚨痛病（由於泰諾缺乏）和流鼻涕病（由於偽麻黃鹼失衡）要簡單得多。發現過敏（另一個根本原因）會導致這兩種疾病，也同樣是改變醫學領域基於症狀的診斷方法的有效理由。當然，找出共同路徑（發炎）將特別有幫助，因為它可以開發更有效的治療方法，還可以解釋為什麼兩種根本原因不同的疾病（感冒和過敏）會有相同的症狀。

但相同的根本原因也可能導致不同的人出現不同的症狀……當原有的脆弱性發揮作用時尤其如此。流感是一個很好的例子。感染這種病毒的人通常會出現一系列可預測的病徵和症狀——發燒、肌肉痠痛、嗜睡等。然而，即使患有相同疾病，不同的人也可能有不同程度的不同症狀。在有既有疾病的人身上，這種差異可能會被放大。一個健康的二十歲年輕人可能會在疼痛和發燒的情況下度過一個痛苦的週末，然後很快就康復。另一方面，一個患有氣喘的兒童可能會出現嚴重的氣道炎，最終需要住院並使用呼吸機。一個虛弱的八十歲老人可能會經歷毀滅性的影響，導致器官受損而死亡。這些人的痛苦源自於一個根本原因——流感病毒感染——但這個原因卻產生了截然不同的後果。

至此，你應該已經明白精神疾病成因這個問題為何重要，以及它為什麼仍然難以回答。我們在精神健康領域處理的是由症狀定義的症候群和對症治療。現在，我們就像在用泰諾治療感染一樣。我們的目標是了解精神疾病的生理學，讓我們能夠開發出有效的治療方法，更理想的情況是在這些疾病發生之前預防它們。

建立因果關係是要證明一件事導致另一件事。僅憑相關性研究根本無法做到這一點。它們可以**暗示**因果關係，或至少提供線索，但證明因果關係需要更多的東西。一種可以證明因果關係的研究稱為**隨機對照試驗**（randomized controlled trial）。例如，為了證明感冒病毒會引發流鼻涕，研究人員可以選取一組沒有生病的人，讓一半人接觸感冒病毒（將病毒噴入他們的鼻子），另一半人接觸安慰劑（普通的水）。然後記錄各組在接下來五天內出現流鼻涕的人數。如果感冒病毒引發流鼻涕，那麼接觸感冒病毒的組別流鼻涕的比例應該比安慰劑組高得多。事實上，這些研究都已經做過了，而且結果確實如此。

在證明嚴重或危及生命的疾病因果關係時，使用隨機對照試驗面臨的挑戰之一是，這樣做是不道德的。因此，即使我們有一個導致癌症或精神疾病的理論，讓人們接觸這些病因來明確驗證理論是不道德的。那麼，在這種情況下，我們能做些什麼呢？研究人員有時可以在動物身上進行相應的實驗。在精神健康領域，這有時也可行，但鑑於精神疾病的性質，它有一些侷限性。另一個替代方案是建立一個科學理論，解釋從頭到尾身體或大腦中可能發生的事情——即導致精神疾病的一系列事件，就像前面談到的導致心臟病發作的一系列事件。一旦確立這樣的理論，研究人員就可以研究已經接觸過不同危險因子的人，並尋找這一系列事件發生在他們身上的證據。正如你將認識到的，所有這些研究都已經進行過了，證據已經收集完畢。只是沒有人將它們整合在一起。那就是本書要做的事情。

CHAPTER

3

尋找共同路徑
Searching for a Common Pathway

斷定精神疾病病因的難處之一是首先要定義什麼構成精神疾病。各種字典和參考書的具體措辭有所不同，但一個比較好的通用定義可能是這樣的：**精神疾病涉及情緒、認知、動機或（和）行為的變化或異常，會導致痛苦或生活運作上的困難。**不過，脈絡攸關重要。定義精神疾病的一個棘手之處在於，至少在某些情況下，許多症狀或甚至大多數症狀都被認為是「正常」的。

例如，我們都有情緒，有愉快的情緒也有不愉快的情緒。當我們面臨挑戰或威脅的情況時，可能會感到焦慮。當我們經歷重大失去時，例如親人去世，可能會感到沮喪。即使像疑神疑鬼這樣的狀態在適當的時間和地點也可以是正常的。你有看過一部真正讓你感到恐懼的恐怖電影嗎？如果有，那麼你可能會變得有點疑神疑鬼。有些人在看完這樣的電影後，會在睡前檢查儲藏室，或者因為聽到外面有什麼聲音而感到害怕，從聲音聯想到電影中的情節。這一切都是正常的。然而過了一段時間，強烈讓人不愉快的感覺和狀態應該會減少，你也能夠像以前一樣生活。因此，任何精神疾病的定義都必須考慮到脈絡、持續時間和適當性。

舉一例子可以說明我的意思：「害羞」。人有權害羞嗎？害羞是正常的嗎？大多數人會說正常。那麼，害羞在什麼時候會轉變為社交恐懼症（social phobia）之類的焦慮症呢？在精神健康領域，如何劃定這條界線是一個有爭議的問題。最引人注目的爭論之一是關於憂鬱症——特別是在某些情況下，憂鬱是否要算「正常」而不是疾病？

《DSM》是精神醫學的「聖經」。它定義了所有不同的精神疾病和它們的診斷準則，並提供了一些相關資訊和統計數據。目前的版本於二〇二二年更新，稱為「DSM-5-TR」（第五版修訂版）。在第四版中，憂鬱症的診斷準則包含著一個警告：喪親者例外。[1]它的意思是，如果一個人是在親人過世期間出現憂鬱症症狀，臨床醫生應該要有所保留，不要輕易斷症。當然可以以談話療法的形式提供支持，但開藥不一定合適。這種例外情形是有限制的，包括憂鬱症症狀不應持續超過兩個月，且不應產生自殺念頭或精神病症狀。然而在《DSM-5》中，該例外已完全刪除。這有助於鼓勵臨床醫生即使在患者身處失去親人之類壓力性生活事件的情況下，一樣做出憂鬱症診斷。許多臨床醫生和研究人員認為，美國精神醫學會（《DSM》的編纂者）在將喪親之痛病理化一事上踏出了太大一步。另一方面，支持取消（喪親）豁免的人引用研究指出，即使在悲傷的情境下，抗憂鬱藥物一樣可以減輕憂鬱症症狀。這些倡議者認為，不診斷並提供藥物治療可能是不必要的殘忍。[2]

儘管存在這樣的爭論，但有許多情況似乎是明確無疑的。當一個人出現嚴重的幻覺和妄想，或者每次出門都會感到極度恐懼和焦慮，或因為嚴重的憂鬱而一連幾週都下不了床，我們大多數人都會同意這已經構成了精神疾病。他們症狀的「不尋常」或「不適當」的性質或程度、他們的痛苦強度，以及他們的功能障礙，都表明他們的問題嚴重，應被診斷為患有精神疾病。

無論是當前版本還是先前版本，《DSM》的前提是，有不同種類的精神疾病存在，並有著可以將它們彼此區分開來的清楚判準。在某些情況下，這些差異是顯而易見的：思覺失調症與焦慮症截然不同，失智症與ADHD大異其趣。這些區別被認為有助於指導治療，預測患者會發生什麼事情（他們的預後），以及做為臨床醫生和研究人員之間更有效的溝通工具等等。

《DSM》中開列的病名極端重要。它們是接受臨床照護和向保險公司索款所必需。有鑑於大多數精神疾病研究一次只關注一種疾病，它們幾乎是要獲得研究經費所必需。它們對於治療方法的開發和傳播也至關重要，因為要獲得美國食品藥物管理局（FDA）的藥物批准，製藥公司必須對針對特定疾病的特定藥物進行大型臨床試驗並顯示其益處。即使是心理治療之類的干預措施，通常也是在圍繞特定診斷而設計的臨床試驗中進行研究。因此，在許多方面，精神健康領域完全圍繞著這些病名轉。

然而，該領域一直被如何診斷不同精神疾病的爭論所困擾，這特別是因為（正如前一章中討論過的）沒有客觀的檢驗可明確診斷任何精神疾病。取而代之，我們使用的是症狀和判準的檢查表。我們詢問患者和家屬他們的感受、所見和體驗，我們調查、交叉比對和探索，然後我們根據最符合的情況做出診斷。

在某些情況下，這些診斷標籤非常有用。還記得患有重度憂鬱症的約翰嗎？他的診斷有助於制定治療方案，而治療生效了。約翰的情況有所改善——完完全全的改善。在病情穩定一年後，他可以停止治療，並繼續保持健康。診斷準則讓約翰的精神科醫生能夠識別他的疾病，了解各種治療選項，選擇最可能有效的方案，然後在經過一定時間後停止治療。可惜的是，對其他人來說，事情沒有這麼簡單——或說沒那麼成功。

理出相似之處

精神健康領域的挑戰之一是，沒有兩個有精神疾病的人是一模一樣的，即使他們被診斷出患有相同的疾病。造成這種情況的主要原因有二：**異質性**（heterogeneity）和**共病**（comorbidity）。

「異質性」是指被診斷出患有相同疾病的人可能有不同的症狀、症狀嚴重程度不同、對功能的影響程度不同，以及病程發展各異。沒有任何一種診斷需要滿足所有的診斷準則，而是要求一個最低限度——例如，重度憂鬱症的診斷至少需要滿足九個準則中的五個。這造成了很大的變異性。一個患有重度憂鬱症的人可能會情緒低落、嗜睡、注意力不集中、精力不足、食量比平常增加，從而導致體重上升。另一個被診斷患有此症的人則可能無法睡超過三小時，食慾不振，體重減輕了九公斤，並且除了情緒低落和精力不足，還考慮自殺。這些患者有截然不同的症狀，需要不同的治療方法。他們一個在考慮傷害自己，另一個則沒有這種想法。一個無法入睡，可能需要安眠藥的幫助，另一個人則睡得過多。儘管存在這些顯著差異，但兩者都可能從抗憂鬱藥或心理治療中受益。

艾倫．沙茨伯格博士（Dr. Alan Schatzberg）是知名憂鬱症研究者，也是史丹佛大學精神病學與行為科學教授，他呼籲重新省思重度憂鬱症的診斷準則。[3]這個領域的專家對於這種普遍存在的疾病缺乏理解且治療效果持續不佳而感到沮喪——正如我之前提到的，重度憂鬱症患者在服用第一種抗憂鬱藥後，症狀完全消除的可能性僅三到四成左右。沙茨伯格指出，被診斷為重度憂鬱症的人常見的一些症狀並未包含在核心診斷準則中。例如，焦慮是許多憂鬱症患者的常見症狀，但它並不在《DSM》開列的九種症狀之中。煩躁易怒亦然，約有百分之四十到五十的憂鬱症患者會有這種情緒。[4]疼痛也很常見，約有百分之五十的重度憂鬱症患者會出現身體疼痛，相比之下，一般大眾中只有約百分之十五有此症狀。[5]我們的治療結果如此不佳，是因為我們遺漏了其他診斷症狀，或未能針對這些症狀進行治療嗎？

引起如此多困惑和爭論的不只是憂鬱症。所有精神疾病的診斷都存在著極大的異質性。有時，差異是明顯而巨大的。舉例來說，有些被診斷為強迫症的人仍能正常工作和生活，也有些人因症狀而完全失能。被診斷為自閉症光譜障礙（autism-spectrum disorder）的人之間差異也非常大——有人是高功能的億萬富翁企業家，另一些人則住在團體家屋，無法自理生活。那麼，這些被視為單一疾病的診斷真的是同一種疾病嗎？還是說它們其實都位於同一個光譜上，有些人症狀嚴重，有些人則較輕微？可惜的是，複雜性還不止於此。

「共病」是導致同樣診斷之下個體產生差異的另一個重要因素。大約有一半被診斷出精神疾病的人患有不只一種精神疾病。[6]上一章我們談過共病：還記得我對流鼻涕和喉嚨痛的討論嗎？雖然有些人患有其中一種，但許多人兩者皆有。精神健康領域一個類似的例子是憂鬱症和焦慮症。大多數被診斷患有重度憂鬱症的人也有焦慮症，大多數被診斷患有焦慮症的人也有重度憂鬱症。例如，在一項對九千多個美國家庭進行的調查中，百分之六十八的重度憂鬱症患者在他們生命中的某個階段也符合焦慮症的標準，而多項研究發現，半數到三分之二患有焦慮症的成年人也符合重度憂鬱症的判準。[7]抗憂鬱藥常用於治療憂鬱症與焦慮症，而抗焦慮藥物也常用於治療同時患有焦慮症和憂鬱症的人。既然這兩種診斷經常重疊，治療方法有時也相同，那麼它們真的是不同疾病嗎？它們有可能只是同一疾病的不同症狀嗎？焦慮和憂鬱（一如流鼻涕和喉嚨痛）是否有共同路徑？

最後，診斷可能會隨著時間的推移而改變。症狀可能來來去去，甚至演變成截然不同的精神疾病，使治療和診斷更加複雜，也讓研究這些疾病的性質和成因變得更加困難。

讓我們來看一個例子。

麥克四十三歲，患有失能性的慢性精神疾病。但是哪一種呢？小時候，他被診斷出患有ADHD，並開始服用興奮劑藥物。藥物有些幫助，但上學仍然難熬。他經常被欺負和取笑。他對這些社交壓力源感到非常焦慮，並因社交焦慮症接受心理治療。一些臨床醫生認為他可能患有亞斯伯格症候群（當時是自閉症光譜的一種診斷），但他們並沒有正式做出這一診斷。到了青春期，他出現了重度憂鬱症症狀——考慮到他面臨的學業和社交壓力源，這並不奇怪。他開始服用抗憂鬱藥，得到了一點幫助。然而，在幾個月內，麥克開始出現躁狂（mania）症狀，並很快被診斷出患有雙相障礙。他有幻覺和妄想，醫生給他開了針對精神病和情緒症狀的藥物。他曾多次住院。在接下來的一年裡，當他的精神病症狀持續存在且治療無效時，他的診斷被改為情感思覺失調症。同樣在這段時間，麥克開始出現強迫意念（obsessions）和強迫行為（compulsions），他也被診斷出患有強迫症。在接下來的幾年裡，除了持續的精神症狀外，他還開始抽菸和使用娛樂性藥物。最終，他對鴉片類藥物上癮。

那麼，麥克的診斷結果是什麼呢？根據《DSM-5》，他目前被診斷出患有情感思覺失調症、鴉片類藥物使用障礙、尼古丁使用障礙、強迫症和社交焦慮症。但過去，他還患有

ADHD、重度憂鬱症、雙相障礙，甚至可能患有亞斯伯格症。你可能會認為重度憂鬱症的診斷是錯誤的——許多患有雙相障礙的人在首次躁狂發作才釐清診斷之前，都曾被診斷為憂鬱症。診斷從雙相障礙改為情感思覺失調症也是同樣的道理。但即使你排除其中一兩種，仍有一長串不同的疾病——它們可能有不同的成因，當然也有不同的治療方法。然而麥克只有一個大腦。難不成我們要相信他真的如此不幸，罹患了六種截然不同的疾病？

雖然麥克的故事比較極端，但出現多種診斷的情況很常見，症狀和診斷的轉變也是如此。精神疾病患者也經常有成癮問題。像麥克這樣的故事引發了人們對我們診斷標籤有效性的強烈質疑。如果《DSM-5》中列出的診斷確實是彼此不同的疾病，為什麼這麼多人患有不只一種疾病？為什麼它們會在一生中發生變化？某些精神疾病會導致其他精神疾病嗎？如果是這樣，哪些是最先發生的，究竟是什麼原因使它們導致其他疾病？或者，有些疾病只是同一潛在問題的不同症狀或階段？它們是否就像流鼻涕和喉嚨痛一樣——看似不同且對不同療法有反應的疾病，但有著共同的發炎路徑？精神疾病是否有共同路徑，即使它們彼此之間看起來有很大的差異？

深入觀察

幾十年來，研究人員一直試圖弄清楚，是什麼讓一種精神疾病在生物學層面上彼此不同。有趣的是，他們還沒有任何明確的答案。事實上，正如我接下來要分享的，迄今為止的研究表明，不同的疾病實際上差別也許並沒有那麼大，即使症狀可能大相逕庭。

讓我們來看看三種精神疾病——思覺失調症、情感思覺失調症和雙相障礙。思覺失調症診斷的主要特徵是慢性精神病症狀，如幻覺或妄想。雙相障礙主要診斷那些出現情緒症狀的人——躁狂和憂鬱發作。然而，雙相障礙患者在躁狂時也常會出現精神症狀，有時甚至在憂鬱時出現，但這些精神病症狀在情緒症狀改善後就會消失。情感思覺失調症的診斷同時包含思覺失調症和雙相障礙的特徵，包括慢性精神病症狀和明顯的情緒症狀。大多數人認為這些疾病毫無疑問是「真實的」。該領域的許多人將這些疾病與憂鬱症和焦慮症等疾病區分開來，有時稱這些為「生物性」疾病。那麼，我們對它們了解多少？是什麼讓它們彼此不同？

研究這個問題花了很多錢。美國國家精神健康研究所曾資助一項名為「中間表現型的雙相思覺失調症網絡」(Bipolar-Schizophrenia Network on Intermediate Phenotypes, B-SNIP）的多中心研究。這項研究包括兩千四百多名思覺失調症、情感思覺失調症和雙相障礙的患者，還有他們的一等親屬以及沒有這些疾病的人（正常對照組）。研究人員檢查了關鍵的生物學和行為指標，檢視了腦部掃描、基因檢測、腦電圖、血液參數、發炎水準和各種認知測試的表現。

他們發現患有這些疾病的人與正常對照組不同，但他們無法區分任何一個診斷群體。換句話說，有這些疾病的人大腦和身體存在異常，但雙相障礙、情感思覺失調症或思覺失調症患者彼此沒有顯著差異。如果它們真的是不同的疾病，怎麼可能這樣呢？

一方面，當我們考慮更多資訊時，也許這個發現並不那麼令人驚訝。首先，雖然思覺失調症的診斷被認為不應該包括明顯的情緒症狀，但實際情況是，思覺失調症的共同特徵之一是一組稱為**負性症狀**（negative symptom）的症狀。其中包括面部表情遲鈍、言語和思想嚴重減少、對生活失去興趣（冷漠）、從生活或活動中得不到樂趣（喜樂不能）、與他人互動的動力減弱、失去動力和忽略個人衛生。你可能會注意到與憂鬱症症狀有明顯的重疊。有趣的是，《DSM-5》特別告誡臨床醫生不要將思覺失調症患者診斷為重度憂鬱症，即使這些負性症狀中有許多與憂鬱症的症狀相同。取而代之，它鼓勵臨床醫生診斷為思覺失調症光譜障礙。這意謂著即使症狀可能重疊，我們也不應該將它們稱為同一件事。為什麼不呢？有科學根據支持這個建議嗎？事實上，《DSM-5》在其導言中承認，我們不知道導致各種精神疾病的原因。因此，如果人們有相同的症狀，我們怎麼能說它們不是由同一個過程引起的呢？

這些疾病的治療方法也有重疊之處——比你想像的還要多。情緒穩定劑，如鋰、帝拔癲和樂命達（Lamictal），常被用於治療雙相障礙，並已獲得美國食品藥物管理局的批准。然而，大約百分之三十四被診斷患有思覺失調症的人也被開了相同的情緒穩定劑，儘管根據定義，患有這種疾病的人不應該有明顯的情緒症狀。[8]抗憂鬱藥也常用於雙相障礙和思覺失調症。研究顯示，幾乎所有雙相障礙患者在患病的某個時候都會接受抗憂鬱藥治療憂鬱發作，約有百分之四十的思覺失調症患者也會使用抗憂鬱藥。[9]

然後是抗精神病藥。這類藥物用於治療思覺失調症、雙相障礙和情感思覺失調症，並用於治療這些疾病的所有症狀，而不僅僅是精神病症狀。美國食品藥物管理局甚至批准其中許多藥物做為治療雙相障礙的「抗精神病藥」和「情緒穩定劑」。

另一方面，雖然上述都表明雙相障礙、情感思覺失調症和思覺失調症之間有相當多的重疊，但雙相障礙和思覺失調症的症狀也可能截然不同。許多雙相障礙患者從未出現精神病症狀。他們很多人從未住院，也有很多人生活功能很好。同時，幾乎所有思覺失調症患者都會經歷嚴重的功能損害，其中大多數人符合失能條件。[10]這並不是說沒有高功能思覺失調症患者，也不是說雙相障礙不會造成失能。事實上，一項對一百四十六名雙相障礙患者進行了近十三年的追蹤研究發現，儘管接受了治療，這些患者約有百分之四十七的時間仍有症狀。[11]當一個人幾乎有一半的時間生病時，很難保住工作。但這些診斷的通常表現存在明顯差異。思覺失調症患者是否患有更為嚴重的同一種疾病，或是對當前的治療反應較差，而患有雙相障礙的人症狀較輕微或（和）對治療反應較好，從而出現康復期？

在B-SNIP研究進行期間，美國國家精神健康研究所代理所長布魯斯・卡斯伯特博士（Dr.

Bruce Cuthbert）主張：「正如發燒或感染可能有許多不同的原因，多種引起精神病的疾病過程——透過不同的生物路徑運作——會導致類似的症狀，使尋求更好治療的努力變得複雜。」[12]然而，該研究未能找到任何標誌性生物標記來區分這些診斷。卡斯伯特沒有提到的是，我們知道發燒本身是一種症狀，有一條定義明確的生物路徑——發炎觸發下視丘升高體溫。但是，可以引起發炎的因素很多，例如感染或過敏反應。即使傳染源（細菌或病毒）不同，不同的感染也可能透過共同路徑出現相同的症狀。

很有可能，雙相障礙、情感思覺失調症和思覺失調症的症狀也有共同的路徑。

理出重疊的部分

我現在要主張，雙相障礙、思覺失調症和情感思覺失調症可能是同一種疾病，只是處於症狀光譜的不同位置，對現有治療的反應也不同。在本章前面，我提出重度憂鬱症和焦慮症可能有著類似的相關性，並且具有共同路徑。對於精神健康領域的許多人士來說，這些說法都不難理解或相信。幾十年來，精神健康專業人士一直努力處理這些區分問題，深知這些疾病及其治療方法的重疊性。

然而，重疊性並不止步於這些疾病。

所有種類精神疾病的症狀都有重疊之處，不僅僅是你預期會有關聯的那些。正如我先前提到的，許多不同的疾病，無論是精神疾病或醫療病症，都可能導致精神病症狀。事實上，大約百分之十的重度憂鬱症患者會出現精神病症狀。[13]焦慮症狀在多種精神疾病中也十分常見。焦慮症在一般人群中的整體盛行率本就相當高——在任何一年中，約有百分之十九的人會罹患焦慮症。若以終生盛行率來看，這個數字攀升至百分之三十三，意謂著每三人中就有一人在一生中的某個階段會符合焦慮症的診斷標準。[14]在憂鬱症、雙相障礙、思覺失調症和情感思覺失調症患者中，焦慮症的發生率要高得多——約為一般人的兩倍。有時，我們會將這種現象合理化：「如果你得了思覺失調症，難道不會感到焦慮嗎？」儘管這話聽起來很吸引人又符合直覺，但事情並不那麼簡單。思覺失調症和焦慮症之間存在著強烈的**雙向關係**。換言之，先出現焦慮症的人，罹患思覺失調症或情感思覺失調症的風險會增加八到十三倍。[15]這絕非微不足道的增幅。但為什麼會這樣呢？

二〇〇五年，羅納德．凱斯勒博士（Dr.Ronald Kessler）及其同事公布了美國全國共病調查複製研究（US National Comorbidity Survey Replication）的結果，這是一項家庭調查，其中包含對全美逾九千名具代表性的人士進行的診斷性訪談。[16]總的來說，有百分之二十六的受訪者過去十二個月內符合精神疾病的標準——這相當於四分之一的美國人！在這些疾病中，百分之二十二為嚴重疾病，百分之三十七為中度疾病，百分之四十為輕度疾病。焦慮症最常見，其次是情緒障礙，然後是衝動控制障礙（包括ADHD等診斷）。值得注意的是，百分之五十五的人只有一種診斷，百分之二十二的人有兩種診斷，其餘的人有三種或以上的精神疾病診斷。這意謂著近半數的人符合不止一種疾病的診斷標準。

當我們談論焦慮症時，診斷重疊更容易被忽視，這也許是因為焦慮是我們所有人都曾經歷的精神狀態。那麼讓我們來看看自閉症光譜障礙。大多數人並不認為自閉症是一種純粹的「精神」疾病，而更多地將其視為一種早期發生的發展性障礙或神經系統障礙。然而，百分之七十的自閉症患者至少患有一種其他精神疾病，而近百分之五十的人患有兩種或以上。[17]另外值得注意的是，自閉症光譜障礙的診斷標準中也包含了許多強迫症的症狀。

自閉症患者長遠來說會發生什麼事？他們罹患其他精神疾病的風險是否更高？再次，答案往往是肯定的。自閉症的一個顯著特徵是社交技能受損，因此，如果互動會引起當事人焦慮，那麼隨後診斷出社交焦慮症就顯得理所當然。在這種情況下，許多人會認為自閉症光譜障礙首先出現，而社交焦慮是自閉症的一個可以理解的後果。然而，現在有充分證據表明，自閉症會增加罹患其他各種精神疾病的風險。[18]這包括情緒障礙、精神病、行為障礙、飲食障礙和物質使用障礙等。為什麼會這樣？僅僅是因為自閉症本身會造成壓力嗎？我們知道壓力會增加罹患各種精神疾病的風險，而自閉症又無疑會帶來極大壓力。但你稍後就會曉得，真正的解釋要比這複雜許多。

這種現象也不僅限於焦慮症或自閉症光譜障礙。在飲食障礙中，神經性暴食症（bulimia nervosa）約佔人口的百分之一，神經性厭食症（anorexia nervosa）約佔百分之〇・六，暴食症（〔binge eating disorder〕該類別中的最新疾病）約佔百分之三。[19]許多人認為這些是社會性疾病，而非生物性腦部疾病。但總體而言，有百分之五十六的厭食症患者、百分之七十九的暴食症患者和百分之九十五的神經性暴食症患者至少患有另一種精神疾病。[20]所以我們又碰到同樣的問題——何者居先？是飲食障礙導致其他精神疾病，還是其他疾病導致飲食障礙？兩者皆是：飲食障礙和其他精神疾病存在雙向關係。哪些其他精神疾病？**全部**。成癮也是如此。再一次，它是一種雙向關係。患有任何物質使用障礙的人罹患精神疾病的風險較高，而患有精神疾病的人使用和濫用成癮物質的風險要高得多。為什麼會如此？

我可以一種接一種繼續講下去，但我不會這樣做。二〇一九年的一項重要研究闡明了更大的圖景。在這項研究中，研究人員利用丹麥健康登記檔案分析了十七年間近六百萬人的精神疾病診斷情況。[21]他們發現，患有任何精神疾病的人都會大幅增加其後續發展出另一種精神疾病的機會。**所有精神疾病都存在著強烈的雙向關係！**甚至大多數人認為完全無關的疾病也是如此——例如思覺失調症與飲食障礙，或智能障礙與思覺失調症。無論你怎樣配對它們都一樣。這項研究中的勝算比（odds ratios）普遍介於二至三十之間。也就是說，如果你被診斷出患有任何精神疾病，你日後被診斷出另一種精神疾病的可能性會高出二至三十倍。哪一種精神疾病？全部！雖然某些極高的勝算比源於不同疾病間的症狀重疊，但重點是，勝算比在所有方向的**所有**精神疾病中都升高了。

更重要的是，這種雙向關係也適用於精神疾病和所謂的「器質性」（organic）精神疾病。「器質性精神疾病」是指被認為由醫療病症或藥物引起的精神疾病症狀。我們之前簡要討論過這一點：例如，如果癌症患者失去食慾並變得憂鬱，他們通常不會被診斷患有重度憂鬱症。人們假設，這些症狀是由癌症引起，而非真正意義上的「精神」疾病。然而，這項研究的證據現在顯示，如果人們出現歸因於醫學問題的「精神」症狀，他們日後罹患精神疾病的可能性將大幅提高——反之亦然。這個發現提出了一個問題：將「器質性」精神疾病與其他精神疾病區分開來是否真有意義？

總而言之，這項研究提出了幾個重要問題。雙向關係，特別是那些兩個方向都特別強的關係，意謂著存在一條共同路徑。雖然不同精神疾病的症狀可能有所不同，但它們可能比我們長期以來想像的要相似得多。

丹麥的研究不是第一個顯示所有精神疾病可能有一條共同路徑的學術研究。二〇一二年，班傑明・萊希博士（Dr. Benjamin Lahey）及其同事研究了三萬人中十一種不同精神疾病的症狀和預後。[22]他們特別檢視了「內化行為障礙」（internalizing disorders）和「外化行為障礙」（externalizing disorders）的對比。所謂「內化行為障礙」是指那些痛苦內向化的疾病，例如憂鬱症和焦慮症。「外化行為障礙」是指將痛苦外向化的疾病，例如物質使用障礙或反社會行為。他們發現這些不同的疾病之間存在著很大的重疊性，並提出了一個「一般因素」導致所有這些疾病的可能性。

二〇一八年，阿夫沙隆・卡斯皮（Avshalom Caspi）和泰利・墨菲特（Terrie Moffitt）醫生將這項研究推進了一步，把所有精神疾病納入一篇綜述文章中：〈一切而一，一而一切：一個維度上的精神疾病〉（All for One and One for All: Mental Disorders in One Dimension）。[23]他們回顧了大量研究，包括流行病學研究、腦部造影研究和對精神疾病已知危險因子（例如遺傳和兒童創傷）的研究。這些研究資料極其詳盡，涵蓋了來自世界各地的不同年齡層，包括兒童、青少年和成人。檢視過所有數據後，他們發現所有精神疾病都存在著強烈的相關性。當他們探究精神疾病的危險因子時，他們發現一個危險因子並非只會為一種特定疾病帶來風險，相反地，每一個危險因子都會提高罹患多種精神疾病的可能性。例如，他們檢視的其中一項研究是著眼於精神疾病的遺傳學。[24]該研究評估了三百多萬對手足，希望找出是哪些基因會增加憂鬱症、焦慮症、ADHD、酗酒、藥物濫用、思覺失調症和情感思覺失調症的風險。鑑於這些是截然不同的疾病，我們自然會預期它們有不同的相關基因。然而，研究人員發現，大多數遺傳變異都會增加罹患多種精神疾病的風險。並不存在只作用於單一疾病的基因。即使是童年虐待也會提高罹患大多數精神疾病的風險，包括PTSD、憂鬱症、焦慮症、物質使用疾患、飲食障礙、雙相障礙和思覺失調症。

鑑於所有精神疾病及其所有危險因子之間的相關性不斷重疊，卡斯皮和墨菲特使用複雜的數學模型來分析這些相關性，希望能夠理解它們。這個模型提供了一個令人震驚的結論：所有精神疾病似乎有一條共同的路徑。卡斯皮和墨菲特稱之為**p因子**（p-factor），其中p代表一般精神病理（general psychopathology）。他們主張，這個因子似乎能預測一個人罹患精神疾病、罹患一種以上疾病、患有慢性精神疾病的傾向，甚至症狀的嚴重程度。這個p因子存在於數百種不同的精神症狀和每一種精神疾病診斷中。後續使用不同人群和不同方法的研究證實了p因子的存在。[25]然而，這項研究並不是為了告訴我們p因子是什麼。它只是表明存在著一個未知變數，在所有精神疾病中都發揮作用。

我們的任務是弄清楚它可能是什麼。

CHAPTER 4 有可能「一切」是彼此關聯的嗎？
Could It All Be Related?

如果我告訴你，我們正在尋找的這條共同路徑可能不僅限於對精神健康狀況起作用，你會有何感想？

正如我們之前所見，醫學領域目前將精神疾病與其他醫療病症區分開來。它們被視為各自獨立的範疇，彼此幾乎毫無關聯。

但有許多醫療病症通常與精神疾病同時發生，反之亦然。是的，我們再次看到雙向關係：不僅精神疾病彼此之間存在強烈的雙向關係，許多代謝疾病和神經系統疾病也與精神疾病有著強烈的雙向關係。這些關係提供了了解共同路徑本質的重要線索，有助於我們解開精神疾病之謎。

為了探索這些關係，我將重點放在三種代謝疾病（肥胖症、糖尿病、心血管疾病）和兩種神經系統疾病（阿茲海默症和癲癇）。這五種疾病通常都與憂鬱、焦慮、失眠，甚至精神病等精神症狀相關。另一方面，患有精神疾病的人罹患這五種醫療病症的風險要高得多。但顯然不是所有罹患這些醫療病症的人都有精神疾病，也不是所有有精神疾病的人都會出現任何這些醫療病症。

當患有這些醫療病症之一的患者確實出現精神疾病症狀時，這些症狀有時會被視為是對棘手疾病的正常反應而被忽視。心臟衰竭患者通常會感到憂鬱：考慮到心臟衰竭的嚴重程度，這種情緒是可以理解的。患有上述五種疾病而出現精神症狀的人是否被診斷為患有「精神」疾病，取決於臨床醫生，他們有權將這些精神症狀歸因於「器質性」疾病。但最終，無論歸因於何種原因，這些症狀都是一樣的。憂鬱依然是憂鬱，焦慮依然是焦慮。疑神疑鬼依然是疑神疑鬼。治療方法也同樣如此：抗憂鬱藥、抗焦慮藥和抗精神病藥都常用於這些「器質性」疾病的患者。

更深入地審視這些疾病，將有助於闡明代謝、代謝疾病和大腦疾病（無論是精神性還是神經系統性）之間的關聯。這些研究將幫助我們將最後一塊拼圖拼湊到位。

代謝疾病

讓我們從三種代謝疾病討論起，它們分別是：肥胖症、糖尿病和心血管疾病。「代謝疾病」一詞實際上涵蓋更多的疾病，但最常見的是與代謝症候群相關的疾病。當人們出現以下三種或更多症狀時，就屬於這種症候群：血壓升高、血糖偏高、腰部脂肪過多、三酸甘油酯偏高，以及高密度脂蛋白（或稱「好膽固醇」）偏低。患有代謝性症候群的人罹患第二型糖尿病、心臟病和中風的風險將顯著提高。

糖尿病

糖尿病和精神疾病的關聯在一個多世紀以前就已為人所知。一八七九年，亨利・莫茲利爵士（Sir Henry Maudsley）寫道：「糖尿病是一種經常出現在精神錯亂家庭中的疾病。」許多精神疾病會讓人糖尿病罹患率較高。思覺失調症患者罹患糖尿病的可能性是一般人的三倍。[1]憂鬱症患者罹患糖尿病的機會比一般人多百分之六十。[2]

反過來又是如何？糖尿病患者是否更容易得到精神疾病呢？沒錯。大多數研究都是聚焦在憂鬱症與糖尿病的關係。糖尿病患者罹患重度憂鬱症的可能性是其他人的兩到三倍。此外，當他們感到憂鬱時，憂鬱的持續時間是沒有糖尿病的人的四倍。在任何特定時候，大約四分之一的糖尿病患者患有臨床上顯著的憂鬱症。[3]更有甚者，憂鬱症似乎會影響血糖水準：有憂鬱症的糖尿病患者的血糖讀數往往比沒有憂鬱症的患者高。然而，糖尿病不僅僅與憂鬱症相關。一項對一百三十萬名青少年進行的研究追蹤了他們接下來十年的精神疾病盛行率。有糖尿病的青少年更可能出現情緒障礙、企圖自殺、看精神科，或罹患任何精神疾病。[4]

肥胖症

我們知道，有精神疾病的人更有可能超重或肥胖。一項研究對患有思覺失調症和雙相障礙的人進行了二十年的追蹤調查。當他們第一次被診斷出精神疾病時，大多數人並不肥胖。二十年後，有百分之六十二的思覺失調症患者和百分之五十的雙相障礙患者是肥胖者。[5]在該研究進行的紐約州，當時全州成年人的肥胖率為百分之二十七。患有自閉症的兒童肥胖可能性提高了百分之四十。[6]一項對一百二十個研究進行的統合分析發現，患有嚴重精神疾病的人肥胖的可能性是沒有精神疾病的人的三倍。[7]

許多人認為是我們的治療方法導致了這種肥胖現象。儘管精神科藥物與體重增加有關——事實上，這是抗憂鬱藥和抗精神病藥的常見副作用——但治療方法並不能完全解釋這一現象。例如，一項研究追蹤了接受或未接受藥物治療的ＡＤＨＤ患者，並將他們與沒有此症的人進行對比，評估他們在接下來幾年的肥胖發生率。結果發現，所有ＡＤＨＤ患者，無論是否接受了治療，都更有可能變得肥胖。儘管ＡＤＨＤ的主要治療方法通常是使用興奮劑，而這類藥物通常會抑制食慾，但接受興奮劑治療的患者仍比沒有此症的人更容易肥胖。未服用興奮劑的患者甚至更容易變得肥胖。[8]

肥胖的人本身又是如何？他們是否更可能有精神疾病？再一次，答案是肯定的。肥胖者罹患憂鬱症或焦慮症的可能性要高出百分之二十五，罹患雙相障礙的可能性高出百分之五十。一項研究發現，青春期前後體重的增加使人在二十四歲時罹患憂鬱症的風險增加四倍。[9]肥胖也被發現可以影響已知會導致精神疾病的大腦功能。例如，肥胖者大腦區域之間的連接有所改變，大腦中稱為下丘腦的區域也有所改變，這些改變在精神疾病患者中很常見。[10]

心血管疾病

心血管疾病——特別是心臟病發作和中風——也與精神疾病有著雙向關係。再以憂鬱症為例，我們發現有百分之二十的心臟病發作患者、百分之三十三的充血性心臟衰竭患者、百分之三十一的中風患者在事件發生或患病後一年內，會經歷重度憂鬱症。[11]這些發生率比美國總人口中的憂鬱症發生率高出三至五倍。

從表面上看，似乎很容易理解。大多數人在經歷心臟病發作或中風等創傷性事件後都會感到擔心或覺得沮喪。然而，我們觀察到另一種雙向關係，顯示重度憂鬱症的出現不僅僅是一種心理反應。

我們知道，憂鬱症會影響心臟。在從未心臟病發作的人中，經歷重度憂鬱會使未來心臟病發作的風險增加百分之五十到百分之百。[12]已經心臟病發作過的人，憂鬱症會使他們在接下來一年內再次心臟病發作的機會增加一倍。

不僅憂鬱症如此。思覺失調症和雙相障礙患者罹患早發性心血管疾病的可能性要高出百分之五十三。[13]即使在控制了肥胖和糖尿病等風險因素後，情況依然如此。一項對近一百萬名退伍軍人進行的十三年研究發現，被診斷患有PTSD的人發生暫時性腦缺血發作（中風的暫時症狀）的可能性高出兩倍，中風的可能性則高出百分之六十二。[14]

我們早就知道，患有思覺失調症、雙相障礙、嚴重慢性憂鬱症之類嚴重精神疾病的人會較早死亡。他們的平均壽命比正常壽命縮短十三到三十年。[15]一項以丹麥人口數據庫（包括超過七百萬人的數據）為基礎的近期研究卻得出更驚人的結論。[16]不只是「嚴重」的精神疾病會縮短壽命。所有精神疾病——即使是輕微或常見的，如焦慮症或ADHD——都與壽命縮短相關。患有精神疾病的男性平均壽命減少十年，女性減少七年。

這些人為什麼會早逝？大多數人會以為自殺是罪魁禍首，但事實並非如此。儘管精神疾病患者的自殺率確實更高，但該群體的早逝現象主要是心臟病發作、中風和糖尿病（代謝疾病）造成的。我們剛才已經指出，患有精神疾病的人同時患有這些疾病的比例要高得多。

我們現在已經知道，有慢性精神疾病的人除了容易早逝，也容易過早衰老。我們可以透過老化過程的各種指標看到這一點。其中一個指標是端粒（telomere）的長度，它們是染色體的末端。隨著人的年齡增長，端粒往往會變短。研究發現，患有通常被認為與老化相關的疾病（如肥胖症、癌症、心血管疾病和糖尿病）的人端粒縮短。研究還發現，患有憂鬱症、雙相障礙、PTSD和物質使用疾患的人端粒也較短。[17]

神經系統疾病

儘管神經系統疾病和精神疾病都會影響大腦且通常都包括「精神」症狀，但它們卻基於一點而被分別開來：神經系統疾病至少有一項客觀檢驗或病理發現可用於診斷該疾病。這類指標可能是腦部掃描或腦電圖的異常，也可能是腦組織或腦脊髓液的特定病理發現。正如我已經指出的，精神疾病缺乏可用於診斷的客觀檢驗。

阿茲海默症

阿茲海默症是失智症最常見的形式，它是一組隨著時間逐漸損害大腦功能的神經系統疾病。所有失智症的常見症狀包括記憶障礙、性格改變和判斷力下降。阿茲海默症的典型特徵是大腦裡會出現斑塊和纏結。隨著年齡增長，一個人罹患阿茲海默症的風險將呈指數上升，在六十五歲後每五年會翻倍。到八十五歲時，約有百分之三十三的人會罹患阿茲海默症。[18]有些早發性阿茲海默症可能由罕見的基因突變或唐氏症引起。然而，對於其他人來說，還不清楚是什麼原因造成的。除了年齡外，已知的危險因子包括家族病史、頭部創傷和代謝疾病。

中年肥胖、糖尿病和心臟病都會增加阿茲海默症的風險。吸菸、高血壓、高膽固醇和缺乏運動等會提高代謝疾病風險的危險因子也是如此。有趣的是，有一個遺傳性危險因子涉及一種名為APOE4的基因變體——它編碼了一種與脂肪和膽固醇代謝相關的酶。

通常被認為是「心理」的事情也是危險因子。早年患有憂鬱症的人罹患阿茲海默症的機率會增加一倍。[19]思覺失調症也會大大增加這種風險：一項對八百多萬人所做的研究發現，思覺失調症患者如果活到相對年輕的六十六歲年紀，被診斷罹患失智症的可能性會是沒有思覺失調症的人的二十倍。[20]還記得那項發現所有不同精神疾病之間存在雙向關係的大型丹麥人口研究嗎？阿茲海默症被納入器質性精神疾病的範疇，這個標籤用於歸類那些因醫療病症而引起的精神症狀，例如譫妄和其他類型的失智症。在那項研究中，每一種精神疾病都會增加罹患器質性精神疾病的機率——從增加百分之五十到增加二十倍不等。遺憾的是，該研究並未將阿茲海默症從其他器質性精神疾病區分開來，但兩種最常見的器質性精神疾病是譫妄和阿茲海默症。

阿茲海默症的最初病徵通常是健忘和「精神」症狀，例如憂鬱、焦慮或性格改變。一旦被診斷出阿茲海默症，幾乎所有患者都會出現精神症狀——在其中一項研究中高達百分之九十七。[21]這些症狀包括你能想到的各種情況——焦慮、憂鬱、性格改變、躁動、失眠、社交退縮等。大約一半的阿茲海默症患者會出現幻覺和妄想等精神病症狀。[22]

因此，基本上每一種精神症狀都可能與阿茲海默症一併出現。這樣的話，這些症狀是什麼原因造成的？它是否與患者早年出現的那些精神症狀和疾病的原因相同？有一點是確定的：這些相同症狀的重疊意謂著，如果不研究阿茲海默症，我們就無法真正探究是什麼原因導致精神疾病。

癲癇

癲癇是一種相對罕見的腦部疾病，它也與精神疾病存在雙向關係。癲癇可以在任何年齡發病，但最常見的是從兒童時期開始，大約每一百五十名兒童中就有一人患有此症。有時，其原因可以明確歸因於大腦異常，如中風、腦損傷、腫瘤或罕見的基因突變。然而，對於大多數人患者來說，原因尚不清楚。

癲癇患者通常有精神症狀。有時這些症狀會導致精神疾病的診斷。然而，其他時候，這些症狀會被認為是由癲癇發作本身所引起。癲癇發作無疑會引發異常的情緒、感受或行為。儘管如此，癲癇患者即使沒有癲癇發作，也比常人更容易出現精神症狀。

百分之二十到百分之四十患有癲癇的兒童還會出現智力障礙、ＡＤＨＤ或自閉症。[23]焦慮症也是癲癇患者常見的症狀，他們出現焦慮症的情況是一般人的三至六倍。[24]一項研究發現，百分之五十五的癲癇患者患有憂鬱症，三分之一的癲癇患者至少有過一次自殺企圖。[25]值得注意的是，這些自殺企圖常常發生在被診斷出罹患癲癇之前。[26]其他研究發現，雙相障礙的盛行率增加六倍，思覺失調症的盛行率增加九倍。[27]數據清楚地表明，各種精神疾病在癲癇患者中極為常見。

反過來又是如何？事實上，有精神疾病的人看來更有可能患有癲癇或出現癲癇發作。[28]百分之六至百分之二十七的自閉症兒童會出現癲癇發作。[28]百分之十六的ADHD兒童的腦電圖顯示出癲癇癥兆。[29]此外，有癲癇發作的兒童患有ADHD的可能性高出二．五倍。[30]在以後的生活中，重度憂鬱症的診斷會使自發性癲癇發作的機率增加六倍。[31]

癲癇發作為我們提供了通往共同路徑的重要線索，進一步將代謝疾病、精神疾病和神經系統疾病連結起來：癲癇不僅與精神疾病存在關聯，也與代謝疾病有密切關係。

我們早就知道，低血糖會導致癲癇發作。這種情況在第一型和第二型糖尿病患者中很常見。糖尿病患者可能因為用藥過量和進食不足而出現低血糖。然而，他們是否更有可能出現與嚴重低血糖無關的癲癇發作？是的。患有第一型糖尿病的兒童患癲癇的可能性是一般兒童的三倍[32]——如果他們是六歲前發病，患癲癇的可能性更是一般兒童的六倍。[33]研究發現，六十五歲或以上的第二型糖尿病患者罹患癲癇的可能性比常人高百分之五十。[34]

肥胖的情況又是如何？你可能以為體重與癲癇無關，但一項大型研究顯示，體重過輕或超重的人罹患癲癇的可能性比正常體重的人高出百分之六十至七十。[35]體重過輕或超重都是危險因子這一點可能會讓人感到驚訝，但正如我稍後將會解釋的，這兩種極端情況都會對代謝產生壓力。此外，懷孕期間肥胖的女性生下的孩子更有可能罹患癲癇，機率隨母親的體重增加而提高，其中身體質量指數（BMI）大於四十的女性風險高出百分之八十二——幾乎是一般人的兩倍。[36]

藏在眼前

因此，我們面臨一個奇怪的事實：精神疾病不僅彼此之間存在雙向關係，而且與這些看似非常不同的醫療病症也存在雙向關係。回想一下，雙向關係意謂著可能有一條共同的路徑，即是有導致或促成所有這些疾病的共同點。這是可能的嗎？

許多人認為他們已經知道這些關聯的其中一些原因，特別是代謝疾病與精神疾病之間的關聯。我們已經談過環繞精神疾病的污名化，但人們在談到代謝疾病的時候，往往也很快就下定論。他們認定那些肥胖症、糖尿病或心臟病發作患者是沒有照顧好自己所致。這些人吃得太多、吸菸或（和）運動不足。總的來說，許多人認為這些病是無所用心造成的，是當事人自己的錯。同樣的，在很多人看來，精神疾病會導致人無法好好照顧自己是顯而易見的。例如，憂鬱症會使人失去精力和動力。當這種情況發生，他們就整天坐著，只管看電視和吃東西。他們體重增加。他們不做運動。每個人都知道「壓力」會導致不健康的習慣。幾乎就定義來說，有精神疾病的人比大多數人承受更大的壓力，或者至少他們自己感覺是如此。因此，有這些壓力症狀的人飲食品質不佳，運動也不夠，罹患代謝疾病的比例較高自不奇怪。在許多人眼中，這些基本上都是意志力和紀律的問題。

但有一個難題待解。過去的五十年來，肥胖症、糖尿病、心血管疾病和精神疾病——所有這些疾病的盛行率一直在飆升。原因何在？懶惰或自毀的行為是普遍存在於我們社會的嗎？難道人們不再有自律能力了嗎？他們只是不在乎自己的健康嗎？如果你對這些問題回答「是」（很多人都會這樣回答），那麼另一個問題依然存在：為什麼？是什麼原因導致了這種「懶惰流行病」？

正如第一章中談到過的，有人將原因歸咎於社會。一切的節奏愈來愈快，要求你跟上腳步。現代生活充滿壓力。不斷有電子郵件寄入，需要我們處理。社群媒體貼文堆積如山，爭奪我們的注意力。拿起手機即可隨時觀看、搜尋、捲動或查看。也有人說原因出在食物——各種人造成分和加工食品。

事實證明這些**真**的可能是促成因素，但它們是真正的原因嗎？我們是如何從這些「原因」中的任一個變得懶惰、冷漠和倦怠，進而暴飲暴食和不運動，再進而出現精神或代謝疾病？它們實際上是如何對身體和大腦起作用？為什麼不是每個受到這些因素影響的人最終都會患上糖尿病和憂鬱症？還有，神經系統疾病（被認為是生理性腦疾病）的關聯要如何融入這一套對現代生活和不良健康習慣的談論？雖然大多數人認為精神疾病和代謝疾病的關係很好解釋，但當你深入到人體生理學的細節時，事情就會變得非常模糊。

當醫療服務提供者勸人改變關乎健康的行為時（吃少一點或多運動），經常得到類似的回答：「太難了」或「我沒有足夠的精力」。這些答案幾乎總是遭到強烈反對。它們被認為是懶惰的藉口，或是沒有足夠認真對待問題，又或是缺乏紀律的表現。但「太難了」和「我沒有足夠的精力」有沒有可能不是藉口，而是可以提供我們重要資訊的線索？惰性和缺乏動力有可能是代謝性問題的症狀嗎？有沒有可能，這些人是不折不扣沒有足夠的精力？

事實證明，這不僅是可能的，而且有大量證據證明事情真是如此。你曉得，代謝關係到細胞內能量的產生。正如你將在後文中看到的那樣，患有代謝或精神疾病的人被發現細胞內的能量產生不足。這些人說的是實話。他們確實沒有足夠的精力。

這不是動機問題，而是代謝問題。

我們一直對房間裡的大象視而不見。

•••

我們快速來回顧一下既有的討論：

- 我談過了精神健康領域的現狀，以及為什麼既有的治療方法不起作用。

- 我審視了關於精神疾病之間重疊和共通性的證據，以及目前區分各種診斷方法的侷限性。我們已經看到，每一種精神疾病都會大大增加患上另一種精神疾病（任何一種）的可能性。這些雙向關係表明，所有精神疾病可能有著**一條共同路徑**。
- 我還審視了可證明精神疾病與至少三種代謝疾病和至少兩種神經系統疾病——肥胖症、糖尿病、心血管疾病、阿茲海默症和癲癇——之間存在雙向關係的證據。這提出了一種可能性：不僅所有精神疾病可能有一條共同路徑，**所有這些疾病都可能有一條共同路徑**。

這似乎很難調和。你可能會大喊說：「**它們可是不同的疾病呀！**」思覺失調症不同於飲食障礙或輕度焦慮症。心血管疾病、雙相障礙、癲癇、糖尿病和憂鬱症各自不同。它們有不同的症狀，影響身體的不同部位，出現在不同年紀。它們有一些（如中風）可以迅速致命，有一些（如輕度憂鬱症）只持續幾個月，可能不需要任何干預便自行消失。

很難想像所有這些疾病都有著一條共同路徑。如果**存在**這樣一條共同路徑，它就必然關係到身體運作的許多不同面向。它需要能夠囊括我們對這些不同疾病的全部既有所知——包括它們的危險因子、症狀和對它們有效的療法。要能肩負這種任務的身體過程或功能必然是個大角色。

正如你將在第二部分中看到的，擔綱這個角色的是代謝。

是的，我們已經找到了共同點，它是讓我們能夠回答那個涉及原因與治療方法、涉及症狀與重疊的糾葛問題的基底因素。

精神疾病——所有的精神疾病——都是大腦的代謝疾病。

PART 2
腦能量
BRAIN ENERGY

CHAPTER
5
精神疾病是代謝疾病
Mental Disorders Are Metabolic Disorders

物理學家愛因斯坦和利奧波德・英費爾德（Leopold Infeld）在一九三八年發表的這個見解至關重要：

創建一個新理論不同於拆除一個舊穀倉然後在原地建造一座摩天大樓。它更像是攀登一座山，沿途會獲得新的、更廣闊的視野，從而發現我們的起點與周遭豐富的環境之間意想不到的連結。但我們的出發點仍然存在且依然可見，儘管它會變得愈來愈小，只構成我們透過克服冒險之路上的障礙而獲得的廣闊視野的一小部分。[1]

任何新理論要能被認真對待，必須結合我們已知為真的事實。它不能只是取代既有知識，而是必須將我們現有的知識和經驗結合到更大的理解中，從而拓寬我們的視野並提供新的見解。

精神健康專家在愛因斯坦和英費爾德所說的山下設立了各種不同的營地。他們有些人認為精神疾病是生物性的，源於化學失衡。他們開立藥物並觀察其效果。其他專家則專注於心理和社會問題。他們透過心理治療和社會干預來協助病患，並看到這些治療的效果。他們確知至少有些精神疾病牽涉心理和社會因素，無須使用任何藥物便能予以矯正（至少對某些患者是如此）。事實上，這些觀點都是正確的。從我們的新理論——腦能量理論——的制高點，可以看出事實確實如此以及為何如此。這個理論基於一個整體概念：**精神疾病是大腦的代謝疾病**。

在醫學界，新理論讓我們能夠更好地理解目前無法解釋的治療方法和疾病之間的關聯。它們幫助我們更準確地預測未來的研究發現。它們協助我們為未來開發更有效的治療方法。「腦能量理論」將為精神疾病實現這一切。但它的影響不止於精神健康。這個理論將大多數人認為毫無關聯的醫學學科——精神病學、神經病學、心臟病學和內分泌學——聯繫在一起。還有一些其他學科也是如此。所有這些學科在山腳下也各有營地。有時它們會互相合作，從業者會看到學科之間的聯繫，但更多時候卻未能如此。一位患者可能會同時就診一位開立心臟藥物的心臟科醫生、一位開立糖尿病處方的內分泌專家和一位開立治療雙相障礙藥物的精神科醫生，而這些專家彼此之間從未溝通。我希望腦能量理論能夠改變這種現狀，帶來更好的跨專業合作，以及更有效、更全面的醫療。既然我們已經了解這些疾病之間的聯繫，溝通和協作似乎是唯一合邏輯的作法。不久的將來，或許能夠透過一個綜合治療方案，治療或預防所有這些病症。

• • •

為了證明「腦能量理論」——至少是為了給予這個理論強力支持——接下來各章將會展示：

- 在患有精神疾病的人中，一直發現存在代謝異常，哪怕他們尚未確診患有肥胖症、糖尿病或心血管疾病等已知的代謝疾病。
- 精神和代謝疾病的危險因子基本上都是相同的。這些危險因子涵蓋了生物、心理和社會因素，範圍從飲食和運動、吸菸、藥物和酒精使用、睡眠，延伸到荷爾蒙、發炎、遺傳、表觀遺傳和腸道菌群。這份清單還可以擴大至納入人際關係、愛、生活的意義和目標，以及壓力水準等。將這些因子中的任何一個單獨抽離出來，你都發現它會同時增加罹患代謝和精神疾病的風險。
- 這些危險因子中的每一個都可以直接與代謝相關。
- 精神疾病的所有症狀都可以直接與代謝相關，或者更具體地說，與粒線體有關——粒線體是代謝的主要調節器。

- 目前精神健康領域的所有治療方法，包括生物的、心理的和社會的干預措施，都可能是透過影響代謝來發揮作用。

當我們審視這些證據時，不僅會清楚看出精神疾病確實是大腦的代謝疾病，還會清楚理解這一點何以重要，以及它對治療意謂著什麼。

代謝的漣漪效應

主張如此多的不同疾病源自代謝問題可能會讓人覺得牽強。有趣的是，雖然醫學界現在將肥胖症、糖尿病和心血管疾病歸類為代謝疾病，但以前並非總是如此。畢竟，它們有截然不同的症狀，需要不同的藥物和治療方案。目前，這些不同疾病仍由不同的專科負責：肥胖醫學（肥胖症）、內分泌科（糖尿病）、心臟科（心臟病發作）和神經科（中風）。然而，它們都會影響整個身體，患有一種此類疾病的人罹患另一種疾病的風險更高。並非所有肥胖者都會罹患心臟病或糖尿病，並非所有糖尿病患者都肥胖，並非所有中風患者都患有糖尿病。然而，儘管不同的人有不同的病徵和症狀，這些病症都是相互關聯的。

代謝疾病對身體的影響不僅限於增加罹患肥胖症、糖尿病、心臟病和中風等其他代謝疾病的風險。正如前面討論過的，這些患者罹患阿茲海默症、癲癇和精神問題的機率也有所增加。但患有代謝疾病的人也更容易發展出無數其他通常不被視為代謝性的疾病，包括肝臟問題、腎臟問題、神經問題、腦部問題、荷爾蒙問題、關節問題、胃腸道問題、自體免疫問題，甚至癌症。

大多數人認為代謝疾病是簡單的問題，解決方法也很簡單。他們認為自己知道這些疾病的「根本原因」，例如吃太多、運動不足或吸菸等行為。從代謝的角度來說，只要不暴飲暴食、保持充分運動和不吸菸，一個人的身體狀況就會很好。有夠簡單的，對吧？

但說到代謝，事情絕對不會那麼簡單。

讓我們來看一個例子。馬克是看似健康且精瘦的四十五歲男子，卻患有多發性硬化症（multiple sclerosis, MS），這是一種自體免疫疾病。為了治療此症，他服用一種名為潑尼松（prednisone）的皮質類固醇藥物。幾週內，他就出現了浮腫和體重增加的情況。一個月內，他被診斷為前期糖尿病，開始服用糖尿病藥物。不幸的是，體重增加和高血糖都是潑尼松的已知副作用。

接下來的半年裡，馬克體重增加了十八公斤。這些重量並非憑空而來；他的行為——特別是他的飲食和運動習慣——發生了巨大的變化。在確診之前，他很注重飲食，並且每週做好幾次強力運動。但潑尼松之類的皮質類固醇已知會增加食慾，所以，馬克開始渴望並吃大量垃圾食品，這是他以前從未做過的事情。他試圖堅持運動，但隨著體重增加，運動變得愈來愈困難。他還是勉強做了一些運動，但強度大不如前。馬克的心血管疾病風險指標惡化，包括血壓和血脂升高。他現在正處於心臟病發作或中風的邊緣。噢……他還出現了焦慮症和輕度憂鬱症。任誰處於他的境地能不沮喪和焦慮呢？他的醫生建議他嘗試做瑜珈和節食，可惜這個建議並不那麼有幫助。

馬克的代謝疾病根本原因是什麼？他是在使用皮質類固醇後半年內患上糖尿病和肥胖症的。證據非常清楚，罪魁禍首是藥物，而不是馬克的意志力或紀律。他的暴食和缺乏能量是代謝功能異常的症狀。他的憂鬱和焦慮也是這種藥物的已知副作用。就某方面而言，他是幸運的，因為他沒有出現躁狂或精神病——它們也是藥物的可能副作用。

像馬克這樣的反應在使用潑尼松這類藥物的人之中經常發生。其他藥物，包括很多精神藥物，也可能導致此類代謝問題。但這裡的重點並不是人們永遠不該服用這些藥物：像馬克所罹患的自體免疫疾病可能會導致永久性器官損傷，而治療的副作用在權衡利弊時常常被認為是值得付出的代價。重點在於代謝問題的出現並不簡單，也不是光靠意志力就能避免的。藥物只是眾多可能的原因之一。例如，經歷過可怕童年虐待的人的皮質醇濃度可能會發生改變（皮質醇是人體內相當於潑尼松的荷爾蒙）。或許不足為奇，有創傷經歷的人更有可能出現代謝和精神疾病。而一旦人們出現代謝問題，出現像馬克那樣的症狀和生活方式改變是很常見的。

何謂代謝？

大多數人聽到「代謝」一詞，都會想到人體燃燒脂肪和卡路里的情景。常識認為，「高代謝」的人會瘦巴巴，增重困難，而「低代謝」的人則會體重過重，即使吃得不多也很容易發胖。大多數人對代謝的理解僅止於此。

代謝的意義遠超過燃燒卡路里，儘管這是它的一部分。代謝影響著我們身體機能的每個層面。

為了產生能量，我們的身體需要食物、水、維生素、礦物質和氧氣——我們吸入氧氣，呼出二氧化碳（代謝的廢物）。當我們吃食物時，食物會被分解為碳水化合物、脂肪、胺基酸、維生素和礦物質。這一切都會被吸收到我們的血液中，在身體各處穿梭。一旦營養物質到達細胞並進入其中，就會被用作蛋白質或細胞膜等物質的構建塊（building blocks）。有些可能會儲存為脂肪，以備不時之需。但這些營養物質大部分會被轉化為三磷酸腺苷（adenosine triphosphate, ATP），這是細胞的主要能量分子。細胞機器的運作就端賴它。

以上是對代謝的基本版本（高中生物學版本）解釋。如果要用一句話來定義，可能是這樣：**代謝是將食物轉化為能量或構建塊的過程，好讓細胞能夠生長和維持，也是對廢物進行適當和有效管理的過程。**代謝是我們細胞的運作方式。我們的代謝決定了我們的細胞健康、我們的身體和大腦如何發育和運作，以及我們如何在不同時間向不同細胞分配資源以優化我們的生存。透過複雜的成本效益分析，代謝允許一些細胞生長和繁榮，讓其他細胞枯萎和死亡。該分析看重健康和重要細胞的需要，把那些老的、弱的或可有可無的細胞擺在後頭。做為身體的資源管理系統，代謝就是關於適應。我們的環境不斷變化，我們在環境中的處境也在不斷變化。因此，我們的代謝不斷變化以跟上我們周圍的變化。代謝的這些適應使我們能夠在最佳環境中茁壯成長，或是在身體面臨壓力的情況下（例如食物短缺）可以苟活下去。但食物的供應並不是代謝要回應的唯一變化，很多其他因素也在起作用，例如心理壓力、光照、溫度、睡眠時間、荷爾蒙濃度和細胞可用的氧氣量。歸根究柢，代謝是身體為維持生命所做的戰鬥。許多生物學權威會說代謝定義了生命本身。

能量失衡

代謝是人體創造和使用能量的方式。我們可以將代謝方面的問題視為**能量失衡**。

代謝問題會導致細胞功能出問題。這情況適用於人體的所有細胞。例如，若心臟細胞的代謝受損，它們就無法很好地泵血。腦細胞需要精準的控制。它們需要在適當的時間打開，在適當的時間關閉。當腦細胞的代謝受損，這些開／關過程可能會被破壞。大腦若要發揮功能，精準無比重要，而正如我們將看到的，受到擾亂可能會導致精神疾病症狀。

大腦是人體最複雜的器官。事實上，據估計成年人的大腦約有一千億個神經元。尤有進者，每個神經元還有十到五十個神經膠質細胞（glial cell）。神經元是「神經細胞」，而神經膠質細胞常常被認為是神經元的支持細胞。人腦中總共約有一兆到五兆個細胞。一組研究人員對這項估計提出質疑，主張實際數目是接近八百六十億個神經元和八百四十億個神經膠質細胞，即總計一千七百億個細胞。[2]不管孰是孰非，總之大腦有大量細胞！

所有這些細胞的功能由什麼負責協調？許多人會說神經傳導物質，它們是細胞傳遞訊號的化學物質。我們可以將神經傳導物質視為「通行」訊號或「停止」訊號（通常被分別稱為「興奮性」和「抑制性」神經傳導物質）。它們還有其他類型，但我們目前知道這種對比便足夠。幾十年來，它們一直是神經科學家和生物精神病學家的主要關注點。但神經傳導物質是受什麼控制的呢？細胞如何知道何時釋放它們？許多人會說它們的釋放是由其他細胞的神經傳導物質觸發的。我相信你會看出這個答案的問題。它部分是正確的。然而，正如我將在本書的其餘部分中討論的那樣，還有許多其他因素決定著腦細胞的活動。

已經確定的是，細胞需要能量才能運作。這種能量被用於在全身做各種不同的事情，包括使肌肉發揮功能、產生和調節荷爾蒙，以及產生和釋放神經傳導物質。身體最需要能量的部位往往是受代謝問題影響最嚴重的部位。正如你猜想的那樣，排在首位的是大腦和心臟。

儘管大腦約佔體重的百分之二，但它在休息時消耗的能量卻佔身體總能量百分之二十左右。腦細胞對能量供應的中斷非常敏感，當身體某個部位出現代謝問題時，大腦總是會知道。有鑑於我們的大腦是身體的控制中心，它們最終也控制著我們對現實的感知。當身體某個部位出現代謝問題時，我們可能會感到疼痛、呼吸急促、疲勞或頭暈。如果大腦本身有代謝問題，其病徵和症狀幾乎可以呈現為任何形式。有時它們是顯而易見的，例如頭腦混亂、出現幻覺或完全喪失意識。其他時候，它們較為不著痕跡，例如疲勞、注意力不集中或輕度憂鬱。

有時代謝問題是**急性的**，也就是說它們來得突然且劇烈。這可能表現為心臟病發作、中風，甚或死亡。例如，心臟病發作通常是由於為心臟供血的一條動脈出現血栓所致。一些心臟細胞因為不再獲得足夠的血液和氧氣，無法產生足夠的能量。如果血流不能迅速恢復，心臟細胞就會死亡。這是心臟的代謝危機。中風也是大腦的急性代謝危機。最終的代謝危機是死亡本身，這時全身的細胞都停止產生能量。許多途徑都可能導致全身能量衰竭——心臟病發作、中風、中毒、嚴重事故、癌症等。它們都會讓身體細胞不再產生足夠的能量，而正是能量的缺乏導致了死亡。

心臟病發作、中風和死亡都是絕對性和急性能量問題導致細胞死亡的例子。然而，也有一些較不激烈的情況，其中細胞獲得的能量供應受到損害：細胞沒有完全停止能量生產，只是不能獲得足夠的能量。細胞並沒有死亡，而是無法正常運作。有些代謝問題只會持續幾分鐘，有些則可能持續幾小時。低血糖就是一個好例子。這最常見於有一段時間沒有進食的人。如果狀況輕微，它會導致飢餓、煩躁易怒、疲勞或注意力不集中。在中等情況下，它可能導致頭痛或憂鬱。在嚴重的時候，它可能會導致幻覺、癲癇發作或昏迷。倘若進一步發展，可能會導致絕對的代謝衰竭：死亡。然而，在情況變得如此嚴重之前，大多數人都會採取顯而易見的解決方案——吃點東西。這會使血糖升高，一切又開始正常運作。即使他們不吃任何東西，身體通常也備有可預防嚴重低血糖的系統。然而，對於注射胰島素或服用藥物以強制降低血糖的糖尿病患者，這些嚴重後果是真實可能發生的。你可能會注意到，儘管低血糖發生在全身，但大腦症狀在上述影響清單中佔大宗。

其他代謝問題不是急性的，而是具有長期症狀的慢性疾病，例如糖尿病。許多人認為糖尿病就是高血糖。然而，看待糖尿病的一種自相矛盾且有趣的方式是將其視為能量短缺，或視為能量生產不足。葡萄糖是細胞主要的燃料來源。在糖尿病中，細胞難以將葡萄糖轉化為能量。血液中的葡萄糖濃度可能很高，有時甚至非常高，但葡萄糖很難進入可將其加以使用的細胞。想將血液中的葡萄糖輸送到細胞，需要胰島素（一種由胰臟產生的荷爾蒙）。糖尿病患者要麼缺乏胰島素，要麼出現胰島素阻抗（insulin resistance）——一種身體對胰島素的反應不那麼靈敏的情況。當細胞沒有足夠的葡萄糖，它們就無法產生足夠的能量。當它們沒有足夠的能量，就無法正常工作。

由於葡萄糖是體內大多數細胞的主要燃料來源，因此糖尿病會影響身體的許多不同部位。但並不是每個人都有同樣的問題。糖尿病的症狀可能很廣泛，並且隨著時間改變。一開始，症狀通常很輕微，可能包括排尿過多或體重意外減輕等。還可能包括精神症狀，例如疲勞或注意力不集中。隨著病情的進展，不同的器官都會受到影響。有些人的眼睛、神經或大腦出現問題。有些人心臟病發作或中風。其他人則出現腎衰竭或發生難以治療的嚴重感染。

為什麼糖尿病對人的影響如此不同？為什麼並非所有糖尿病患者都有相同症狀和相同的身體部位衰竭？答案很複雜——而且通常與代謝有關。

代謝受到許多因素的影響。它一直在變化。而且在不同時間，人體的不同細胞會有不同的代謝。有些細胞正常運作而有些細胞正在凋亡。由於長期能量匱乏，有些細胞可能會逐漸出現故障。代謝並不是全有或全無。它在多個層面上受到控制。有些影響代謝的因素影響範圍很廣，有些因素則針對身體的特定部位。有些是針對特定器官的。有些是針對特定細胞的。

代謝就像車流

可以這樣想像——身體就像一座大城市，其中有大量的道路和高速公路。車流很多。每輛車就像人體一個細胞。在上下班尖峰時段，交通會非常繁忙。如果你在車裡，感覺可能很混亂。需要注意的事情有很多：紅綠燈、變換車道的汽車、有個正在講手機的人突然切入你的車道等等。然而，如果你從上方觀察交通——比如從摩天大樓的頂部——它看起來會相當有序。道路是有組織的。汽車和卡車正在行駛。有些車停，有些車走。它們等待輪到自己，然後重新出發。汽車在某些道路上行駛緩慢，但在高速公路上加速。有些汽車變換車道，周圍的汽車必須減速才能讓它們進入。可能會發生一些交通事故，導致其他車輛繞行。如果你試圖同時了解每輛車的具體情況，那將會不知所措——有太多的汽車、太多的紅綠燈、太多的其他因素需要記住。但當你縱觀全局時，會發現車流一直在移動。整座城市正在運作之中。人們正在到達他們需要去的地方。這座城市是活的。它有能量；你可以看到車流在流動。這就是思考人體代謝的方式。

回到我之前提出的問題——為什麼有些糖尿病患者會有不同的症狀？對於腦能量理論來說更重要的問題是，如果所有精神疾病都是代謝疾病，那為什麼不是每個有精神疾病的人都是一樣的症狀？

疾病和症狀就像交通堵塞。這時，車流要麼沒有以最佳的狀態流動，要麼完全停止流動。一條高速公路可能代表胰臟。一條幹道支路可能代表控制注意力和焦點的特定腦區。

是什麼導致特定道路或高速公路出現交通壅塞？千百樣原因：車禍、道路施工、坑洞或交通號誌失靈。道路的設計和維護有一定關係，汽車和駕駛亦然。交通問題在城市某些地區出現得更為頻繁。這可能是設計不良、維護不善或駕駛車速過快或粗心所造成的。城市中經常出現交通問題的地區代表著「症狀」或「疾病」——那是交通無法正常「運作」的地方。

談到人的疾病和症狀時，我們談的是身體或大腦無法正常運作的部分。這通常是人體細胞的發育、功能和維護其中之一出問題的結果。細胞必須正常**發育**才能滿足身體的需求。**功能**是確保所有部分都在正確時間以正確方式做它們應該做的事情。**維護**是讓一切保持在良好狀態。這類似於交通需要設計和建造良好道路和橋梁（等於「發育」）；所有的汽車、駕駛和交通號誌正常運作（等於「功能」）；以及整個系統得到定期保養，包括汽車調校、道路修補、紅綠燈測試等（等於「維護」）。

在人類，這三件事——細胞的發育、功能和維護——最終取決於一件事：代謝。如果代謝出問題，這些區塊的一個或以上就會出問題。如果問題夠嚴重，就會出現「症狀」。

那麼，什麼因素會影響代謝？就像會影響城市交通的因素一樣：多得很！諸如飲食、光線、睡眠、運動、藥物和酒精、基因、荷爾蒙、壓力、神經傳導物質和發炎等等。然而，這些因素以不同的方式影響不同的細胞。視乎接觸到的混合因素，不同的細胞和器官會受到影響，從而導致不同的症狀和不同的疾病。就像有些道路更容易出現交通擁堵一樣，有些細胞更容易出現代謝衰竭。有時，身體的某些部分在需求低時會正常運作，但在需求增加時會開始出現故障——一如城市高速公路在尖峰時段會擠滿通勤者。

• • •

我們已經確知代謝定義了生命本身，確知它決定細胞如何運作，確知它影響無數因素並受無數因素影響。在某種意義上，精神疾病當然與代謝有關。基本上，一切莫不如此！所以呢？

我在接下來各章要展示的是，代謝實際上是連結精神疾病各個點的唯一途徑。它是所有精神疾病、所有精神疾病危險因子和甚至目前使用的所有治療方法的最小公分母。而且，也許最重要的是，儘管代謝很複雜，但解決代謝問題通常是可能的，往往可以透過直接干預來處理。

然而，在深入審視所有相關證據之前，我首先需要釐清精神疾病是什麼。這個問題長期以來一直困擾著精神健康領域，而它又特別集中在一個議題上——正常精神狀態（特別是有壓力和負面的狀態）和精神疾病之間的區別何在？

CHAPTER 6 精神狀態和精神疾病
Mental States and Mental Disorders

正如本書第一部分談到的，精神健康領域的其中一個兩難困境是區分正常的人類情緒和精神疾病，這特別是因為它們的症狀可能一樣。我們全都會不時感到焦慮或輕度憂鬱。如果我們經歷慘痛的失去，例如配偶意外死亡，我們可能會在一段時間內嚴重憂鬱。這些都是正常反應。它們是內建於我們大腦中。

然而，當一個人同時面臨多種壓力源，或者壓力源大得讓人受不了（例如受到暴力攻擊），這些正常和可理解的最初反應很快就會導致所謂的「精神疾病」。而診斷形形色色，林林種種。創傷或極度壓力會導致焦慮症、憂鬱症、PTSD、飲食障礙、物質使用疾患、人格障礙，甚至精神病。壓力和創傷如何導致所有這些不同的疾病？對不利環境的正常反應和精神疾病之間的界線在哪裡？

有兩件事讓這些問題特別難以回答：一是它們的症狀是一樣的，二是精神狀態和精神疾病都可能導致不良的健康結果。儘管如此，區分正常精神狀態和精神疾病至關重要。精神狀態是對不利環境的適應性反應。精神疾病代表大腦運轉不正常。這些差異對治療有直接的影響。幫助人們應對不利環境與治療一個功能失調的大腦是不同的兩回事。

理解「正常」：壓力和壓力反應

壓力源是生物心理社會模型中的心理和社會因素——人們通常認為它們是精神疾病的「心理」原因。

許多臨床醫生和研究人員仍然認為生物因素與心理和社會因素是分開的。例如，他們可能相信幻覺是由於生物化學失衡造成的，但思覺失調症患者也可能為自卑所苦，而自卑是一種心理問題。醫事人員可能會嘗試同時解決這兩個問題，但他們常常認為兩者不相關且各自獨立。一種需要藥物治療，另一種需要談話治療。我不同意這種二分法。我認為生物、心理和社會因素是相互關聯且不可分割的。我們的生理會影響我們的心理和我們與他人的互動。但我們的心理和我們與他人的互動也會影響我們的生理情況。這些關聯會導致各種精神症狀和代謝症狀。為了解釋這一點，讓我先對人類物種進行一些整體性觀察。

人類注定要生活在群體中。我們尋求並依戀其他人——父母、愛人、孩子、朋友、老師和社群成員。這些連結構成了我們生活中的安全網絡和支持網絡。我們本能地想要與這些人在一起，甚至需要這些人。然而有一個難題存在：雖然我們必須與其他人一起生活，但其他人又是我們心理和社會壓力的主要來源。大多數壓力源都與人際關係、角色、資源和責任有關。人可能會因為別人對他的期望、財務問題、表現問題、人際關係問題或社會地位而感受到壓力。社經地位、受虐、忽視、種族、族群、宗教信仰、體能、認知能力、性別認同、性取向、年齡和許多其他因素可能會構成慢性壓力源。人可能會受到其他人的傷害或威脅。我們有時會讓彼此感到不安全。我們有時會讓其他人覺得他們不夠好。人有無數原因會給他人帶來壓力。值得注意的是，孤獨本身也是一種強大的壓力源。

所有這些壓力源都會導致**壓力反應**，即發生在大腦和身體中的一系列複雜的生物變化。壓力反應包括四個方面的變化：

1. 下視丘—腦下垂體—腎上腺軸（HPA軸）的變化，會導致皮質醇的釋放。
2. 交感—腎上腺—髓質軸（SAM軸）的變化，會導致腎上腺素和正腎上腺素的釋放。
3. 發炎。
4. 基因表現（gene expression）的變化，特別是海馬體的變化。[1]

所有這些變化又會影響代謝。它們構成了一個人因應不利環境的反應。它們並非疾病。

它們為「戰或逃」(fight or flight)鋪墊好舞台。然而,在大多數日常的壓力情境下,我們不會戰鬥或逃跑。代之以,我們只是留在原地——但我們會感到憤怒,或是焦慮,或是煩躁,或是無所適從,或是困惑,或是害怕,或是受傷,或是悲傷。儘管如此,這些核心變化仍然持續在我們的身體和大腦中發生。

不同的壓力情境會導致不同的行為和情緒。有些壓力源會讓你想對某人大吼,例如有輛汽車無故切入你的車道,還對你做出侮辱性手勢。有些壓力源可能會讓你反覆思考且難以入睡,例如感到對第二天的重要考試準備不足。其他壓力源可能會讓你想蜷縮起來痛哭,例如被你一生的摯愛拋棄。所有這些情況都會引發壓力反應。儘管牽涉類似的機制,但不同情境之間的明顯差異會觸發不同的腦區,從而產生不同的反應。

儘管這些反應都是正常的,但它們會造成損害——**給代謝帶來損耗**。因為身體需要耗用能量來產生這些變化,意謂著可用於其他功能的能量隨之減少。許多壓力反應都會導致高度警戒狀態。在某些情況中,當事人會感到受威脅,準備與人衝突或爭吵。在其他情況下,當事人會感到受傷、脆弱或無力,試圖迴避世界。無論是哪種情況,代謝資源都會被動員起來。心跳加快,血壓升高,血糖上升,荷爾蒙源源不斷,發炎細胞激素被釋放。身體為自我防禦而努力積蓄資源和能量。

當壓力輕微時,有韌性且代謝健康的人能夠應對。壓力可能在幾秒或幾分鐘內即告結束。

然而，如果身體代謝受損或壓力極端，人就會被推到崩潰邊緣，一種新的精神疾病或代謝疾病可能會迅速浮現。對於那些原本已有精神疾病的人，症狀可能會更加惡化。沒錯，**壓力會加劇所有已知的精神疾病和代謝疾病**。患有憂鬱症的人可能會更加憂鬱。酗酒者可能會再度酗酒。思覺失調症患者可能會出現幻覺。阿茲海默症患者可能會變得焦躁且具有攻擊性。癲癇患者可能會癲癇發作。糖尿病患者的血糖可能會飆升。患有心血管疾病的人可能會出現胸痛或心臟病發作。有些人甚至會因壓力而死亡。這些都是我們確知的事實。

一個獨立的醫學領域——心身醫學（mind-body medicine）——試圖理解這現象。許多醫事人員觀察到影響身體健康的心理和社會因素之間的關係。該領域的從業者深知，所有這些危險因子都會影響人體生理功能。這些因子常被稱為**健康的社會決定因素**（social determinants of health）。諸如貧窮、受虐或生活在高犯罪率的社區等多種社會因子，都可能對健康和壽命造成巨大影響。

這方面一些最有力的數據來自一九九五至一九九七年間開始進行的童年負面經驗（adverse childhood experiences, ACEs）研究，它們調查了有負面經驗的兒童和青少年的數量，以及這些經驗對長期健康（包括生理與精神健康）的影響。這些持續進行的研究著眼於人生早期的壓力源，例如身體虐待和性虐待、被忽視、家庭物質濫用、家族精神疾病、遭受家庭暴力、父母離婚，然後判斷這些早期經驗是否與後來的健康情況相關。二〇一七年，一項統合分析針對三十七個這類研究，調查了超過二十五萬人的二十三項健康情況結果，發現它們確實相關。[2]童年負面經驗愈多的小孩，日後健康欠佳的可能性愈高。童年負面經驗會讓缺乏運動、肥胖和糖尿病的可能性增加百分之二十五至百分之五十二。它們與吸菸、自評健康狀況欠佳、癌症、心臟病和呼吸道疾病的關聯性增加兩到三倍。童年負面經驗會讓性冒險、精神健康不佳、酒精使用障礙和非法藥物使用的可能性增加三到六倍。它們也會讓人成為暴力受害者或犯罪者的機會增加超過七倍，企圖自殺的機會增加三十倍。童年負面經驗明顯影響死亡率。一項針對一萬七千人進行的死亡率調查統計，有著六種或以上童年負面經驗的人與沒有這種經驗的人相比，壽命要短二十年。[3]

這些研究讓許多人斷定，童年負面經驗可以同時導致身體與精神疾病。有些專家甚至主張童年負面經驗，特別是童年創傷和受虐，很可能是所有精神疾病的共同路徑。但讓我提醒你，以上數字都是關於相關性。它們不能證明因果關係。更重要的是，並不是所有經歷過可怕童年的人都會發展出精神疾病，而許多最終罹患精神疾病的人都有過美好童年。儘管如此，如果這些負面經驗在不同的疾病中扮演了重要角色，它們是如何起作用的呢？它們讓身體和大腦發生了什麼情況？

資源有限

幾十年來，研究人員一直在研究壓力對大腦和身體的生物影響以更好地理解這些關係，希望找出從壓力性生活事件到不良健康後果的因果關係路徑。

我們知道，當身體受到壓力，代謝資源就會被轉移到戰鬥或逃跑系統。這使得可用於其他功能的能量減少。任何本來已經在苦苦掙扎的細胞可能會開始衰竭。這可能會導致代謝和精神症狀。

壓力也會損害身體的自我維持能力。細胞每天都致力於家務管理功能。它們清除受損的細胞部分、各種廢物分子和錯誤折疊的蛋白質，並在通常稱為**自噬**（autophagy）的過程中製造新的細胞部分來取代舊的。*auto* 意指「自我」，*phagy* 則是「吃」，所以這個字的字面意思是「吃掉自己」。我們的細胞在稱為溶小體（lysosomes）的廢物處理系統中分解舊的部分。其中一些材料被回收並用於製造新的部分。研究發現，高濃度的皮質醇會抑制自噬，減緩或停止這個維護過程。[4]自噬出問題可以引起各式各樣的疾病，包括神經退化性疾病、神經發展性疾病、自體免疫性疾病、發炎、癌症、思覺失調症、雙相障礙、自閉症、酒精使用障礙症和重度憂鬱症。[5]自噬作用失調也會影響神經可塑性和腦細胞的維護。[6]

除了會讓自噬出問題，細胞受到壓力時還會減緩製造新蛋白質的過程。這似乎是為身體的防禦系統節省代謝資源。推遲製造蛋白質的方法之一是將信使核糖核酸（mRNA）分子（攜帶製造新蛋白質的指令）隔離在稱為「壓力顆粒」（stress granule）的小氣泡中。[7]這些顆粒與神經退化性疾病有關，而且高濃度的皮質醇會刺激它們的產生。[8]

壓力導致維護出問題的另一種方式是干擾睡眠。眾所周知，壓力會導致失眠。睡眠對身心健康都至關重要。它是身體優先進行維護工作的時間。當睡眠品質不佳，身體就無法進行維護工作。除此以外，睡眠不足本身會帶來壓力，可能導致皮質醇濃度升高，使問題變得更加嚴重。

所有這些壓力，無論何時發生，都會導致過早老化。我已經提到過，所有精神疾病都與過早老化有關，但壓力本身也可能導致過早老化。有一項研究試圖量化壓力對老化的影響。[9]該研究招募了五十八名絕經前期的健康婦女，她們或者育有健康的孩子，或者育有罹患慢性病的孩子。這些女性的平均年齡為三十八歲，尚未發現健康問題。研究人員評估了三個老化指標，並要求這些媽媽們評估自己感受到的壓力程度。與壓力最低的媽媽相比，在最長時間內承受最高壓力的媽媽顯示出加速老化的跡象。平均而言，她們的衰老速度快了十年。

壓力對人體健康顯然非同小可，有可能嚴重損害代謝。它會用掉本來要用於細胞正常功能和維護的能量。當人們受到極端壓力或長期飽受壓力，他們的身體會疲憊不堪且開始出現功能失常，導致各種身心疾病（也可能只是加速老化）。如果大腦或身體本已受損、脆弱，壓力可能會讓症狀惡化，因為壓力反應所需的能量乃是從脆弱的細胞轉移過來。

減壓練習如正念、冥想或瑜珈可以在治療中發揮強大的作用（詳見「第三部分」）。然而，它們並不是對每個人都有用的解決方案。倘若一個人生活在一個不利的環境中，則關閉壓力反應也許是不可能的，甚至是不適當的。在戰場上的士兵身處危險之中。儘管戰鬥會直接拉高他們罹患精神和代謝疾病的風險，但他們增強的壓力反應使其能夠保命。同樣道理適用於住在危險社區的人們。教導處於危險環境的人們深呼吸和保持正念並非最佳解方。當他們到達安全環境時，這些策略可能會有用，但那時傷害可能已經造成。

此外，壓力可能根本不是一個人罹患精神疾病的原因。在這種情況下，減壓技巧就不是那麼有用了。

理解「疾病」：精神疾病的一個新定義

正如前面章節所討論的，當前的精神疾病分類法充滿問題——無法解釋異質性和共病的情況，缺乏有效性。這些診斷都不是指涉真實和獨特的疾病。

美國國家衛生研究院意識到這一點已經有一段時間了，並開發出一個思考精神疾病的新架構：研究領域準則（Research Domain Criteria, RDoC）。研究領域準則另起爐灶，不管當前的診斷標籤和分類。做為代替，該架構聚焦在功能領域（domains of functioning）——情緒、認知、動機和社會行為。它假設這些結構的範圍從正常到異常，並鼓勵研究人員從診斷標籤以外的角度探索這些結構。一度，支持研究領域準則的人呼籲對我們當前的精神病學診斷標準進行徹底改革。然而，改變精神病學和精神健康領域絕非易事，因此，儘管存在已知缺陷，既有的診斷標準仍繼續保留下來。研究領域準則目前僅停留在研究的領域。然而，出於我們的目的，我將用這個模型在腦能量理論的脈絡中定義精神疾病。

它首先將《DSM-5》診斷標籤放在一邊，改為關注症狀。這並不意謂著有些診斷沒有用。它們很多都是有用的。我們目前的診斷標籤只是描述一些較常見的大腦功能失常的方式。畢竟，大腦是以可預測的方式運作或失效的，我們可以利用這些常見的敘述來幫助我們。

人腦就像一台機器——這台機器非常精密複雜，但仍然是機器。它由許多零組件構成，每個零組件都是設計來執行某項工作。有些工作相當直接了當，例如讓我們的肌肉移動，或讓我們感知我們感覺到或看到的東西。大腦的其他功能要較為複雜，就像是會在某些情況下被觸發的複雜電腦演算法。以這種或那種方式，所有這些大腦功能都有助我們生存、適應環境或繁殖。

人腦有數十億乃至數萬億個細胞，而每個細胞本身就是一台複雜的機器，這讓我們面臨著一個可能會讓人不知所措的問題：既然有如此多的細胞，這些「零組件」可能運作失常的方式似乎近乎無限多種。不管是好是壞，這都是精神健康領域持續關注的焦點，研究人員正試圖逐步了解機器的運作原理。但要完整描繪出如此複雜的人腦運作方式確實極其艱鉅，而我們甚至可以說，靜待這項工作完成可能會限制我們在理解和治療精神疾病上取得進展。

但事情其實不必如此複雜。事實證明，精神疾病的所有症狀都與正常的精神狀態或大腦功能相對應，只是出了差錯：在不應該出現時出現，在應該出現時闕如，或者比適當的情況更加活躍、更為持續，又或不夠活躍、不夠持續。這些大腦功能包括與情緒、認知、行為和動機相關的事物。正如我將討論的，即使是一些看似極其怪異的精神疾病症狀——如妄想和幻覺——也可能與正常的大腦功能有關。儘管我們尚未確切了解所有這些功能是如何運作的，但我們知道它們確實存在。這已足以滿足我們的目的。

那麼，讓我們從一個簡單的定義開始：精神疾病是指大腦無法正常運作。在精神疾病中，正常的大腦功能**要麼過度活躍，要麼不夠活躍，要麼缺失**。一個簡單的例子就是沒有明確原因的恐慌發作。面對危險時，恐慌系統是有益的。它能促使我們有所行動。但當它毫無緣由地被觸發，它就會功能失調和適應不良。有時會發生相反的情況：大腦功能無法在適當時機啟動。失智症患者的記憶衰退或自閉症患者缺乏社交技能都是箇中例子。

談到精神疾病的症狀時，很多人會說它們不可能與正常的大腦功能相對應。它們讓人覺得大腦是毫無理由地進行某些獨特且極不尋常的事情。我對此持不同的看法。就像任何機器的零組件一樣，大腦的各個部分要麼運作，要麼失效。如果它們執行正常的功能但在錯誤的時間被觸發，可能會導致看似奇怪的症狀。當正常的大腦功能無法啟動，或者兩種不相關的大腦功能錯誤地同時發生時，情況也是如此。

一個簡單的例子：三輛車

讓我用一個類比來解釋我如何看待精神疾病患者與那些有「正常」壓力反應的人之間的差異，儘管他們的症狀可能一樣，並且都導致了不良的健康後果。我將描述三輛車。每輛車都是同樣的品牌和型號，因此理論上，它們應該具有相同的使用壽命和「健康狀況」。每輛車代表一個人。

A車在加州，那裡天很藍，路況良好。車主很少開車——大概每週兩次。A車停放在車庫內，並定期進行維護。A車過著美好的生活！

B車在新罕布夏州山區，那裡的冬季異常嚴酷，山間道路坑坑洞洞。車主每天開車，沒有車庫可以停放。冬季來臨時，B車會裝上雪地胎，有時甚至會加裝雪鏈。遇到暴風雪時，B車同時啟用大燈、雨刷、方向燈、雪地胎和雪鏈，並啟動四輪驅動系統。為避免車子失控，剎車頻繁使用。在這些情況下，與A車相比，B車的油耗顯然偏高。由於惡劣的冬季環境和艱難的路況，B車也面臨更多的維護問題。最終，B車的「健康問題」比A車多，壽命也相對更短。

A車和B車都是「正常的」——它們都在各自的環境中做著應該做的事。雖然B車的健康問題較多，壽命也較短，但考慮到它面臨的不利境況，這很正常。它使用的適應措施，如雪地胎和雪鏈、四輪驅動和頻繁剎車，就像是壓力反應（憂鬱、焦慮、恐懼、憤怒）。它們幫助B車在困難的環境中行駛，發揮著非常有用的作用。沒有它們的話，B車的處境將會更加艱難。

現在我來為你介紹第三輛車。C車位於印第安納州，那裡的天氣沒有新罕布夏州那麼惡劣，道路狀況也不錯。它每週行駛五天，有時天氣好，有時天氣不佳。但C車有一些問題。即使是在陽光明媚的天氣，它的雨刷和閃光燈仍會自動啟動。由於使用次數過多，雨刷片已磨得很薄，最終刮傷擋風玻璃。C車有時會啟動四輪驅動，在高速公路上僅以每小時四十公里的速度行駛——儘管天氣晴朗，而其他車輛的行駛速度均為一百公里。在夜間行駛需要照明時，C車的大燈卻總是打不開。我們可以說，C車有著類似精神疾病的障礙。儘管有著與A車和B車完全相同的功能和適應策略，但C車會在不恰當的時間和情境下使用某些功能。同時，它未能在應該使用時啟動其他功能。C車最終需要大量的維護。它還會引發交通事故。其障礙嚴重影響了自身的健康和安全，並影響它與道路上其他車輛共處的能力。C車最終提前結束了其使用壽命。

所以……A車和B車是「正常的」，C車有著障礙。

像B車那樣在不利環境中掙扎的人經常需要幫助，儘管他們的大腦功能並未失常。他們的生理機能以「正常的」、可預測且具適應性的方式應對不利的生活經歷。為了協助他們，我們需要改變他們的環境，或幫助他們對惡劣條件做出最佳因應。在很大程度上，這些不利的生活經歷都源於社會因素，如戰爭、貧窮、糧食不安全、受虐、系統性種族歧視、恐同、厭女症、性騷擾、反猶太主義以及諸多其他社會性「暴風雪」。改變社會，使這些暴風雪不復存在，是解決這些問題的理想途徑。同時，儘可能幫助人們去應對它們也是有幫助的。

有精神疾病的人大腦無法正常運轉。他們在不恰當的時間或以錯誤的強度做事，又或者未能做他們應該做的事——就像C車的例子一樣。正如你不需要完全了解汽車及雨刷系統的運作原理就知道車子是否有問題一樣，你也不需要完全了解大腦的運作方式便能識別這些異常。我想你可能會認為C車的問題不在於車子本身而是它的駕駛。沒錯，確實如此。我很快會談到這一點。

必須指出的是，長期或極端的壓力也可能導致精神疾病。到某種程度之後，B車很容易出現維護問題，導致適應策略不再起作用——可能是車燈停止運作，或雨刷磨損變薄而不再有效（功能低下），又或者閃光燈無法關閉（功能過度活躍）。到那時候，B車也會出現「精神疾病」。

人的例子：疼痛

現在，我要透過一個簡單直接的例子，設法向你闡明這種情況確實會發生在人體中。這個例子就是疼痛。由於疼痛是由神經細胞和大腦區域調節的，因此它是我將討論的大多數精神症狀的絕佳範例。

疼痛對人類來說是一種正常的、健康的經驗，儘管它令人非常不適。它可以拯救我們的生命。它保護我們免受傷害。疼痛由疼痛感受器（一條通到脊髓的神經）、另一條通往大腦的神經，以及感知和處理疼痛的腦區所控制。這些神經元和腦區的功能和功能失調提供了一個簡單的框架，有助於我們更好地理解精神疾病。

大致來說，根據疼痛系統細胞的功能，疼痛系統失調可分為三類：過度活躍、活躍不足和關閉。

1. 疼痛系統**過度活躍**是指人們比應有的情況更頻繁或更強烈地感受到疼痛。臨床醫生和研究人員經常將其描述為疼痛系統的**過度興奮**（hyperexcitability）。例如，糖尿病患者可能會出現神經病變，使得處理疼痛的神經細胞或腦區在不應該放電的時候放電，或是在應該關閉的時候無法關閉。即使沒有足以引起疼痛的原因，這本身也會引起疼痛。對某些人來說，它可能導致慢性和讓人衰弱的疼痛。

2. 疼痛系統**活躍不足**是指人們感受到的疼痛訊號比正常情況要少，這種情況也可能發生在糖尿病患者身上。糖尿病神經病變除了可能導致過度興奮之外，還可能導致感覺減退，特別是足部的感覺減退。神經功能異常導致疼痛系統的活躍不足。我們知道神經仍然存在是因為人們有時還是會有一些感覺。
3. 長期和嚴重的糖尿病可能會導致疼痛感**闕如**，但脊髓損傷或中風等疾病也會帶來這種情況。由於細胞已經死亡或嚴重受損且不再運作，人們會完全喪失感覺。

這三種情況——過度活躍、活躍不足和疼痛感闕如——都屬於疼痛系統的功能失調，意謂著它沒有在正常運作。

在某些情況下，我們很難區分正常疼痛和疼痛失調。一個例子是下背部椎間盤突出所引起的疼痛。當椎間盤首次突出時，疼痛並不是一種失調。疼痛系統正在做它應該做的事情。然而，如果疼痛持續很長一段時間，甚至在經過手術和多種藥物治療之後繼續如此，我們有時會將其判定為疼痛失調。是什麼原因使其成為一種失調？神經可能因椎間盤突出的壓力而受損。這些受損的神經會變得過度興奮。它們可能會過於頻繁或過於強烈地發出疼痛訊號。根據目前的診斷測試，我們往往很難區分正常的疼痛反應和疼痛失調，甚至可能無法區分。

在某些情況下，我們很難判斷它是正常還是一種失調。然而，當疼痛變得慢性、嚴重且毫無明顯原因時，我們就會稱之為失調。

無論疼痛是對受傷的正常反應還是疼痛失調，治療疼痛總是適當之舉。例如，我們都知道人們在接受手術時會感到疼痛。這是正常的，也是意料中事。然而，我們仍然會對其進行治療，以減輕痛苦。

正常與異常的區別至關重要。治療疼痛的醫生需要具備良好的臨床技能。他們需要了解可能導致疼痛的各種原因。在假定患者有疼痛失調之前，他們需要評估致痛的原因。如果患者因為腳部疼痛就醫，原因可能是扭傷、肌肉痙攣、骨折或一塊玻璃碎片卡在皮膚中。每一種原因都需要截然不同的治療方法。將疼痛視為疼痛失調來治療可能會帶來些許緩解，但並不能解決問題。事實上，問題可能會因此惡化。然而，如果查不出明顯的足部疼痛原因，醫生可能會將其診斷為疼痛失調。在評估一個人是否有精神疾病時，同樣需要進行如此細緻的因果評估。幫助一個人應付不利環境，與治療大腦的功能失調也是很不同的事情。

回到精神疾病的定義

我們先前給精神疾病下了一個簡化的新定義：**精神疾病是指大腦無法正常運作**。現在讓我們對這個定義加以擴充：**精神疾病是指大腦在一段時間內無法正常運作，導致精神症狀，從而造成痛苦或功能受損。**

儘管這是一個相當簡潔的定義，但它的每個部分都很重要，且任何部分都不能抽離脈絡去理解。這定義包含四個必要的組成部分：

1. 大腦無法正常運作。
2. 由此導致精神症狀。
3. 這種功能失調已經持續一段時間。
4. 症狀導致痛苦或功能受損。

儘管這四點看來簡單，但它們很快就會變得複雜。

這個定義的第一個組成部分——大腦無法正常運作——聽起來直截了當。但實際上，就像疼痛一樣，它很難根據現有技術來衡量和評估。我們有許多可以測量大腦健康和功能的測試，例如腦電圖和神經影像學研究。然而，這些現有的技術，無論是敏感度和特異性，都不足以準確診斷精神疾病。測量微觀腦區的功能仍然非常困難。那麼，在現實世界中，我們究竟要如何判斷大腦是否運作失常呢？

這把我們帶到了定義的第二個組成部分：大腦無法正常運作會導致精神症狀。症狀是判斷大腦功能是否異常的最佳指標。然而，如同疼痛一樣，談到精神疾病的症狀，大多數在適當情況下都可能是正常、健康的大腦的功能。即使是幻覺，在適當的時候也可能發生在大多數人身上。我們在做夢時都會產生幻覺——看到和聽到不存在的事物。當這些情況在錯誤的時間發生，或者未能在正確的時間啟動，便可能代表著一種疾病。我們可以把用於區分疼痛失調的三個基本類別用於這些症狀：過度活躍、活躍不足和功能闕如。

上述定義的第三個組成部分——**這種功能失調已持續一段時間**——強調了症狀持續時間的重要性。每個人的大腦都難免有運作不順暢的時候，而這可能導致我們所謂的症狀。我們大多數人的記憶都會偶爾出差錯。有時，我們以為自己聽到了什麼聲音，但其他人卻沒聽到。有時，我們會無緣無故地感到沮喪。這些都是大腦未能正常運作的例子。它們不是精神疾病，而是常見的經歷，可能源於多種原因：睡眠不足、壓力過大、酗酒或吸毒，或者僅僅是度過了糟糕的一天。這些通常是短暫的現象（且與代謝有關），大腦和身體通常能自行調節。精神疾病必然是大腦功能持續存在問題，並由此引發症狀。症狀的持續性目前是精神健康領域診斷過程的一部分，但時間長度因疾病而異。

這把我們帶到了定義的第四個組成部分：**症狀會導致痛苦或功能受損**。我們的情緒、認知、動機和行為在一生中都會經歷變化。我們學習。我們成長。我們結識新朋友並做出改變。

我們經歷有挑戰性的經驗。我們遭受損失和挫折。這些波動本身並不是精神疾病。只有當一個人因為這些變化而感到異乎尋常的痛苦，或者這些變化嚴重阻礙了他們的日常生活功能，我們才開始考慮他們有可能是患上精神疾病。毫無疑問，這個部分的定義相當棘手，而圍繞著苦惱和功能受損議題展開的討論也很複雜。有兩個特別重要的問題：

1. **每個人都有權利展現其獨特、富有創意、在生活中做出改變，以及反對主流文化。**與眾不同本身並非精神疾病。然而，他人對個體獨特性的排斥可能會造成當事人的痛苦。舉例來說，許多青少年都會經歷一段叛逆期。這通常是成長和脫離父母獨立的正常過程。單就這一點而言，通常不屬於精神疾病。許多人會節食並頻繁地測量體重。他們開始更仔細地考慮飲食內容並在意自己的外表。這不一定是飲食障礙。這兩種情況都涉及情緒、認知、動機和行為的變化，但不尋常的痛苦和喪失生活功能並非其特徵。
2. **有些精神疾病患者缺乏病識感。**他們沒有意識到自己的症狀是不尋常的。他們不了解這些症狀如何影響他們的行為和功能。他們難以理解為什麼其他人認為這些變化不尋常。他們可能會聲稱自己完全正常。然而，如果他們的症狀嚴重損害他們在社會中發揮功能，那麼就需要考慮他們是否罹患了精神疾病。

有幻覺和妄想的人通常缺乏病識感。例如，患有妄想症的人會說他們真的受到了迫害，並認為那不是「精神上的」，而是真有其事。患有飲食障礙的人有時會表達他們對於自己減重那麼多並且看起來苗條感到高興。他們認為任何功能上的改變——例如花更少的時間在學業或朋友身上——都是為了減重和看起來苗條所做的犧牲。他們可能會忽視對其他人而言顯而易見的嚴重健康問題。兩者都會聲稱，他們的情緒、認知、動機和行為上的變化是正常的，是任何身處他們環境的人都會經歷的。他們通常會否認自身功能有任何受損。那麼，他們的情況是否構成精神疾病呢？是的。因為它們造成了嚴重的痛苦或（和）功能受損，即使當事人沒有意識到或承認這一點。

這些微妙的情況有時會使我們難以區分，甚至常常無法區分，究竟是個人特立獨行還是罹患了精神疾病。多年下來，精神健康領域不時改變對這類議題的立場，例如曾將同性戀視為一種精神疾病，但後來又推翻此一認定。

精神疾病的症狀

既然我們已經確立並闡述了精神疾病的新定義，現在讓我透過勾勒三種可能產生精神疾病症狀的廣泛情境，來對這定義加以應用。這些情境遵循我為疼痛障礙所建立的模型——大腦功能的過度活躍、活躍不足或闕如。

大腦功能的過度活躍

腦細胞和大腦網絡的過度活躍或過度興奮是許多精神疾病的常見現象。這種現象指的是大腦功能出現得比正常情況更頻繁或更強烈，又或是在不應該發生的時候發生。

恐懼和焦慮症狀可能源於杏仁核（與恐懼反應有關的腦區之一）的過度興奮。這些神經元可能會不規律地放電或持續放電，導致在不適當的時間出現焦慮症狀或過度的恐懼反應。

強迫性觀念和強迫性行為可能是與負責整理和檢查行為的腦區中的細胞和網絡的過度興奮有關。正常情況下，所有人都會整理儀容和檢查事物。當這些系統變得過度活躍時，就可能發展成強迫症。

精神症狀，例如幻覺和妄想，常見於許多精神疾病和神經性疾病。這些症狀也可能出現在未曾被診斷出患有精神疾病或神經性疾病的人身上。

儘管數十年來進行了深入的研究，但導致精神症狀的確切腦細胞和腦區仍然不明。儘管如此，我們仍然可以從幾種角度思考大腦中可能發生的情況。

解釋精神症狀最簡單的方法，是將其歸因於負責感知處理的腦細胞的過度興奮。例如，如果感知聲音的腦細胞和網絡過度興奮，個體可能會聽到不存在的聲音——即幻聽。神經外科醫生可以透過使用電極刺激某些腦區來誘導個體產生「幻覺」。過度興奮的細胞理應也會做同樣的事情。

但問題也可能不在感知聲音的神經元本身，而在於調節這些神經元並減緩其活動的其他神經元。有一類神經元稱為皮質中間神經元（cortical interneuron）。這些神經元具有抑制性，因為它們會分泌γ-胺基丁酸（γ-aminobutyric acid, GABA），這是一種可以減緩目標細胞活動的神經傳導物質。包括思覺失調症、阿茲海默症、癲癇和自閉症在內，在許多精神疾病中都發現這類神經元功能異常。抑制作用的不足可能導致它們本應抑制的神經元變得過度活躍。

另一種可能性是精神症狀與大腦的睡眠系統有關。正如我之前提過的，我們每天都會在睡眠中產生幻覺和妄想。做夢時，我們會聽到和看到不存在的事物。在夢中，我們會相信最荒誕不經的事情。許多人都會做惡夢，包括夢見自己被追逐或迫害。如果這些經歷發生在睡眠期間，那麼它們只不過是惡夢，並非精神疾病。然而，對於患有精神疾病的人來說，夜間創造夢境的同一批腦細胞和網絡可能會因為過度興奮而在白天錯誤地放電。

對於一些看似奇特的妄想，例如卡普格拉斯症候群（Capgras syndrome），我們已知有哪些特定的大腦網絡參與其中。[10]（患有卡普格拉斯症候群的人會認為他們所愛的人已被別人冒名頂替。）這些腦區看來是過度活躍或（和）活躍不足。

一項重要的調查顯示，幻覺並不像大多數人所以為的那麼罕見。研究人員發現，有百分之十二到百分之十七的九至十二歲兒童，以及百分之五．八的成年人在白天經歷過幻覺。[11]另外，有百分之三十七的成年人曾在入睡時出現幻覺，這也稱為「入睡前的幻覺」（hypnagogic hallucination）。[12]這些人當中，絕大多數都沒有被診斷出患有精神疾病。

大腦功能的活躍不足

腦細胞和大腦網絡的活躍不足是許多精神疾病的常見現象。這個概念可以輕鬆解釋至少一部分我們觀察到的症狀。我將功能的活躍不足與功能的闕如區分開來，是因為功能的活躍不足意謂著細胞仍然存活，且至少在某些時候能夠運作。這很重要，因為它說明了症狀有消有長。患者有時看起來一切正常，有時則會出現症狀。以下是一些例子：

- ADHD可能與藍斑核（locus coeruleus）正腎上腺素神經元（norepinephrine neurons）活性降低有關。這些神經元幫助人們專注、計畫和持續執行任務，因此活性降低可能導致ADHD。
- 記憶衰退等認知問題可能是由於參與記憶儲存和提取的神經元功能減退所致。這些神經元的功能在阿茲海默症中明顯下降，在大多數慢性精神疾病中也是如此。患有精神疾病的人經常出現認知障礙，只不過這並非其診斷標準的一部分。

- 憂鬱症的至少一個面向可能涉及名為「預設模式網絡」(default mode network, DMN)的大腦系統活動減少。[13]這種情況可能導致正常腦功能的變慢或紊亂。
- 「情緒調節」是用於描述許多不同疾病症狀的術語，包括情緒障礙、人格障礙和焦慮症。有些大腦系統的設計是為了幫助我們控制情緒反應和調節情緒。在某些人身上，這些腦區的活躍不足似乎導致情緒不穩和憤怒爆發等症狀。

特定大腦功能的闕如

有些精神疾病源於腦細胞和大腦連結的永久性改變。造成這種情況的主要原因有二：**發育問題和細胞死亡**。這兩者常常分別與**神經發展障礙**和**神經退化性疾病**相關。除了神經退化性疾病，中風或腦部損傷等狀況也可能導致細胞死亡，進而引發精神症狀。

神經發展障礙有很多種，自閉症即為一例。在這種情況中，神經元或(和)神經元之間的連結似乎缺失，至少是與一般人不同。

神經退化性疾病，如阿茲海默症，與大腦萎縮和神經元死亡有關。一旦神經元死亡，便無法使其再生。

在這兩種情況下，本應存在的細胞或連結不見了，大腦因此無法執行這些方面的功能。這些永久性改變所引起的症狀通常會持續存在，不會有明顯的起伏。例如，自閉症患者的社交缺陷是相對穩定的。阿茲海默症中至少一部分的認知缺陷也是固定的，不會有太大變化。然而，自閉症和阿茲海默症也會出現症狀波動的情況，好比焦慮、精神病和情緒波動等。

• • •

這三種情況——大腦功能的過度活躍、活躍不足和闕如——可以解釋精神疾病的所有症狀。然而，還有兩種額外的情況值得一提，因為乍看之下，它們似乎不完全屬於這些類別：多面向的腦部適應和行為障礙。

多面向的腦部適應

大腦有時會對情境做出複雜的反應，產生多樣的症狀，有些症狀代表某些大腦功能的開啟，有些則代表另一些功能的抑制。我將討論憂鬱、輕躁狂和創傷反應。當這些情況在適當的時間和情況下發生時，它們都是正常且具適應性的。它們類似於交感神經和副交感神經系統的活化，涉及一系列複雜的大腦和身體功能，其中一些功能被啟動，另一些則被抑制。

憂鬱是對許多壓力源、不利環境和失落的正常反應。幾乎每個人都經歷過憂鬱。它通常不會持續兩週或更長時間，而是大腦的一種正常反應。雖然憂鬱通常會包括情緒、精力、食慾和睡眠的變化，但這些變化在不同人身上可以有很大不同。有些人的食慾系統會變得過度活躍，另一些人的食慾系統則可能活躍不足，導致吃過多或過少。同樣地，有些人可能睡得太多，而有些人卻睡眠不足。儘管憂鬱症通常包含許多症狀，但將它拆解為個別症狀，並分析哪些代表腦區的過度活躍而哪些代表腦區的活躍不足，可能是理解憂鬱症最有效且最準確的方法。

輕躁狂在許多方面與憂鬱相反：在輕躁狂中，人們可能感覺良好或欣快，精力充沛，生產力也可能更高，甚至可以減少睡眠需求。這種狀態本身也可能是正常的。事實上，如果它單獨發生，那麼根據《DSM-5》，它不是一種精神疾病。大多數人在人生中的某個時刻都經驗過輕躁狂的症狀。這種情況常見於人們墜入愛河時，但也可能發生在人們對某個專案或一項成就感到興奮，或是當他們體驗到靈性覺醒時。就像憂鬱一樣，輕躁狂不太會持續五天或以上的時間，但它是可能發生的，這表示這種腦功能是內建在我們所有人的大腦之中。

創傷反應也是正常的。它的症狀包括突發性記憶重現、做惡夢、迴避會讓人回想起創傷事件的情境、情緒和思考變得負面（類似於憂鬱）、睡不好、精神緊繃和高度警覺等。一個研究小組對被強暴後不久的女性進行研究，發現她們有百分之九十四的人在最初幾星期出現類似創傷反應的症狀。[14]所以，所有這些反應都可能是「正常的」。

當這些「多面向的腦部適應」變得過度活躍，就會演變成疾病。它們可能會在不對的時間被啟動、持續時間過長或導致過度或強烈的症狀。在某些情況下，它們可能在沒有明確原因的情況下突然被啟動——一種過度興奮的系統啟動。在其他情況下，它們可能是因明確的原因（例如碰到重大的壓力源時）而被啟動，但該停止的時候卻停不下來。當它們應該關閉時，卻「卡」在了「開啟」狀態。這類似於許多疼痛障礙中過度興奮的疼痛細胞的情形。有時會沒來由地放電，但有時，一點小傷或姿勢不當的動作都可能引發疼痛。

行為障礙

有些精神疾病主要被視為行為障礙，特別是藥物濫用和飲食障礙。這些情況也值得特別關注。我們記得，它們與所有精神疾病都呈現強烈的雙向關係。我曾提過，精神疾病可以廣義地理解為大腦功能的過度活躍、活躍不足或闕如。然而，藥物濫用和飲食障礙都是行為，是人們「選擇」去做的。那麼，這些行為究竟與大腦功能失調有什麼關係？

思考這個問題可以有三種方式。首先是，飲食和使用成癮物質是由我們的大腦控制的行為。大腦裡有明確的路徑控制欲求、食慾、動機、自我控制、衝動和尋求新奇事物。因此，在某些情況下，如果大腦的這些部分過度活躍或活躍不足，可能會驅使人們做出這些行為，從而導致問題。第二種可能性是，人們患有其他精神疾病的症狀（由腦區的過度活躍或活躍不足引起），所以使用酒精、藥物或改變飲食行為來應對這些症狀。這種主張通常被稱為**自我藥療假說**（self-medication hypothesis）。第三種可能性是，有些人可能完全「正常」，但後來卻開始從事這些行為。他們有可能僅僅因為同儕壓力就開始使用藥物或酒精，也可能因為同儕壓力開始節食。正如我稍後會討論到的，這些行為會對代謝和大腦產生強大的影響。它們會導致代謝異常，進而導致特定大腦功能過度活躍和活躍不足，從而形成惡性循環——我們稱之為飲食障礙和物質使用疾患。

一個複雜的謎題

要找出精神疾病的原因，其中一個困難在於，上述的發現（例如，預設模式網絡的活動減少會導致憂鬱症）並不是人人皆如此，甚至不是同一個人在任何時候皆如此。除去發育異常或細胞死亡的個案之外，症狀在不同的人會有強有弱，神經科學研究的結果也並非總是適用。這就是為什麼目前還沒有可供使用的診斷測試。導致特定精神疾病的細胞發育異常也不總是會出現。即使被診斷為同一種精神疾病，不同個體之間的發育異常也可能影響截然不同的細胞類型或腦區。因此，在研究大腦變化及其對精神疾病的影響時，發現結果的異質性和不一致是常見現象。

有大量需要解釋的事情。難怪精神疾病的謎團一直難以解開。是什麼導致大腦特定區域的過度活躍或不足，進而引起精神疾病的症狀？是什麼造成症狀有強有弱？究竟是什麼導致細胞發育異常，或是腦區和細胞的萎縮和死亡？為什麼不同個體會有不同的臨床表現？這些問題是任何試圖解釋所有精神疾病的理論都必須面對。我很興奮地告訴你，腦能量理論正可以做到這一點。一切都可以歸因於單一條的共同路徑。

CHAPTER

7

了不起的粒線體

Magnificent Mitochondria

現在，讓我們回到代謝的討論，以便繼續整合拼圖的各個部分。記得第五章的交通類比嗎？當時我把每輛車比做一個人體細胞。我形容代謝就如同城市交通一樣複雜。它會不斷變化，不同細胞在不同時間可能有不同的表現。持平地說，它不像是單一條的共同路徑，而更像是幾百條不同的代謝路徑。

那麼，是什麼控制著代謝呢？食物和氧氣如何知道該往哪裡去？是什麼改變了不同細胞的代謝率？是什麼讓一些細胞減慢速度，讓另一些細胞加快速度？是什麼在驅動人體這個錯綜複雜的網絡？

有些人會認為是大腦。儘管大腦在代謝中扮演至關重要的角色，但它無法在正確的時間控制身體所有不同細胞的代謝。就像城市交通需要在每輛車的層次有某種程度的控制一樣，在人體中，也需要在每個細胞的層次有某種程度的控制。細胞會接收來自其他細胞的訊號，以決定自身的停止或前進。鄰近的細胞之間也會互相傳遞訊號，使其停止或前進（想想汽車的煞車燈）。但有些訊號會發送到全身。它們可能起源於腦細胞或肝細胞，但隨後它們會長距離傳遞影響全身的細胞。這些過程共同促成了代謝的協調運作，如同城市交通在多個層次上受到協調一樣。

讓城市交通可以暢通的因素有很多：有不同類型的道路和高速公路，不同道路有不同的速限，設有停車標誌和紅綠燈等等。這些因素對於城市交通的組織和流動都很重要。然而，真正掌控交通流量的主要力量在於汽車駕駛。他們了解規則並且遵守規則。他們讓汽車啟動和停下來。他們打方向燈。他們隨時注意周遭狀況。他們引導汽車避開問題。他們駕駛汽車前往目的地。儘管一個駕駛不知道道路上所有其他汽車的狀況，但只要他注意好自己車子的狀況，整個城市的交通還是得以保持順暢。

人體細胞是否也有著讓它們知道何時啟動何時停止的「駕駛」呢？答案是肯定的。人類細胞和代謝的駕駛稱為**粒線體**。它們是導致精神和代謝疾病的**共同路徑**。

• • •

如果你上過生物學課，可能會記得粒線體被稱為「細胞的發電廠」。粒線體藉由將食物和氧氣轉化為ATP，為細胞提供能量。毫無疑問，粒線體在能量生產中的作用至關重要，但它們不僅僅是發電廠。少了它們，我們所知道的生命就不會存在。

二〇〇五年，尼克・連恩博士（Dr. Nick Lane）在《能量、性、死亡：粒線體與我們的生命》（*Power, Sex, Suicide: Mitochondria and the Meaning of Life*）一書中，對粒線體及其在人類演化中的作用提供了詳盡且引人入勝的闡述。[1]儘管書名可能暗示這是一本輕鬆易讀的科普類書籍，但連恩在書中呈現的是粒線體及其在人類健康和生命本身中所扮演角色的嚴謹科學史。

粒線體的起源

很久很久以前，最早的粒線體是一種細菌。研究人員估計，粒線體是在十億到四十億年前的某個時間點從一種獨立的有機體演化而來。一九九八年發表在《自然》（*Nature*）期刊上的一篇論文指出，粒線體與現代的普氏立克次體（〔*Rickettsia prowazekii*〕一種引起斑疹傷寒的細菌）有著許多相同的基因。[2]幾十億年前，另一個單細胞生物「古細菌」（archaea）吞噬了這個古老的粒線體。這個粒線體不像一般情況在被吞噬後死亡，而是和古細菌共同存活了下來。這種新的有機體被認為後來演化成了第一個真核細胞（〔eukaryotic cell〕一種帶有細胞核的細胞）。內部細菌開始專注於製造能量，外部的有機體則專注於獲取食物。請注意：這一點很重要。它絕非微不足道的事實。

因此，在能夠容納人類DNA的細胞核出現之前，以及在出現其他胞器（organelle）之前，就已經有了一個粒線體——由單一個粒線體和單一個宿主細胞構成。它們齊心協力，決心存活下去。事實上，它們要的不僅是活下去，還是繁榮茁壯。就像所有的生命形式一樣，它們奮力競爭，追求勝利。它們也確實成功了！

隨著時間的推移，正是這種共生安排使得多細胞生命得以存在——基本上就是我們今天可見的所有生命。在所有真核生物中，這些內部細菌演化成粒線體。而在植物和藻類（也是真核生物）中，其中一些也演化成我們現在所說的葉綠體。儘管粒線體和葉綠體的名稱不同，但它們的外觀和功能相似，人們認為它們都源自於數十億年前的同一種細菌。此外，人們相信這種合併只發生過一次，而現今存在的所有植物、動物、藻類和真菌都來自同一個有機體。對於信仰上帝的人來說，生命起源於單一事件的觀點或許令人慰藉。對於不相信上帝的人來說，這只是塑造了往後數十億年演化的那些不尋常且發生機率極低的事件之一。不管你相信什麼，這都是生命演化史上一件重大事件。

在演化過程中，先行者地位重要。例如，在多個物種中共同存在的基因被認為比僅存在於特定物種中的基因更為重要。獨特的基因被認為在演化時間軸上出現得較晚，而共通的基因則出現得較早。持續存在了很長時間的特性被認為對生命來說更為重要。這至少是基於兩個原因。首先，演化傾向於淘汰不重要的成分，或是那些在生存或繁殖上不會帶來一些優勢的成分。如果有機體進化到不再需要某種特徵，該特徵就不會再受到天擇，最終消失。其次，新的基因和特徵必須與既有的基因和特徵共同發展並相互適應。粒線體首先存在於真核細胞中。最初，它只是一個細菌和一個外部細胞。隨著時間推移，細胞核和其他胞器才逐漸發展出來。粒線體與其他胞器同樣重要，但它是最早存在的。它們有可能影響到這些其他細胞部分的發育並變得不可或缺。事實上，如果沒有粒線體，這些其他細胞部分就無法正常運作。

現代粒線體

粒線體如今已無法在真核細胞之外獨立複製。在人類中，粒線體將大部分DNA轉移到細胞核，也就是人類DNA所在之處。人類DNA中嵌入了約一千五百個粒線體基因。這些基因負責創造或維持粒線體所需的蛋白質，而這些蛋白質為細胞中的所有粒線體所共享。然而，粒線體並未放棄所有的DNA。每個粒線體仍保有三十七個基因。個別粒線體能利用自身的DNA，因此在彼此之間以及相對於其所在的細胞都能保持一定程度的獨立性。這在生物學中極不尋常，其具體作用仍備受爭論。然而，重點在於粒線體和人類細胞如今已是百分百的共生關係，任何一方少了對方都無法生存。

粒線體體積微小。平均而言，每個人體細胞約含有三、四百個粒線體。[3]這意謂著人體內約有一千萬億個粒線體。儘管體積很小，它們卻約佔我們體重的百分之十。在代謝活躍的細胞（如腦細胞）中，單一細胞甚至可以包含數千個粒線體，佔細胞體積的百分之四十以上。

粒線體工作量驚人。儘管在沒有粒線體的情況下，透過糖解（glycolysis）過程也可以產生少量ATP，但粒線體會產生大部分ATP，尤其是供腦細胞所需。一般成年人每秒產生約9×10^{20}個ATP分子。[4]有一組研究人員利用專門的影像技術觀察大腦細胞，發現人腦中的單一神經元每秒會使用約四十七億個ATP分子。[5]那可是相當大量的ATP！

粒線體會移動。這是以研究活細胞新技術得到的相當新的發現。[6]以前，細胞會在顯微鏡下死亡，沒有任何東西會移動，所以很容易理解為什麼研究人員不認為粒線體會移動。其他胞器通常不會移動。發現粒線體會在活細胞周圍移動是非常出乎意料的。如果你想觀看粒線體移動的短片，可以在注釋中的《公共科學圖書館：生物學》（*PLOS Biology*）文章中看到。[7]網上可以找到更多這方面的短片。粒線體利用細胞內一個由微管和細絲組成的網絡——通常稱為細胞骨架（cytoskeleton）——進行運動。讓粒線體能夠移動的機制有很多，但這超出我們的討論範圍。重點是粒線體會四處移動。[8]然而，看來不是所有粒線體都會移動。它們有些會留在一處，只有另一些移動。

它們為什麼要移動？原因之一是它們似乎會前往細胞中發生事情和需要能量的地方。能量需要在正確的時間、正確的地點以正確的數量產生，並且它會經歷一個涉及粒線體且快速得難以想像的回收過程。不移動的粒線體似乎停留在有活動的地方——要麼是在製造蛋白質的工廠（核醣體〔ribosome〕）附近，要麼是在有大量活動的突觸（synapse）附近，這對大腦的運作來說非常重要。研究人員幾十年前就知道如何在顯微鏡下的腦細胞內尋找突觸：往粒線體多的地方找。

粒線體是快速回收者。ATP是人體細胞的能量貨幣。當它被用作能量時，它會失去一個磷酸基（phosphate group），變成二磷酸腺苷（adenosine diphosphate, ADP）。ADP不再能提供太多能量，但如果重新加上一個磷酸基，它就恢復如新了。這就是粒線體的作用。它們取用ADP，透過附加一個磷酸基將其轉回ATP，再將它轉移到所需的細胞質中。它們會同時提供一個ATP並回收一個ADP。如果細胞的某個特定部分有大量活動，你就會在那裡找到粒線體。它們必須提供ATP，但它們也吸收所有ADP，將其回收再生。你可以將粒線體想像為小型吸塵器，在細胞周圍移動，吸取ADP並產生ATP。

還記得我說過，光是一個腦細胞每秒就會使用數十億個ATP分子嗎？如果在正確的時間和正確的地點沒有一兩個或更多的粒線體來傳送所需的全部ATP和回收再生所有的ADP，那麼事情就會迅速惡化，讓腦細胞要麼工作減慢，要麼完全停擺。

然而，粒線體之所以移動，除了是確保在正確的時間和正確的地點提供足夠的能量之外，還有更重要的原因。這也跟粒線體與其他胞器以及粒線體彼此的相互作用有關。這些相互作用對於幾乎所有細胞功能、甚至基因表現至關重要。

為了展示粒線體的角色，我需要先回顧一些關於神經元如何運作的基本資訊。雖然任何細胞的功能都很複雜，腦細胞更是如此，但有一些腦細胞的基礎功能是由粒線體直接調節的。更好地理解它們將使我能夠將代謝和粒線體與腦細胞的不同功能聯繫起來。我將在下一章中解釋精神疾病的所有症狀如何與粒線體和代謝直接相關。

神經元具有靜止膜電位（resting membrane potential）。基本上，這意謂著與細胞外部相比，細胞內部帶有負電荷。這種電荷對細胞的功能至關重要。它是由離子泵（ion pump）產生的，離子泵將鈉、鉀、鈣和其他離子泵送到細胞內部或外部，或細胞內的不同區室之間。這些泵都需要能量。

細胞進行大量的離子泵送，以便做好放電的準備。當細胞被觸發時，它會引發一連串的事件，最終使細胞完成其功能，無論是釋放神經傳導物質或荷爾蒙，或是做其他事情。這就像排列一排骨牌，排好它們需要時間和工作，但只要輕輕推動其中一個，就能輕易地讓它們全部倒下。一旦全部倒下，就需要重新排列。這需要更多的工作。粒線體提供了完成這一切所需的幾乎所有能量。

粒線體還有什麼作用？

鈣濃度在細胞功能中扮演著重要角色。細胞質中高濃度的鈣能觸發各種反應的發生。在許多方面，鈣是一個「開關」按鈕。當鈣濃度較高時，細胞會處於「開啟」狀態。反之，當鈣濃度較低時，細胞會處於「關閉」狀態。粒線體直接參與鈣調節。當粒線體無法正常發揮作用時，鈣調節就會受到干擾，而這個重要的「關閉」開關也會受到影響。[9]因此，粒線體對於細胞的開啟和關閉都至關重要。它們提供離子泵送所需的能量，也調節做為重要開關訊號的鈣濃度。

能量和粒線體對於細胞的開啟和關閉都是必需的。這看似矛盾，但如果你把「關閉」開關想像成汽車上需要能量才能運作的電子煞車，就會更容易理解。如果沒有足夠的能量在適當的時機完全且快速地踩下煞車，汽車可能會變得無法控制並導致交通的嚴重停滯。理解代謝和粒線體功能異常這兩種截然不同的後果非常重要。有些細胞在能量匱乏時會保持開啟太久，而其他細胞則會無法運作。我很快就會再回到這個話題。

細胞的開啟和關閉至關重要。理解這個功能將有助於我們解釋大多數精神疾病的症狀。然而，粒線體實際上的作用遠不只這些。它們在人類健康中的作用是一個尖端且充滿活力的研究領域，幾乎涵蓋醫學的每個領域。

接下來，我會概述粒線體對精神健康關係所扮演的其他重要角色。

粒線體有助於廣泛調節代謝

二〇〇一年，首次有報告指出，一種名為人類素（humanin）的肽對代謝和健康有廣泛的影響。[10]這種肽的基因似乎同時存在於粒線體DNA和細胞核的DNA中。它最初是在對阿茲海默症的研究中被發現。自發現以來，另外兩種肽——MOTS-c和SHLP1-6——也被發現，並添加到稱為粒線體衍生肽（mitochondria-derived peptides, MDPs）的新分子類別中。這些肽的基因位於粒線體DNA中，而這些肽是由粒線體產生的。它們現在引起了研究人員的極大興趣。它們已被證明對治療阿茲海默症、中風、糖尿病、心臟病和某些類型的癌症有好處。它們也對代謝、細胞存活和發炎有廣泛的影響。[11]這些肽的存在表明粒線體能夠透過這些肽的訊號相互溝通，以調節全身的代謝。

粒線體有助於產生和調節神經傳導物質

神經傳導物質一直是精神健康領域的主要焦點。事實證明，粒線體在神經傳導物質的產生、分泌和整體調節中有著關鍵作用。

神經元通常會專門製造一種特定的神經傳導物質。有些會製造血清素，有些會製造多巴胺。製造神經傳導物質的過程需要能量和構建塊。粒線體同時提供兩者。它們在乙醯膽鹼、麩胺酸（glutamate, GA）、正腎上腺素、多巴胺、GABA和血清素的產生中起直接作用。[12]一旦製造完成，神經傳導物質會被儲存在稱為囊泡（vesicle）的小泡泡中，等待被使用。充滿神經傳導物質的囊泡會沿著神經軸突移動到最終的釋放位置。這需要能量。釋放神經傳導物質的訊號取決於我之前提過的靜止膜電位和鈣濃度。一旦訊號出現，神經傳導物質的實際釋放也需要能量。有趣的是，神經傳導物質在一個位置釋放後，粒線體會移動到細胞膜的另一個位置去釋放一批新的神經傳導物質。[13]一旦釋放出去，神經傳導物質就會對目標組織產生影響，無論那是另一個神經元、肌肉或腺體細胞。當它們從目標細胞上的受體被釋放後，會被吸回到軸突末端（一個被稱為**再攝取或再回收**〔reuptake〕的過程），你猜對了，這也需要能量。然後它們被重新包裝回囊泡中，以供下一輪的釋放——這又需要更多能量。

粒線體通常在突觸處大量存在。當它們無法到達突觸時，即使存在ATP，神經傳導物質也不會釋放。[14]由於神經傳導物質是神經細胞相互溝通的重要方式，其失衡可能會破壞正常的大腦功能。

粒線體在調節神經傳導物質方面的作用遠不止於參與合成、釋放和再攝取。粒線體實際上擁有一些神經傳導物質的受體，這表明神經傳導物質和粒線體之間存在回饋關係。粒線體還含有參與神經傳導物質分解的酶，例如單胺氧化酶（monoamine oxidase, MAO）。它們參與調節GABA的釋放，並且實際上將GABA儲存在自身內部。[15]最後，已知幾種神經傳導物質能調節粒線體的功能、生成和成長。顯然，神經傳導物質不僅僅是細胞之間影響情緒的信使。它們本身就是代謝和粒線體的重要調節者。我稍後會回到這個話題。

粒線體有助於調節免疫系統功能

粒線體對免疫系統的功能也扮演著重要角色。[16]這包括抵抗病毒和細菌，但也包括引發低度發炎（這種發炎在大多數代謝和精神疾病中都有不同程度的存在）。粒線體有助於調節免疫細胞與免疫受體的相互作用。當細胞面臨高度壓力時，它們通常會釋放粒線體成分，做為對身體其他部位發送的危險訊號，從而啟動慢性、低度的發炎反應。[17]

一項研究觀察了稱為巨噬細胞（macrophages）的特定類型免疫細胞，以了解這些細胞如何協調傷口癒合中複雜的修復過程。巨噬細胞在不同的癒合階段會執行不同的功能。在這項研究之前，尚不清楚細胞如何辨別何時以及如何在不同階段發生變化。研究人員發現這些過程是由粒線體專門控制的。[18]

粒線體有助於調節壓力反應

我們現在知道粒線體有助於控制和協調人體內的壓力反應。包括對生理和心理壓力源的反應。生理壓力源包括飢餓、感染或缺氧等。心理壓力源則是任何威脅或挑戰我們的事情（如前一章所討論的）。

當細胞受到生理壓力時，會啟動一個稱為**綜合壓力反應**（integrated stress response, ISR）的過程。這是細胞透過改變代謝、基因表現和其他適應上來適應並存活於不利環境的協調努力。許多研究表明，粒線體壓力本身會引發綜合壓力反應。[19]如果細胞無法應付壓力，就會出現兩種可能情形——要麼觸發自身死亡，這個過程稱為**細胞凋亡**（apoptosis），要麼進入一種稱為**細胞衰老**（senescence）的「類殭屍」狀態，後者與老化和癌症等許多健康問題有關。

直到最近，人們還不知道心理壓力反應的不同層面是如何在身體和大腦中協調的。事實證明，粒線體在其中扮演著極為關鍵的角色！馬丁・皮卡德博士（Martin Picard）及其同事的一項出色研究證明了這一點，研究報告的標題說明了一切：「粒線體功能調節對急性心理壓力的神經內分泌、代謝、發炎和轉錄反應。」[20]研究人員以小鼠為研究對象，對牠們的粒線體進行基因操控，觀察這些操控對壓力反應有何影響。他們僅操控了四個不同的基因——兩個位於粒線體本身，兩個位於細胞核中（負責為專門用於粒線體的蛋白質編碼）。每種基因操控都導致粒線體功能出現不同的問題。然而，即使只有四種操控，他們發現所有壓力反應因素都受到了影響，包括皮質醇濃度、交感神經系統、腎上腺素濃度、發炎反應、代謝標記，以及海馬體的基因表現變化。他們的結論是，粒線體直接參與控制所有這些壓力反應，而如果粒線體無法正常運作，這些壓力反應就會改變。

粒線體參與製造、釋放及回應荷爾蒙

粒線體是荷爾蒙的關鍵調節者。製造荷爾蒙的細胞比大多數細胞需要更多的能量。它們合成荷爾蒙、將荷爾蒙包裝起來並釋放，就如同我先前描述的神經傳導物質一樣。這需要大量的ATP，而粒線體可以提供這些能量。

粒線體對某些荷爾蒙甚至更加重要——包括眾所周知的皮質醇、雌激素和睪固酮。啟動這些荷爾蒙產生過程所需的酶只存在於粒線體中。沒有粒線體，這些荷爾蒙就無法被製造。但不只是這樣。其他細胞中的粒線體有時也擁有接收這些荷爾蒙的受體。因此，在某些情況下，這些荷爾蒙可能始於一種類型細胞的粒線體，而終於另一種類型細胞的粒線體。

粒線體產生活性氧類並幫助清理它們

粒線體燃燒燃料——碳水化合物、脂肪或蛋白質。燃燒燃料有時會產生廢物。當粒線體燃燒燃料時，電子會沿著電子傳遞鏈（electron transport chain）流動。這些電子是通常用於製造ATP或熱量的能量來源。然而，有時這些電子會外洩至通常的系統之外。當它們滲漏出去，就會形成所謂的**活性氧類**（reactive oxygen species, ROS）。[21]其中包括超氧陰離子（superoxide anion, O_2-）、過氧化氫（Hydrogen peroxide, H_2O_2）、羥基自由基（hydroxyl radical, •OH）和有機過氧化物（organic peroxide）等分子。研究人員一度認為活性氧類只是有毒的廢棄物。我們現在知道，少量的活性氧類實際上在細胞內扮演有用的訊號傳遞角色。例如，二〇一六年《自然》期刊上的一篇論文指出，活性氧類是熱量產生和能量消耗（代謝率的廣泛衡量指標）的主要調節者。[22]然而，大量的活性氧類**卻是**有毒性的，會導致發炎。[23]**氧化壓力**（oxidative stress）就是指此！眾所周知，活性氧類會對粒線體和細胞造成傷害。它們與老化和許多疾病有關。由於活性氧類直接在粒線體中產生且活性極高，它們常常首先損害粒線體。粒線體DNA是不受保護的，因此大量活性氧類會導致粒線體DNA的突變。這些活性氧類也能損害粒線體機制本身。如果它們滲漏到粒線體之外，則會損害細胞的許多不同部分。

此外，粒線體還充當活性氧類的清潔工。除了產生活性氧類外，粒線體還透過一個複雜的酶系統和其他有助於將活性氧類解毒的因子來清除部分活性氧類。[24]細胞也有其他抗氧化系統，但粒線體在其中扮演一定角色。當這個解毒系統失效時，活性氧類廢棄物就會堆積起來並造成損害。這可能導致細胞功能失調，也就是所謂的老化、細胞死亡和疾病。

粒線體是變形者

粒線體會因應不同的環境因素而改變形狀。有時它們又長又細，有時它們又短又粗，有時它們是圓形的。除了改變形狀外，它們還以深遠的方式相互作用。它們可以合併形成單一粒線體——這個過程稱為**融合**（fusion）。它們可以分裂並形成兩個粒線體——這個過程稱為分裂（fission）。這些形狀的變化對於細胞功能非常重要。二〇一三年，《細胞》（*Cell*）期刊的兩篇文章指出，粒線體相互融合的過程對脂肪儲存、飲食行為和肥胖有顯著影響。[25]粒線體的形狀變化和互相融合似乎會產生能影響整個人體的訊號。當粒線體無法進行這些活動時，代謝問題就會隨之而來，不僅在受影響的細胞中，有時還會影響全身。

粒線體在基因表現上扮演主要角色

細胞核DNA是人類基因體所在之處。它被包含在細胞核內。研究人員曾經認為基因控制著人體的一切。他們假定細胞核是細胞的控制中心。我們現在知道，重點並不總是在於基因本身，更多在於是什麼導致某些基因開啟或關閉。這屬於**表觀遺傳**（epigenetics）的領域。

粒線體是表觀遺傳的主要調節者。它們透過幾種不同的方式向細胞核DNA發送訊號。這有時被稱為**逆行反應**（retrodrade response）。

人們早就知道ATP與ADP的比率、活性氧類濃度和鈣濃度都會影響基因表現。正如你已經知道的，這些都與粒線體功能直接相關。然而，由於這些也是一般細胞健康和功能的指標，因此沒有人對此過度關注。他們當然也沒想到，這是粒線體直接控制細胞核中基因表現的一種方式。

二〇〇二年，研究發現粒線體是運輸一種重要的表觀遺傳因子——核蛋白組蛋白H1

（histone H1）所必需。[26]。這種蛋白質有助於調節基因表現，並且從細胞質被運輸至細胞核，而這個過程需要ATP。然而，研究人員發現僅有ATP還不夠。粒線體必須存在才能進行這種轉移。沒有粒線體，這種轉移就不會發生。

二〇一三年，研究發現粒線體的活性氧類可以直接使一種稱為組蛋白去甲基化酶Rph1p的酶失去活性，這種酶負責調節細胞核中的表觀遺傳基因表現。[27]這個過程被發現可以起到延長酵母壽命的作用，並且可能對人類也有類似作用。

二〇一八年，另外兩項研究證明了粒線體在基因表現中發揮更大的作用。第一份報告是分子生物學家瑪麗亞・卡達蒙（Maria Dafne Cardamone）及其同事所撰，指出粒線體在遇到代謝壓力時會釋放一種稱為GPS2的蛋白質。[28]有很多原因可能引起代謝壓力，飢餓是一個明顯的例子。GPS2從粒線體釋出後，會進入細胞核並調節多個與粒線體生合成（mitochondrial biogenesis）和代謝壓力相關的基因。

另一組研究者金景華博士（Dr. Kyung Hwa Kim）及其同事發現了另一種粒線體蛋白質MOTS-c，它由粒線體DNA編碼，並在基因表現上扮演重要角色。[29]這是非常出人意料的。直到大約二十年前，所有人都假定粒線體DNA只是製造ATP的機制。MOTS-c的產生也是為了應對代謝壓力。MOTS-c在粒線體中產生後，會進入細胞核與細胞核DNA結合。這導致了一系列與壓力反應、代謝和抗氧化作用相關的基因調節。

最後，也是最引人注目的是皮卡德博士及其同事的發現。他們透過細胞突變操控粒線體的數量，觀察到隨著功能失調的粒線體數量增加，也出現了更多表觀遺傳問題和變化。[30]這種影響幾乎涵蓋了細胞中表現的所有基因。最終，在幾乎所有粒線體都出現功能失調的情況下，細胞死亡。這項研究提供的證據顯示，粒線體不僅參與能量代謝相關的基因表現，還可能參與所有的基因表現。

粒線體可以增多

在適當的情況下，細胞會產生更多的粒線體——這個過程稱為粒線體生合成。有些細胞最終會產生大量粒線體。這些細胞可以產生更多的能量並以更高的能力發揮作用。一般認為，細胞中健康的粒線體數量愈多，細胞就愈健康。我們知道粒線體的數量隨著年齡的增長而減少。我們還知道許多疾病會導致粒線體數量減少。那些被認為是「最健康」的人，即運動冠軍，比大多數人擁有更多的粒線體，而且他們的粒線體似乎更健康。

粒線體參與細胞的生長和分化

細胞的生長和分化是一個複雜的過程，在過程中，未分化的幹細胞會變成特化細胞。分化意謂著細胞變得彼此不同並擔負特定角色。有些變成心臟細胞，有些變成腦細胞。在大腦內，不同的細胞承擔不同的角色。腦細胞終其一生都在變化。有些形成新的突觸，有些修剪不必要的部分。有些會在需要時生長和擴展。這就是神經可塑性（neuroplasticity）。

這個生長和分化的過程涉及在正確時間於正確細胞中活化特定基因。它也涉及許多訊號路徑。最後，它關係到建造新細胞和新細胞組件之用的構建塊的生產，這必須與能量需求達到平衡。

人們早就知道粒線體對細胞生長和分化至關重要。大多數研究人員假定它只扮演發電廠的角色，因為細胞生長和分化需要能量。然而，最近的研究強烈暗示其作用更為積極。它們對鈣濃度和其他訊號路徑的調節對這一過程至關重要。[31]它們彼此融合似乎能發送訊號來活化細胞核中的基因。當粒線體無法彼此融合時，細胞就無法正常發育。[32]其他研究顯示，粒線體的生長和成熟對於適當的細胞分化是必不可少的。[33]還有研究顯示，粒線體在腦細胞發育中扮演直接且不可或缺的角色。[34]總而言之，當粒線體無法正常運作，細胞就無法正常發育。

粒線體有助於維護既有的細胞

在上一章中，我討論了自噬和細胞維護。事實證明，粒線體也直接參與這個過程中。它們產生的許多訊號如活性氧類和其他代謝因子，在自噬作用中扮演關鍵角色。它們也與參與該過程的其他細胞部分（例如溶小體）相互作用。維護工作同樣需要能量和構建塊，而粒線體能同時提供這兩者。

粒線體似乎與自噬作用形成了一個複雜的回饋循環，因為功能失調的粒線體可以透過稱為**粒線體自噬**（mitophagy）的過程中被去除並被健康的粒線體取代。粒線體可以是自噬作用的受益者，但它們也更廣泛地在刺激整個細胞的自噬作用方面發揮作用。[35]

粒線體能清除老化和受損的細胞

細胞每天都會死亡。細胞死亡有兩種廣為人知的類型：**壞死**（necrosis）和**凋亡**（apoptosis）。壞死發生於細胞突然死亡之時，例如心臟病發作期間的心臟細胞死亡。壞死是壞事。凋亡發生在細胞老化或受損之時。細胞凋亡是一個有計畫的過程，通常稱為**計畫性細胞死亡**（programmed cell death）——催死訊號實際上是細胞本身所發出。總體而言，細胞凋亡被認為對人類健康和生存至關重要。它能讓舊細胞被新細胞取代，並清除可能會轉變成癌症的受損細胞。據估計，人體每天約有一百億個細胞死亡並被新細胞取代。[36]

人們曾經認為細胞核中的基因控制著細胞凋亡。我們現在知道並非如此，粒線體才是主導者。當粒線體承受高度壓力並累積大量的活性氧類時，它們會開始降解。此時，它們會釋放一種稱為**細胞色素c**（cytochrome c）的蛋白質，然後活化所謂的「殺傷酶」（killing enzymes）

——胱天蛋白酶（caspases）。這些酶會降解細胞中的一切，直到細胞死亡。許多細胞的組成部分都得到回收。

自噬和細胞凋亡有一定的相關性，但它們是不同的過程。自噬通常是修復和更換細胞內的部分，細胞本身通常仍然存活。細胞凋亡是整個細胞的死亡。儘管如此，它們都是維持健康和延長壽命所必需的，而粒線體在這兩個過程中都扮演著重要角色。

細胞的死亡方式還有很多其他類型，但不在本書的討論範圍之內。儘管如此，一篇綜述即足以將它們全部與粒線體的功能聯繫起來。[37]

把它們放在一起

改變是困難的。模型、實踐和概念架構很難改變。但如果我們關於細胞控制一切的想法完全是錯誤的呢？

在前面提到的汽車類比中，我曾說每個細胞就像大城市擁擠交通中的一輛汽車。如果我們觀察汽車內部，會發現有很多駕駛[i]——所有的粒線體。這時候，我們可以改變比喻，把

i 譯注：這裡是把一輛汽車比作一個細胞，所以說裡面有很多駕駛。

每個細胞的內部想像成一個工廠。這些工廠接收諸如葡萄糖、胺基酸和氧氣等原料，並執行特定的功能。有些製造神經傳導物質，有些製造荷爾蒙。有些是肌肉細胞，負責身體的運動。粒線體是這些工廠內的工人（連恩在他的書中也是用工人來類比粒線體）。[38]有些粒線體協助荷爾蒙或神經傳導物質的產生和釋放，有些則像是清潔工，幫忙清理活性氧類和其他碎片。還有一些幫助與細胞核溝通，發送訊號來開啟或關閉基因。它們是細胞中的鈣離子、活性氧類和其他重要訊號的調節者。它們一起工作並相互溝通——它們相互融合、在細胞中移動，並透過荷爾蒙（如皮質醇）和其他機制（如粒線體衍生的肽）與其他細胞中的粒線體進行溝通。當然，它們也提供工廠運作所需的大部分能量——ＡＴＰ。當一個細胞的工人表現不佳時，它們不僅會影響該細胞的其他勞動力，還會影響其他細胞的工人。

過去二十年裡，關於粒線體在細胞中的作用的新證據，很多都令人震驚且出乎意料。原本幾乎沒有人認為粒線體能夠控制細胞核中的基因表現調節——無論是在正常情況下，還是在細胞生長和分化的期間。它們與其他胞器（例如內質網和溶小體）的相互作用以及對其他胞器的調節也令人驚訝。粒線體通常被認為是相對微不足道且非常小的ＡＴＰ工廠。它們有時甚至被形容為「小電池」。許多研究人員至今仍然抱持這種觀點。

長久以來，研究人員一直試圖理解細胞是如何運作的。直到最近，他們大多將注意力集中在細胞中較大的結構上，很大程度上忽略了微小的粒線體。許多人仍然認為細胞核及其備受重視的人類基因體才是控制中心。另一些人則認為，這一切都與外部細胞膜和嵌在其中的不同受體有關。是不同的神經傳導物質或荷爾蒙讓細胞發揮作用。但會不會雖然這兩種觀點都有其道理，但真正的主角卻是做為「工人」的粒線體呢？鑑於粒線體在細胞功能的許多不同方面所發揮的作用，我們是否可以認為，它們才是解開細胞如何運作的真正答案？細胞中所有不同的胞器，會不會只是粒線體為了執行細胞中不同任務的大型機器或儲存場所？細胞核會不會只是一個大型的DNA儲存中心，做為細胞的藍圖，在粒線體需要時供其使用？其他胞器，像是製造蛋白質的核醣體或處理廢棄物的溶小體，會不會只是粒線體為了完成這些不同功能而使用的大型工具？畢竟，粒線體是唯一在細胞裡移動的胞器、既會彼此相互作用，又與所有其他胞器相互作用。粒線體是最先存在於細胞中的。它們是第一個胞器。它們曾經也是一種獨立的生命有機體。從許多方面來看，上述的可能性不能排除。

要說清楚的是，我並不是要主張粒線體有頭腦，能在所有這些功能上獨立做出決定。相反的，我是主張它們就像工人一樣，執行著它們被編程去做的事情。它們是人類細胞長期的忠實僕人。但就像許多不被賞識的僕人和工人一樣，也許它們所做的一切應該得到更多的尊敬和肯定。

無論你是否喜歡這個類比，即使你仍想將粒線體視為小電池，有一點是非常明確且毫無爭議的：當粒線體停止運作時，人體或大腦也將無法正常運作。

CHAPTER 8

腦能量失衡
A Brain Energy Imbalance

在上一章中，我檢視了粒線體的所有輝煌表現。它們的功能影響著人體中的每個細胞。它們參與細胞功能、神經傳導物質、荷爾蒙、發炎、免疫系統功能、基因表現調節、發育，以及細胞的維持和健康等各個層面，從而對整個身體和大腦產生廣泛的影響。它們是細胞和代謝的駕駛。它們是人體的工人。

然而，問題仍然存在：我們是否有證據表明代謝問題與精神疾病有關？又要如何證明？

有的！有大量證據顯示代謝問題與精神疾病有關。

正如第五章指出的，早在一個多世紀前，醫生和研究人員就知道精神疾病似乎與糖尿病等代謝疾病有關。患有精神疾病的人（即使是那些尚未患有肥胖症、糖尿病或心血管疾病者）也經常存在代謝異常這一點，直接證據至少可以追溯到一九五〇年代。在代謝指標中發現的異常包括：ATP濃度的差異、氧化還原指標（包括活性氧類和氧化劑與抗氧化劑之間的平衡）、荷爾蒙濃度、神經傳導物質濃度，以及乳酸（一個代謝壓力指標）濃度的差異。在一九八〇年代，研究發現將乳酸注入恐慌症患者的靜脈中通常會立即引起恐慌發作。[1]如同我先前討論過的，皮質醇失調似乎也扮演著一定的角色（至少在某些人身上是如此），而這是一種代謝荷爾蒙。

神經影像學研究為精神疾病患者的大腦代謝差異提供了大量證據。功能性磁振造影（fMRI）和近紅外光譜成像（NIRS）可以測量與神經活動相關的局部腦血流量變化——這是代謝和大腦活動的間接指標。正子斷層掃描（PET）、血氧濃度相依對比（BOLD）成像和單光子發射電腦斷層掃描（SPECT）都可以測量一些代謝指標，即研究人員注入受試者靜脈中的葡萄糖、氧氣或放射性分子的濃度。所有這些影像研究都在測量大腦的代謝，因為代謝是大腦活動的指標。當神經元活躍時，它們會消耗更多的能量。當它們處於休息狀態，消耗的能量就會減少。

這些研究為我們提供了大量數據，證明精神疾病患者的大腦與健康對照組的大腦存在差異：某些腦區過度活躍，而另一些則活躍不足。近年來，研究人員轉向「功能性大腦連接研究」，這種研究著重於兩個或多個腦區的相互作用，試圖確定哪些腦區相互溝通以執行特定的任務。然而，即使進行了如此多的研究，異質性和不一致的發現仍然十分常見。你若對此有所懷疑，不妨參考美國精神醫學會在二〇一八年發布的「神經影像學資源文件」，其中明確結論：「目前尚未有任何腦影像生物標誌物在臨床上適用於精神病學的任何診斷範疇。」[2]

然而，數十年來從事神經影像學的研究人員一直都知道，精神疾病患者的大腦代謝與常人有異。他們乍看之下可能會認為腦能量理論沒有提供任何新見解。「精神疾病當然與代謝有關！我們一直都知道這一點！代謝就是生物學的根本。那麼，這其中有什麼新鮮的嗎？」

我希望你開始理解，這其中確實有新的東西。而且它不僅是新的，還具有革命性的意義。儘管這些研究人員埋首研究極其複雜的代謝和大腦運作機制，試圖釐清為何某些腦區過度活躍而其他腦區活躍不足，但他們未能綜觀代謝的全局。最重要的是，他們忽略了粒線體在這一切中所扮演的角色。透過退後一步，從更廣泛的角度來看待（即使是在微觀的層面上），我們可以找到新的方法來理解代謝和精神健康的問題所在，並探索解決這些情況的新途徑。

粒線體功能異常與精神健康

但我們是否有證據表明，精神疾病患者體內的粒線體功能異常？

是的！我們現在掌握了大量證據。

過去幾十年來，益發清楚的是：粒線體在人類健康中扮演的角色遠比我們過去所認為的更重要。當粒線體無法正常運作，人體的功能也會受到影響。**粒線體功能異常**是最常用來描述粒線體功能受損的術語。與粒線體功能異常相關的疾病非常普遍，幾乎涵蓋了所有精神疾病，還包括我之前討論過的代謝疾病和神經系統疾病，例如肥胖症、糖尿病、心血管疾病、阿茲海默症和癲癇等。事實上，還有更多疾病與之相關：許多癌症和帕金森氏症都包括在其中。我無法在此詳細討論所有這些不同的疾病。然而，我正在建立的架構也適用於它們。

已知與粒線體功能異常有關的精神疾病包括：思覺失調症、情感思覺失調症、雙相障礙、重度憂鬱症、自閉症、焦慮症、強迫症、PTSD、神經性厭食症、酒精使用障礙症、大麻使用障礙症、鴉片類物質使用障礙症和邊緣型人格障礙症。通常被認為是神經系統疾病的失智症和譫妄也包括在內。

這清單並未涵蓋《DSM-5》中的所有精神疾病診斷。然而，這並不一定表示其他診斷中不存在粒線體功能異常；只是目前還沒有關於它們的研究。儘管如此，這清單的範圍已相當廣泛，足以表明粒線體功能異常已在多種診斷中被發現，而且幾乎涵蓋了精神病學中出現的所有症狀。

如果所有這些證據已經存在了一段時間，為什麼之前沒有其他人提出粒線體功能異常是代謝疾病或精神疾病的共同路徑呢？

嗯……確實如此！對大多數閱讀本書的人來說，它提供的似乎是新資訊。然而，本書並不是第一本主張粒線體在人類健康和疾病中極為重要的著作。

早在一九二八年，雷蒙德・珀爾博士（Dr. Raymond Pearl）就出版了關於**生命率理論**（rate

of living theory）的書。他在書中提出，壽命長短和包括大多數代謝疾病在內的衰老相關疾病都與代謝率有關。一九五四年，德納姆・哈曼博士（Dr. Denham Harman）提出了**衰老的自由基理論**（free radical theory of aging），強調活性氧類是與年老相關的疾病的原因。一九七二年，他進一步發展這個理論，提出了**衰老的粒線體理論**（mitochondrial theory of aging），明確指出粒線體在活性氧類的產生中有著核心作用。近年來，關於粒線體及其與肥胖症、糖尿病、心血管疾病和衰老本身的關係的研究激增，發表在醫學刊物的論文數以萬計。

精神病學文獻中也有許多備受尊崇的科學家撰文強調粒線體在精神疾病中的作用。二〇二一年的醫學文獻檢索結果顯示，有四百多篇文獻探討粒線體和思覺失調症和雙相障礙的關係，三千多篇與憂鬱症相關，四千多篇與阿茲海默症相關，以及一萬一千多篇與酒精使用障礙相關。其中一些開創性研究與我個人關係密切，例如我在麥克萊恩醫院（Mclean Hospital）和哈佛醫學院共事超過二十五年的布魯斯・科恩教授（Bruce Cohen）和多斯特・翁古爾教授（Dost Öngür），他們都是備受尊敬且國際知名的學者。

二〇一七年，粒線體遺傳學領域創始人道格拉斯・華萊士博士（Dr. Douglas Wallace）在頂尖精神病學期刊《JAMA精神病學》（*JAMA Psychiatry*）上發表文章，大膽宣稱（就像我在本書中所做的那樣）所有精神疾病都是粒線體功能異常所致。[3]做為一名遺傳學家，華萊士聚焦在粒線體基因上。粒線體基因經常因為活性氧類的破壞和粒線體ＤＮＡ的缺乏保護而發生突變。華萊士主張，大腦是受粒線體能量生產問題影響最為嚴重的器官。他認為，大腦的不同區域可能首先出現功能障礙——這很可能是因為它們比其他部分對能量剝奪更敏感。這個觀點頗為合理，因為大多數機器確實存在「最薄弱的環節」。大腦可能也一樣。因此，少量的能量剝奪可能會導致ADHD或憂鬱症，而嚴重的能量剝奪則可能導致其他疾病，例如思覺失調症。

反駁來得很快。塔馬斯·科齊茲博士（Tamas Kozicz）和他的同事認為，儘管人們偏好「簡單」的解釋，但精神疾病並不宜做如此簡化的解釋。[4]他們承認，「粒線體功能欠佳」看來確實在大多數精神疾病中起一定作用，然而，僅僅關注粒線體的能量生產，並不能解釋我們在數十億精神疾病患者身上觀察到的多樣化症狀。此外，這甚至無法解釋在罕見的遺傳性粒線體疾病患者身上觀察到的各種症狀。即使是帶有相同粒線體基因突變的人，也可能表現出不同的症狀。他們認為，精神疾病極其複雜，而且因人而異，無法用單一因素來解釋。

這些研究人員沒有考慮到的是，粒線體除了產生能量之外，在細胞中還發揮著多種其他作用。他們也未能認識到有多少不同因素影響粒線體的功能和健康。當粒線體無法正常運作時，大腦的功能也會隨之失常。當大腦的代謝沒能得到適當控制時，大腦也無法正常運作。雖然症狀可能差異很大，但粒線體功能異常對於解釋精神疾病的所有症狀而言，**同時是必要和充分的**。

定義這個根本原因

正如前一章討論的，粒線體負責執行很多不同的功能。定義何謂功能失常很困難，而且對科學家來說是一個挑戰；在不同的研究中，它可能代表截然不同的狀況。

汽車的情況也是如此。說一輛汽車「功能失常」是什麼意思呢？可能指的是引擎在高速公路上行駛時發出異響。也可能是意謂著輪胎漏氣，導致汽車無法順暢行駛。或者，可能是大燈和方向燈不亮。這些都是汽車的不同問題，且各有不同的肇因。但重要的是：無論汽車發生了什麼問題，如果它帶著這些問題行駛在高速公路上，則其他車輛都會受影響。它更有可能減緩交通或引發事故。交通可能會減緩甚至完全停滯。高速公路可能會因為一輛車而「停擺」。事實上，絕大多數的交通事故與汽車本身無關，而是與駕駛有關。駕駛也可能處於「功能失常」的狀態。他們可能在講手機、在開車時打瞌睡、酒醉、吸毒，或是出現路怒症。無論是什麼原因導致功能失常，無論出現問題的是汽車還是駕駛，這些行為異常汽車或駕駛都會以類似的方式影響交通。

粒線體功能異常也是一樣。可能引起粒線體功能異常的因素很多，由此導致粒線體及其所在細胞出現的問題也可能大相逕庭。[5]測量粒線體的功能相當困難。還記得它們有多微小嗎？一個細胞內通常有數百個，有時甚至有數千個。細胞本身就已經非常微小了。

粒線體功能異常可能源於粒線體自身的問題。這包括基因突變或細胞中粒線體的短缺。正如我之前提過的，粒線體有自己的DNA。相較於人類基因體，粒線體的DNA沒有受到相同的保護，因此很容易發生突變。粒線體會產生活性氧類，如果產生過多，就會損害粒線體DNA或其他部分。這可能導致粒線體缺陷。當粒線體有缺陷，它們就應該被分解和回收，並由新的粒線體取代。如果沒發生這種情況，細胞可能會出現勞動力短缺。眾所周知，隨著年齡增長，細胞中粒線體的數量會減少，導致細胞的代謝能力降低。

無論是由於老化還是粒線體功能異常引起，當細胞內的勞動力減少，生產力就會下降。隨著粒線體持續衰退，細胞通常會死亡，進而導致器官和組織萎縮。隨著細胞死亡，器官會變得更脆弱，更容易受到壓力的影響。大腦會萎縮，肌肉會失去質量，心臟不再強健。這種現象也見於患有慢性精神疾病的人。正如我之前提到過的，研究顯示，患有各種精神疾病的人都會加速老化。

我將粒線體損傷更重要的原因稱為**粒線體失調**（mitochondrial dysregulation）。許多影響粒線體功能的因素來自細胞外部，包括神經傳導物質、荷爾蒙、肽、發炎訊號，甚至酒精等物質。是的，酒精會影響粒線體的功能！我稱之為失調而非功能異常，是因為在某些情況下，粒線體功能正常，但它們的環境迅速變得不利，導致功能受損——類似於人們在高度壓力下仍盡力而為。

定義要關注哪些粒線體功能至關重要，它們在不同的研究中各有不同。有些研究是在粒線體仍存於活細胞中（體內試驗）的情況下進行的，而另一些研究則是在實驗室培養皿中（體外試驗）針對分離出的粒線體進行的。[6]

許多研究人員將關注焦點放在ATP的產生上。他們可能會測量細胞質中ATP相對於ADP的量，並以此推斷粒線體功能的狀況。這類研究的邏輯很直接：ATP為細胞運作提供能量；如果ATP濃度降低，細胞將無法正常運作。ATP相對於ADP的濃度也是細胞內的重要訊號，影響細胞功能的許多方面，包括基因表現。在多種疾病中都已發現ATP濃度降低的情形，包括思覺失調症、雙相障礙、重度憂鬱症、酗酒、PTSD、自閉症、強迫症、阿茲海默症、癲癇、心臟血管疾病、第二型糖尿病和肥胖症。儘管大多數人認為肥胖是能量過剩，但由於粒線體功能異常，肥胖者身體和大腦中的許多細胞實際上是缺乏ATP的。[7]

另一些研究人員則將關注焦點放在**氧化壓力**（oxidative stress）上。請記住，這個術語是用來描述活性氧類的堆積。前面說過，粒線體會產生活性氧類，但也會透過抗氧化劑幫助它們解毒。當粒線體無法正常運作時，活性氧類就會積聚。這通常會損害細胞，但更常見的是損害粒線體本身，從而導致惡性循環。大量研究發現，我一直在討論的幾乎各種代謝疾病、神經系統疾病和精神疾病都存在較高氧化壓力濃度。這與細胞受損和老化加速有關。

迄今為止，對粒線體在健康和疾病中的作用的研究存在三大缺陷：

1. **只專注於一種功能**。大多數研究只關注粒線體的一種功能或面向。它們常常未能考慮所有不同的功能。有些粒線體功能可能正常，而有些則異常。此外，某些功能可能會影響其他功能。例如，那些關於粒線體如何生成ATP的研究通常將其視為粒線體的主要作用，有時甚至視之為唯一的作用。它們在所研究的細胞中看到的任何不良結果都歸因於ATP生成受損。事實上，無法產生足夠ATP的粒線體也可能難以相互融合，或者可能滲漏大量活性氧類，或者可能難以管理細胞中的鈣含量。這些功能可能對研究人員觀察到的細胞缺陷更為重要，只是它們沒有被測量。有時，研究人員可能僅因粒線體能正常產生ATP就認定其功能正常，卻忽略了其他方面功能的異常。
2. **細胞之間的差異**。粒線體會受到細胞內和細胞外的多種因素影響。粒線體的數量和健康狀況在身體和大腦的所有細胞中的分布並不均勻。有些細胞可能擁有豐富且完全健康的粒線體，有些細胞可能帶有缺陷的粒線體或粒線體數量不足。研究人員必須研究特定的細胞，才能確定這些細胞中的粒線體是否在疾病中起作用。研究健康的免疫細胞可能無法洞察功能異常的腦細胞的實際情況。
3. **回饋迴路的作用**。認定「先有雞還是先有蛋」的問題只能有一個答案讓許多研究人員誤入歧途。究竟是粒線體功能異常導致了疾病的發生，還是疾病本身導致粒線體功能異常？粒線體只是無辜的旁觀者和其他破壞性過程的受害者嗎？

在思考因果關係時，事情可能會變得令人困惑。可能導致粒線體功能異常的原因有很多，其可能導致的後果也很多。我很快就會談到這個。然而，令人困惑的是，**除了原因可以導致後果，後果也可以導致原因**。當我們看到這種類型的模式時，我們需要考慮回饋迴路。幾乎所有與代謝和粒線體相關的事物都受到回饋迴路調控。

阿茲海默症的研究提供了一個例子。我們知道，阿茲海默症患者的大腦中會累積異常的**β-澱粉樣蛋白**（beta-amyloid）。這種蛋白質一直是研究的主要焦點。我們知道，β-澱粉樣蛋白愈多，罹患阿茲海默症的可能性就愈大。我們也知道它對粒線體有毒，並導致粒線體功能異常。[8]許多研究人員止步於此。他們認為有足夠的證據表明粒線體是這種破壞性蛋白質的無辜旁觀者。是什麼導致β-澱粉樣蛋白累積？他們並不知道且仍在尋找原因。然而，他們忽略了一點，那就是粒線體功能異常很可能才是β-澱粉樣蛋白累積的原因。我們有證據顯示，粒線體功能異常甚至在β-澱粉樣蛋白開始累積之前就已開始。[9]這可能是一個正向的回饋迴路。粒線體功能異常會導致細胞的維護問題。這會導致β-澱粉樣蛋白的累積（這種蛋白本該被分解和回收）。β-澱粉樣蛋白的累積又會使粒線體功能異常變得更加嚴重。這種回饋迴路不斷惡性循環的結果最終導致了我們所說的阿茲海默症。

幸運的是，過去二十年來的研究已大幅拓展了我們對粒線體功能的理解：前一章提到的所有粒線體作用，都是來自對粒線體眾多不同功能的各項研究。

粒線體功能異常或失調，以一種連貫的方式將我們對精神疾病和代謝疾病已經知道的一切共冶一爐。**粒線體是共同路徑**。對於科學家或嚴謹的學者來說，這個理論或許更適合稱為**精神疾病的代謝和粒線體理論**，因為它涵蓋了粒線體的無數任務，以及所有影響代謝的因素如何影響粒線體。（我將在本書的第三部分中討論這些內容。）然而，由於能量失調看來確實是精神疾病大多數症狀的原因，因此朗朗上口的「腦能量理論」在我看來已相當貼切。

粒線體功能異常如何導致精神疾病

現在，我想向你闡述粒線體功能異常是如何導致我們在精神疾病中觀察到的所有大腦變化和症狀。粒線體影響著大腦的發育、不同基因的表現、突觸的形成和破壞，以及大腦活動。它們會引起結構性問題和功能性問題。它們將我們已知的許多現象整合在一起，並將其納入一條共同路徑。現在讓我們深入探討一些科學細節。

記得嗎，為了理解現有關於精神疾病的神經科學，我需要解釋為什麼某些腦區可能過度活躍，而另一些腦區可能活躍不足，從而引發症狀。我還在探究細胞可能發育異常的原因，以及為什麼某些細胞最終會萎縮和死亡，導致大腦功能永久闕如。這些具體的作用機制將有助於我們理解精神疾病的症狀。它們與第六章所描述的架構相符。

你可能還記得，第五章提到人類疾病通常是由於以下三個領域其中之一出現問題所致：細胞的發育、發揮功能或維護。

事實證明，粒線體在這三方面都扮演著重要的角色。

現在，我將向你介紹與這三方面相關的**粒線體功能異常和失調**的五個廣泛後果：細胞維護減少、大腦功能過度活躍、大腦功能活躍不足、發育問題，以及細胞萎縮和細胞死亡。

細胞維護減少

相較於汽車等無生命的機器，活細胞的獨特處之一是它們需要能量和代謝資源來維持自身。細胞組件需要持續不斷地進行修復和更換。所有這些工作都需要能量和代謝的構建塊。一項研究估計，大腦產生的ATP大約有三分之一被用於細胞維護或所謂的「家管」功能。[10]我已經介紹過壓力、皮質醇和粒線體本身在自噬過程中的作用，而自噬在細胞維護中是極其重要的。但是，像往常一樣，這故事還有其他部分。

粒線體會與其他胞器相互作用以促進日常的維護功能。例如，它們會與溶小體互動。當這些互動在實驗中被阻止時，廢物就會在溶小體中積聚。[11]許多神經退化性疾病與在內質網

（endoplasmic reticulum, ER）中錯誤折疊的蛋白質有關。當這些錯誤折疊的蛋白質累積時，一種稱為「未折疊蛋白質反應」（unfolded protein response, UPR）的過程會試圖減輕損害。一組研究人員發現，粒線體外膜上有一種微蛋白PIGBOS會在未折疊蛋白質反應中發揮關鍵作用。若這種蛋白質被清除，細胞死亡的可能性就會大大增加。[12]這強烈暗示粒線體在這個過程中也扮演著關鍵角色。這些只是粒線體功能異常會導致細胞維護問題的一些方式，而細胞維護問題可能會導致在精神疾病患者身上觀察到的所有維護問題和結構缺陷。

在某些情況下，細胞的結構缺陷可能導致影響代謝的正向回饋循環，使細胞更難運作。一個具體的例子是髓磷脂（myelin），它是由稱為「少突膠質細胞」（oligodendrocytes）的支持細胞構成的神經元外保護層。髓磷脂有助於神經元更容易發送電訊號。如果神經元的髓磷脂保護層有缺陷，將需要更多的能量才能運作。一個極端的例子是多發性硬化症，其中髓磷脂會被自體免疫過程破壞。粒線體功能異常一直被認為與髓磷脂的產生和維持出問題有關。與「腦能量理論」一致的是，以下這些疾病的患者腦部都被發現存在髓磷脂缺陷：思覺失調症、重度憂鬱症、雙相障礙、酗酒、癲癇、阿茲海默症、糖尿病，甚至肥胖症。[13]

細胞中的碎屑是另一個結構缺陷和維護問題，可能會損害粒線體的移動能力。例如，除了前述的β-澱粉樣蛋白之外，阿茲海默症還與一種稱為「tau」的蛋白的累積有關。研究人員研究了tau蛋白對粒線體的影響，發現它們嚴重限制了粒線體在細胞中移動的能力。[14]這些碎屑會阻礙粒線體的路徑，而tau蛋白也干擾了粒線體用來移動的細胞骨架。當粒線體無法在細胞內移動時，細胞就無法正常運作，如此，細胞可能會萎縮或（和）死亡。

大腦功能過度活躍

還記得我們在第六章討論過的過度活躍或過度興奮嗎？粒線體功能異常或失調可以導致這種情況！再一次，這極可能是有關粒線體功能異常最令人費解的事情。有時，當粒線體無法正常運作時，大腦的某些部分會變得過度活躍而不是活躍不足——儘管它們現在沒有足夠的ATP。

在現實世界中，細胞過度興奮其實很常見。許多醫療病症都是細胞過度興奮的反映。癲癇發作是大腦中一個明顯而極端的例子。心律不整可能是由於心臟細胞過度興奮所造成。肌肉痙攣是肌肉細胞過度興奮。慢性疼痛是神經細胞過度興奮。這些都是細胞在不該放電的時候放電，或是在應該停止的時候卻沒有停止的例子。

粒線體功能異常可導致過度活躍和過度興奮。至少有三種方式可以發生這種情況：

1. 前面說過，粒線體關係到離子泵送和鈣調節，這兩者都是「關閉」細胞所必需的。如果粒線體無法正常運作，這些過程將需要更長的時間才能完成，這時細胞可能會變得過度興奮。

2. 有時，過度活躍或過度興奮是由於負責減緩其他細胞運作速度作用的細胞發生異常，例如GABA。如果GABA細胞無法正常運作，那麼它們本應抑制的細胞就會不受控制，變得過度興奮。第六章提到的皮質中間神經元就是這樣一種細胞，已知其功能異常與許多精神疾病和神經系統疾病有關。

3. 我討論過維護出問題可能會改變細胞結構，一如與髓磷脂或β-澱粉樣蛋白有關的問題便是如此。這些維護方面的問題可能導致過度興奮。例如，缺乏髓磷脂會使離子滲漏出細胞，使得細胞在不該放電時放電。

一個研究小組藉由剔除小鼠體內一種稱為sirtuin 3的蛋白質（已知對粒線體的健康至關重要），直接證明了粒線體功能異常會導致細胞呈現過度興奮狀態。果然，這些小鼠出現粒線體功能異常、過度興奮和癲癇發作，並且早夭。[15]另一個研究小組將雙相障礙患者和健康對照組的幹細胞轉化為神經元，發現雙相障礙患者的神經元粒線體異常，且細胞過度活躍。[16]有趣的是，鋰可以減輕這種過度興奮。

在許多精神疾病和代謝疾病中都發現神經元過度興奮的情況。這會引起癲癇發作，並且可在癲癇患者的大腦中測量出來。譫妄、PTSD、思覺失調症、雙相障礙、自閉症、強迫症和阿茲海默症患者的大腦也存在過度興奮現象。甚至在僅承受慢性壓力的健康嚙齒動物中也測量出相同情況。[17]過度興奮有時會難於測量，但我們其實可以不用去測量。人通常可以在這種情況發生的時候自行判斷出來，因為這時他們的身體或大腦發生了一些不應該發生的事情。疼痛細胞的過度興奮會導致疼痛。大腦中焦慮路徑的過度興奮會產生焦慮。任何產生情緒、感知、認知或行為的腦區的過度興奮都會產生過度興奮體驗。

大腦功能的活躍不足

粒線體功能異常或失調會減慢或降低細胞的功能。細胞需要能量才能運作，而粒線體提供能量。它們也像是細胞的開關，控制鈣濃度和其他訊號。腦細胞需要能量來製造和釋放神經傳導物質和荷爾蒙，也有賴能量才能正常運作。僅僅是細胞的功能下降，便能解釋見於精神疾病患者的神經傳導物質和荷爾蒙濃度的許多變化。此外，粒線體直接參與某些荷爾蒙的生成，例如皮質醇、雌激素和睪固酮，因此，一旦它們功能異常或失調，這些荷爾蒙濃度也可能隨之失調。

發育障礙

從胎兒期開始直到成年早期，人類大腦會快速生長並在神經元和其他腦細胞之間形成連結。這些連結至關重要，為生命奠定了基礎或說「硬連線」（hardwiring）。有所謂的**發育窗口**（developmental windows）——這些是大腦硬連線需要以特定方式建立的時期。如果發育未能正常進行，這些窗口就會關閉，如此大腦再也沒有機會變得「正常」。粒線體對所有這些任務都極為重要。正如我之前指出的，它們在細胞生長、分化和突觸形成中扮演關鍵角色。當粒線體功能異常或失調，大腦就無法正常發育。這一點對於理解嬰兒期或兒童期開始的神經發育障礙（例如自閉症）特別重要。即使在生命晚期，我們的大腦仍會以可預測的方式改變。細胞的生長和分化以及**神經可塑性**（神經元的變化和適應能力），在整個生命過程中都很重要。當粒線體無法正常運作，所有這些問題都可能發生。如果缺少某些細胞或細胞之間的連結，就可能導致大腦功能永遠缺損。這些症狀不會時好時壞，因為執行這些功能所需的細胞和連結根本不存在。

細胞萎縮與細胞死亡

粒線體功能異常可能導致細胞收縮，這種現象稱為**萎縮**（atrophy）。如果粒線體的數量或健康狀況下降，細胞就會承受壓力。如前所述，粒線體會分布於整個細胞中。它們不斷移動，尋找需要能量供應之處。如果粒線體的「勞動力」減少，細胞就無法維持正常運作。在某些情況下，粒線體會停止前往細胞周邊部分，例如軸突末梢或樹突。當它們不再到達那裡時，那些細胞部分就會死亡。隨之而來的是發炎。大腦的免疫細胞，即小膠質細胞（microglia），會開始吞噬這些死亡的細胞碎片。[18]隨著愈來愈多的粒線體受損，細胞萎縮的範圍也愈來愈大。如果這個過程持續進行，細胞就會死亡。

研究已充分證實，患有慢性精神疾病的人，其大腦會隨著時間推移出現細胞萎縮的跡象。前面說過，它們會過早衰老。在不同的人，不同的腦區會受影響。某些區域（例如海馬體）受影響的情況更普遍，但即使是具有相同診斷的人（例如思覺失調症患者），其受影響的腦區也可能存在諸多差異。[19]這就是所謂的**異質性**。粒線體功能異常和失調解釋了這種異質性。鑑於影響粒線體功能的因素眾多（我將在第三部分詳述），而這些因素也會影響大腦的不同區域。因此，根據個體所擁有的危險因子或原因組合，他們的大腦會受到不同方式的影響。正如我先前所述，時間點和發育也很重要。十四歲時受影響的人與三十九歲時才受到影響的人，他們的大腦會呈現不同的變化。

• • •

讓我們用我們的汽車類比來整合這些概念。汽車有許多零組件：油箱、燃料（汽油）、引擎、電池、轉向系統和煞車系統。問題可能出現在不同的部位，並可能導致不同的症狀。在某些情況下，如果油箱進水或火星塞故障，汽車可能會發出劈啪聲或行駛速度變慢（功能活躍不足）。如果電池開始失效，可能會導致燈光變暗、雨刷速度減慢、收音機打不開，或者汽車無法啟動（全都是功能活躍不足）。這些症狀看似不同，但都與能量有關——而且通常源於單一原因。現在讓我們把汽車比作一個活細胞。它需要能量來運作，也需要能量來維持自身。如果能量不足，輪胎就會開始漏氣，車輪會搖晃，車門會生鏽並出現孔洞（維護問題）。引擎和電池會老化。電池酸液開始滲漏到整個引擎中（活性氧類累積）。機油已經有一段時間沒有更換了，引擎零件正在損壞。這種缺乏維護的情況會使引擎變得更糟（正向回饋循環）。到了某個階段，這輛車會對其他車輛和高速公路上的交通構成危險。煞車停止工作（由於關閉的「開關」受損而引起的過度興奮）。最終，它可能會導致車禍和高速公路封閉。汽車可能會被拖到垃圾場回收（細胞凋亡）。如果有人試圖再次駕駛它，它將繼續對高速公路上的其他汽車和交通構成危險（代謝疾病和精神疾病）。

實踐腦能量理論

現在，讓我們看看腦能量理論的實際應用。我將引導你檢視三種不同精神疾病的相關證據，並說明我們如何從粒線體和代謝的角度來概念化這些症狀的產生機制。

重度憂鬱症

我們從許多研究得知，慢性憂鬱症患者的粒線體無法正常發揮作用。[20]例如，多項證據顯示，憂鬱症患者不僅大腦細胞中的ATP含量較低，在肌肉細胞和循環免疫細胞中也是如此。在憂鬱症的動物實驗中，ATP的產量同樣有所減少。對慢性憂鬱症患者腦組織的解剖也發現，粒線體蛋白質有特定的異常狀況，清楚反映出粒線體功能異常的情況。[21]正如我前面提過的，憂鬱症患者的氧化壓力濃度會升高。

另一個證據包括憂鬱症的血液生物標記。許多研究人員針對數千名憂鬱症患者進行血液樣本分析，旨在尋找它們與健康對照組對比之下出現的異常或差異。至今已確認了許多生物標記。一項針對四十六個相關研究進行的統合分析試圖釐清這些差異，探究是否存在共通的路徑或主題。研究結果顯示，這些生物標記主要與胺基酸和脂質代謝（lipid metabolism）有關，而這兩者都與粒線體功能息息相關。[22]

一個讓人極感興趣的特定生物標記是乙醯左旋肉鹼（acetyl-L-carnitine, ALC）。該分子在粒線體內產生，對於能量生產很重要。它對於海馬體的功能至關重要，海馬體是一個經常與憂鬱症有關的腦區。一組研究人員觀察了憂鬱症和非憂鬱症患者的ALC濃度，發現前者的濃度平均較低。[23]此外，較低的ALC濃度反映出憂鬱症的嚴重性、病程慢性化、治療抗性，甚至情感忽視（emotional neglect）的病史。隨後對四百六十名憂鬱症患者進行的一項研究發現，有效的抗憂鬱治療可改善ALC濃度，並且這些濃度有助於預測誰將可獲得完全的緩解。[24]這些研究人員認定：「應該以鎖定粒線體的新策略來探索改善重度憂鬱症的治療方法。」

關於粒線體在憂鬱症中扮演的角色，最直接和最令人驚嘆的證據可能來自於一項對大鼠進行的精巧研究。[25]研究人員識別出具有高度焦慮和類似憂鬱行為的大鼠，然後研究其大腦的特定區域（伏隔核），以檢視粒線體功能或（和）細胞的發育方式是否有差異。這兩種差異都找到了。焦慮／憂鬱的大鼠每個細胞中的粒線體數量較少，其粒線體利用氧氣將能量轉化為ATP的方式，以及粒線體與另一個胞器「內質網」相互作用的方式，也與正常大鼠存在差異。神經元本身看起來也不同。進一步追蹤，研究人員發現這些大鼠的粒線體中粒線體融合蛋白2（mitofusin-2, MFN2）的濃度較低，這是一種位於粒線體膜上的蛋白質，對粒線體彼此融合以及與內質網融合的能力至關重要。這是最驚人的部分：他們接著給焦慮／憂鬱的大鼠注射了一種能顯著增加MFN2濃度的病毒載體（viral vector），結果一切為之改變！粒線體開始正常運作，神經元開始呈現正常外觀，焦慮和類似憂鬱行為也停止了。這強烈暗示粒線體在憂鬱和焦慮中具有因果關係……至少在大鼠身上是如此。

憂鬱症的一些症狀完全屬於功能不活躍或代謝降低的範疇。睡眠、精力、動機和注意力的變化很可能都與腦細胞功能下降有關。疲勞幾乎肯定會蔓延到全身的肌肉，因為我們在肌肉裡也發現到粒線體功能異常的情況。有時候，人們會形容自己「身體沉重如鉛」，意指他們的手臂和腿難於移動，像是鉛造的。肌肉中的粒線體功能異常或許能解釋這種情況。如果肌肉沒有足夠的能量，人們就會難以活動。**僵直症**（catatonia）則是代謝異常的極端形式——患者可能因疾病而呈現癱瘓的狀態，在行動或言語上都出現嚴重困難。

雙相障礙

關於雙相障礙（和思覺失調症）與代謝異常有關的直接證據可追溯至一九五六年，當時研究人員觀察到患者的乳酸代謝出現異常。[26]許多研究顯示，就像憂鬱症一樣，雙相障礙也與粒線體功能異常有關。然而，一個重要的問題是：是什麼使憂鬱症與躁狂不同？任何觀察過這兩種病症患者的人都知道兩者之間存在巨大差異。

二〇一八年，研究人員發表了一篇綜述文章〈雙相障礙的粒線體基礎模型〉（A Model of the Mitochondrial Basis of Bipolar Disorder），提出憂鬱狀態似乎與能量匱乏有關，而躁狂狀態則似乎涉及大腦中能量產生的增加。[27]他們引用了多項研究，顯示躁狂狀態與大腦中葡萄糖和乳酸利用率的增加有關——兩者都反映了粒線體能量產生的提升。此外，麩胺酸和多巴胺這兩種神經傳導物質被發現在躁狂狀態下含量升高，顯示這些神經元的活動增加。因此，躁狂狀態似乎是粒線體（至少是某些腦細胞中的粒線體）比正常狀態中產生更多能量的少數獨特情況之一。儘管令人驚訝，但這仍然是粒線體的一種功能異常或失調。粒線體應該在適當的時間減緩其運作速度——例如在夜間，以確保良好的睡眠。不同的腦細胞應該在特定的時間停止工作，就像大城市的交通一樣。在躁狂狀態下，粒線體的能量生產非常活躍，導致細胞在不應該活動的時候持續活動。它們無法在適當的時候休息或減速，使得大腦的許多部分似乎都都處於過度活躍的狀態。

還有一些額外的證據支持這個模型。[28]研究發現，雙相障礙患者的鈣濃度高於正常值，當他們處於躁狂的時候尤其如此——這與我之前概述的過度興奮機制一致。事實上，研究人員已經證實雙相障礙患者的神經元興奮性發生了變化。對於任何見過憂鬱症或躁狂發作的人來說，這完全合理。躁狂患者明顯能量過剩，而憂鬱症患者則明顯缺乏足夠的能量。令人著迷的是，這種現象已經在細胞層次被發現。雙相障礙患者一旦躁狂發作緩解後，他們的粒線體功能異常仍然存在，但結果是整體產生的能量過少。最近，一組研究人員在血球中識別出一種粒線體生物標記，顯示在躁狂和憂鬱狀態下粒線體數量會顯著減少，而當情緒穩定時，粒線體數量就會恢復正常。[29]這表明在疾病狀態中，可能有一些因素會擾亂全身（而不僅僅是大腦）的粒線體生合成或自噬作用。

在躁狂發作期間，能量過多的最大危險之一，在於它會對過度興奮的細胞產生影響。這些細胞或者粒線體受損，或者粒線體太少，或者因維護出問題而導致結構損壞。躁狂階段短暫的能量爆發並不足以糾正與粒線體功能異常相關的長期問題。它會因為能量或時間不夠，而無法修復細胞。不過，它卻足以引起重大問題，如精神症狀、焦慮和躁動。思考這個問題的一個簡單方法是回到我們的汽車類比。如果一輛車因為維護不善而狀況不佳，輪胎漏氣和定位不準，此時突然給汽車加更多的汽油實際上是一件危險的事情。它還沒有準備好承受更多的能量或更快的速度。它更有可能崩潰和燃燒。而當你給過度興奮的細胞太多能量時，就會發生這種情況。

PTSD

PTSD可以被理解為一種神經過度興奮的創傷反應系統。這個系統原本是對危及生命事件的正常反應，但現在卻在不應該啟動的時候啟動，或在應該停止時未能停止。對某些人來說，該系統似乎降低了放電的門檻。例如，許多有創傷經歷的人都清楚知道有哪些因素可以「觸發」他們的症狀。這些因素可以是場所、人、氣味、言語，甚至是念頭。

大腦中常受影響的兩個區是杏仁核和內側前額葉皮質（medial prefrontal cortex, mPFC）。杏仁核會引發恐懼反應，並且被發現在PTSD中會過度興奮。內側前額葉皮質則是大腦中抑制杏仁核的區域。透過這種抑制作用，一旦意識到無須恐慌，它就可以阻止恐慌反應。研究發現，PTSD患者的這個腦區不活躍，這意謂著他們很難阻止恐慌反應。多項證據顯示PTSD患者存在粒線體功能異常，包括解剖發現的粒線體基因表現異常、粒線體總數減少、氧化壓力濃度升高，以及ATP濃度降低。[30]

一個統一的例證

但真的是所有精神疾病都源於代謝和粒線體功能異常嗎？有些人可能仍然難以接受這種概念化精神疾病的新方式，因為將所有障礙都歸結為代謝和粒線體的功能異常似乎言之太過。

為了解決這個疑慮，最好能夠觀察到這樣的情況：當一個人的粒線體功能突然受損時，基本上所有精神疾病的症狀也隨之出現。事實上，我們有一個能驗證這種論點的明確例子——譫妄。

譫妄是一種嚴重的疾病，被定義為**急性精神異常**（acute mental disturbance）。「急性」意指它發生得很快。「精神異常」可以表現為**任何精神症狀**——意識混亂、失去定向感、注意力渙散、固著於特定主題、幻覺、妄想、情緒波動、焦慮、躁動、反應遲鈍、睡眠模式的劇烈變化以及性格改變。任何一種精神疾病的所有症狀都有可能在譫妄期間出現。在譫妄期間，甚至可以觀察到類似於飲食障礙的飲食行為改變和身體意象認知的改變。

那麼，是什麼原因導致譫妄的呢？目前的標準答案是：沒有人確知譫妄是如何形成的，但我們知道，譫妄經常發生在罹患重病的人身上。幾乎所有的醫療病症都可能引發譫妄，包括感染、癌症、自體免疫疾病、心臟病和中風等。疾病的嚴重程度愈高，就愈有可能引發譫妄。入住加護病房的患者更有可能出現譫妄：不同的研究顯示，百分之三十五至百分之八十的重症患者被診斷出譫妄。[31]

藥物也可能引發譫妄。展開新藥治療的人可能會因為藥物反應出現譫妄。戒斷藥物或物質（包括大量飲酒）都可能導致譫妄。酒精戒斷性譫妄有一個專有名稱：震顫性譫妄（delirium tremens）。這種情況可能非常嚴重，甚至危及生命。年長者尤其容易發生譫妄。像是患有阿茲海默症等失智症的人，更容易受到傷害。基本上，譫妄有無數可能的原因，而正如我稍後會探討的，它們最終都會影響粒線體的功能。

那麼，譫妄是如何診斷的呢？當譫妄症狀出現時，有時原因是顯而易見的。在某些情況下，最初的症狀可能被視為對醫療病症的正常反應。例如，許多心臟病發作的人會感到焦慮，這在面對危及生命的情況下是很自然的。醫生經常會給患者精神科藥物，像是苯二氮平類藥物（Benzodiazepines, BZDs），來緩解焦慮。在這個早期階段，即使醫生開立精神科藥物，通常也不會將患者診斷為譫妄或精神疾病。焦慮常常被視為一種正常且可以理解的反應。然而，如果這些焦慮症狀是譫妄的開始，症狀通常會變得更為嚴重。患者可能會出現恐慌發作和嚴重焦慮，並迅速發展為意識混亂、失去定向感和產生幻覺。這種情況在體弱、患有心臟病的年長者身上很常見。儘管這些症狀可能與失智症或思覺失調症的症狀相同，但醫生不會做出這些診斷。代之以，他們會將其診斷為譫妄。

但他們如何看待這種差異？大多數醫事人員都知道，大腦在心臟病發作的壓力下無法正常運作。他們會將所有新的精神症狀歸因於心臟病發作。一切精神症狀都可能會出現：強迫意念、強迫行為、意識混亂、憂鬱、躁動、妄想等，任何症狀都有可能！醫事人員會將所有症狀歸結為譫妄。患有譫妄的人不會出現每一種精神疾病的所有症狀。他們只會出現幾種。有些人可能表現出現強迫症的症狀，有些人則會看起來比較憂鬱和退縮，還有些人會顯得躁狂和焦躁。這都沒關係。任何症狀的組合都無關緊要。它們全是譫妄所致。

譫妄有時會逐步發生。老年譫妄最常見的原因之一是泌尿道感染，這種情況可能較難識別和診斷。通常，這些人不知道自己有泌尿道感染。問題的第一個徵兆是出現在大腦，而不是膀胱。本來狀況良好的年長者可能會開始意識混亂和記憶衰退。家人或醫事人員常常會擔心他們是否得了阿茲海默症，因為兩者的症狀看起來非常相似。患者常常會感到意識混亂，開車時可能會迷路，或者很難記住每天見到的人的名字。往往需要經過醫療檢查後，才會發現問題原來是泌尿道感染。治療泌尿道感染可以解決所有症狀。雖然這是由於膀胱感染引起的，但症狀卻來自大腦。為什麼？因為大腦是對能量剝奪或粒線體功能異常最敏感的器官。它是全身最脆弱的環節，對任何疾病往往會最先、至少會顯示出一些幽微跡象。

那麼，這些不同的醫療病症又是如何導致幾乎所有精神症狀的呢？專家們推測是神經傳導物質、壓力反應和發炎作祟。[32]這些說法都有道理。但它們究竟是如何結合在一起並導致精神症狀的？目前，醫學界對此尚未有一個一貫的理論，但腦能量理論提供了一個可能的解釋。

我並非第一個提出譫妄是由代謝問題引起的人。一九五九年，生物心理社會模型的創始人恩格爾便提出，譫妄是由於大腦能量代謝紊亂或「大腦代謝不足」所致。[33]自那時起，許多研究人員對這一假說進行了擴展。[34]正子斷層掃描顯示，譫妄患者的大腦葡萄糖代謝有所下降。[35]已知許多嚴重的醫療病症會直接影響代謝和粒線體功能。然而，由於醫學界一直未能充分解釋精神症狀，目前尚不清楚這些代謝和粒線體異常是否以及如何導致精神症狀。

譫妄該如何治療？治療方法要視根本原因和特定症狀而定。一旦確定了導致譫妄的醫療病症，就會實施針對該病症的標準治療方法，例如施用治療泌尿道感染的抗生素，或採取治療心臟病發作的標準流程。那麼，譫妄引起的精神症狀又該如何處理呢？儘管這些症狀被歸類為譫妄的表現，但我們通常是使用精神病學的方法來控制症狀。常用的鎮靜藥物包括抗精神病藥物、情緒穩定劑、抗憂鬱藥、抗焦慮藥和安眠藥。如果譫妄的症狀表現為極度憂鬱和缺乏活力，有時會使用興奮劑。雖然我們使用藥物來緩解症狀，但實際上是在等待引發譫妄的醫療病症得到充分治療。一旦醫療病症解除，譫妄的症狀通常就會消失。這是一種暫時性的粒線體功能異常。

譫妄真的很重要嗎？一旦確定患者的主要醫療病症，例如心臟病發作，那他是否出現精神症狀真的重要嗎？很多人不以為然。他們不太重視精神症狀，認為這些問題很煩人，只會讓照護變得更加困難。舉例來說，有些心臟科醫生可能會忽略心臟病發作時發生的精神症狀。在他們看來，問題的根源是顯而易見的——就是心臟病發作。患者是否感到焦慮並不重要，即使出現幻覺，他們可能也認為這與心臟問題無關，而是心理諮商師需要處理的範疇。不幸的是，這種常見的觀點是短視的，它忽略了大量的研究顯示譫妄的重要性，有時甚至可能攸關患者的生死。

如果腦能量理論正確的話，那麼有譫妄的人應該比沒有譫妄的人有著更廣泛或更嚴重的粒線體功能異常。「精神」症狀是在向我們發出警訊。如果這個說法成立，那麼更廣泛和更嚴重的粒線體功能異常應該意謂著許多問題。它應該意謂著有譫妄的人更有可能罹患精神疾病、失智症或癲癇發作，而且他們更有可能死亡。事實真是如此嗎？證據顯示確實如此。

精神疾病，如焦慮症、憂鬱症和PTSD，在譫妄發作後很常見。相較於患有相同疾病但未發生譫妄的患者相比，譫妄患者出院後三個月、十二個月和十八個月的失智和認知障礙發生率一貫較高。[36]事實上，出現譫妄的年長者在出院後罹患失智症的風險增加七倍。腦細胞的過度興奮也有研究可據，其中最極端的後果是癲癇發作。在一項針對譫妄患者的研究中，百分之八十四的人腦電圖異常，其中百分之十五的人顯示出明顯的癲癇活動。[37]此外，有過譫妄的人更有可能早逝。在住院期間，譫妄患者早逝的可能性是無譫妄患者的兩倍。[38]出院後，譫妄患者的一年內死亡率為百分之三十五至百分之四十，比無譫妄的患者高出許多。[39]

我們要如何理解這一點？譫妄顯示我們大腦存在粒線體功能異常。有時這狀況是可逆的，患者能夠完全康復。但並非總是如此。這些數據表明粒線體功能異常可能會持續存在或進一步惡化。有時細胞中的粒線體可能會受損，導致細胞勞動力減少。這讓細胞更容易受到持續功能異常的影響。有些細胞甚至會死亡且得不到替換。所有這些情況都會導致不同腦區的儲備力減少。其中任何一種情形都可能導致精神疾病、阿茲海默症或癲癇發作。

那麼，那些在加護病房期間出現較不明顯精神疾病徵兆（例如憂鬱症）的患者呢？如果憂鬱症也是由粒線體功能異常所引起，我們理應預期憂鬱症會與較高的死亡率或癲癇發作相關。真是如此嗎？是的。前面說過，研究顯示，心臟病發作後罹患憂鬱症的人，在接下來一年內再次心臟病發作的可能性會高出一倍。患有憂鬱症的年長者，癲癇發作的可能性是其他人的六倍。類似的研究也對罹患多種不同醫療疾病的患者進行過。在加護病房待過後，有憂鬱症的患者出院後兩年內的死亡率比沒有憂鬱症的患者高百分之四十七。[40]這項研究和另一項研究都顯示，**任何精神症狀都與較高的早死率相關**。有理由主張，精神症狀就像煤礦坑裡的金絲雀，有時是代謝和粒線體功能異常的第一個跡象。

那些長期罹患精神疾病的人又是如何？如果譫妄真的是由粒線體功能異常所引起，而且這些患者的疾病也確實源於粒線體功能異常，那麼他們應該更容易出現譫妄。真是如此嗎？是的。讓我們回想一下那項針對超過七百萬丹麥人進行的研究。[41]研究發現，患有任何一種精神疾病的人更有可能罹患「器質性」精神疾病，包括譫妄和失智症。總的來說，根據診斷結果的不同，這些患者罹患上述疾病的可能性是一般人的二至二十倍。慢性精神疾病就像汽車儀表板上的警示燈，為我們提供了解一個人代謝狀況的窗口。它們告訴我們，由於代謝或粒線體功能異常，大腦可能無法正常運作。如果我們忽視這種情形，有時它會自行修正。但如果情況持續下去而我們仍舊不予理會，症狀和其他疾病通常就會隨之而來。

如果譫妄的例子還不足以說服你，另一個例子或許可以，那就是死亡的過程。在一些醫學院，學生會學到一個涵蓋死亡過程的口訣：「癲癇發作，昏迷，死亡。」這是人們臨終時通常發生的事件系列。但它遺漏了譫妄，而死前出現譫妄幾乎是普遍現象。人們通常會產生幻覺、失去定向感、出現情緒症狀或其他精神症狀。他們的大腦正在衰竭，因為腦細胞中的粒線體正在衰竭。死亡的過程毫無疑問與粒線體衰竭有關。這個簡短的事件系列——譫妄、癲癇發作、昏迷和死亡——凸顯出我一直在討論的粒線體功能異常的所有後果。它強調了在粒線體快速衰竭並最終導致死亡的情況下，細胞功能下降與細胞過度興奮之間的矛盾性。

語言問題與我們的治療路徑

腦能量理論表明，所有精神疾病背後都有粒線體這條共同路徑。當粒線體無法正常運作，大腦也無法正常運作。如果這是事實，那麼各種診斷標籤有多重要？我們應該怎樣稱呼各種精神疾病？

我們現行的診斷標籤很可能會持續一段時間。改變是困難的，需要時間。此外，我們目前的診斷標籤確實提供了一些有用的資訊。它們描述了人們表現出的症狀組合。症狀很重要，它們需要不同的治療方法——至少是不同的對症治療。

然而，考慮到各種診斷之間的重疊之處，以及診斷結果相同的人可能會有不同症狀的事實，現有的診斷系統顯然還有改進的空間。粒線體功能異常或失調為不同個體中無數症狀提供了解釋。我們已經看到，根據涉及到哪些腦細胞和大腦網絡，以及哪些因素影響粒線體功能，人們會出現不同的症狀。這顯示，改變我們對精神疾病的看法有其必要。

一個簡單的模式是將所有精神疾病稱為譫妄。也許我們可以將暫時性譫妄和慢性譫妄分開。暫時性的會在兩到三個月內緩解，慢性則持續較長時間。這個診斷標籤將提醒所有臨床醫生，他們需要持續尋找代謝性腦功能異常的原因，而非僅僅提供對症治療。這基本上會遵循目前已有的譫妄治療方案，但會將這些方案擴展到所有被標記為「精神疾病」標籤的人。

由於有些人會抗拒使用「譫妄」一詞來表示所有精神疾病，我們也可以選擇將所有精神疾病稱為「代謝性腦功能異常」，並為人們經歷的不同症狀加上說明。例如，一個有明顯焦慮症狀的人可能會被診斷為「伴有焦慮症狀的代謝性腦功能異常」，患有思覺失調症的人可能會被診斷為「伴有精神病、憂鬱症和認知症狀的代謝性腦功能障礙」。在所有情況下，主診斷都保持不變（即代謝性腦功能異常），但症狀會隨著疾病的惡化或緩解而改變。人們不會像現在常見的那樣被診斷罹患多種精神疾病，而是只患有一種疾病（代謝性腦功能異常），但對該疾病的症狀說明各有不同。

一言以概之的腦能量理論

以下是對腦能量理論的快速回顧：

精神疾病是大腦的代謝疾病。儘管大多數人認為代謝就是燃燒卡路里，但其意義遠不止於此。代謝影響人體所有細胞的結構和功能。代謝的調節者包括許多因素，例如表觀遺傳、荷爾蒙、神經傳導物質和發炎。粒線體做為代謝的主要調節者，其作用機制在於調控前述的各種因素。當粒線體無法正常運作時，身體或大腦也至少有一些細胞無法正常運作。

精神疾病的症狀可以被理解為大腦功能的過度活躍、活躍不足或闕如。粒線體功能異常或失調可透過五種不同的機制導致這三種情形：一、細胞活動過度活躍；二、細胞活動活躍不足；三、部分細胞發育異常（導致一些腦功能的闕如）；四、細胞萎縮和死亡（同樣會導致一些大腦功能的闕如）；五、細胞的自我維護出問題（這可能導致大腦功能的過度活躍、活躍不足或闕如）。例如，如果控制焦慮的細胞過度活躍，你就會出現焦慮症狀。如果控制記憶的細胞活躍不足，你就會出現記憶衰退。如果年輕時出現代謝問題，大腦可能會發育異常（這種情形可能出現在自閉症）。如果長期出現代謝問題，細胞可能會萎縮和死亡，這種情形在大多數慢性精神疾病和阿茲海默症中都有發現。最後，維護出問題可能會讓細胞處於失修狀態，導致任何其他這些問題。

因此，你或許會想知道是什麼導致代謝和粒線體功能異常或失調。答案是……諸多因素。好消息是，這些因素大多是你已經了解的。它們將是本書第三部分的重點。更令人鼓舞的是，它們大多是可以被識別並加以處理的。

PART 3
原因和對治方法
CAUSES AND SOLUTIONS

CHAPTER 9

是什麼導致粒線體出問題，我們又能做些什麼？
What's Causing the Problem and What Can We Do?

現在是時候透過腦能量的新視角——也就是代謝和粒線體的視角——來徹底重新審視導致精神疾病的已知危險因子和理論。如果所有的精神疾病都是代謝疾病，且粒線體確實是共同路徑，那麼所有已知的精神疾病危險因子必然與代謝和粒線體直接相關，彼此以某種方式結合在一起。我們必然會看到可證明其因果關係的證據。我將要談到的危險因子，大部分都是已確立且無可辯駁的。然而，到目前為止，還沒有人能將它們連結起來。在接下來的章節中，我將把每一個危險因子與代謝和粒線體連結，證明這個在精神健康領域長期以來缺失的環節。

當因果關係不明時，使用**危險因子**一詞是合適的。但腦能量理論改變了這一點。因此，我將開始使用**促成因素**一詞來代替危險因子。在大多數人，導致疾病通常是多個促成因素，而不僅僅是一個根本原因。

關於術語的簡要說明：在本節中，我有時會提到代謝，有時則談論粒線體。它們密切相關，但並不相同。回到我們的交通類比，可以這樣理解其差異：代謝是交通的流動，而粒線體是汽車內的駕駛和工人。如前所述，雖然駕駛對交通的流動負有主要責任，但他們不是唯一因素。交通也受到環境、天氣和不可預見的障礙的影響，包括日間或夜間駕駛，雨、雪或冰雹，道路工程，以及其他超出駕駛控制範圍但需要駕駛做出反應的因素。因此，粒線體始終參與代謝過程，但代謝問題或挑戰並不總是源於粒線體「功能異常」。有時，粒線體會做著它們應該做的事情，但環境卻帶來了代謝挑戰。舉一個簡單的例子，一位女性在代謝上本來是健康的，但如果她服用致幻劑，可能會立即產生幻覺。這種藥物使她的代謝和粒線體失調，導致症狀出現，但將此稱為粒線體「功能異常」對粒線體而言並不公平。它們已經在特定環境下盡力而為，就像有些駕駛在下冰雹的天氣竭盡所能一樣。

我將討論的許多促成因素僅僅是減緩粒線體及其功能。然而，它們也有一些是直接的侵害：有些能夠破壞細胞中的粒線體，有些會損害粒線體產生能量的能力，有些則會損害粒線體執行其他功能的能力，例如相互融合或向DNA發送訊號。雖然這些因素中有些可能較為輕微，起初未被察覺，但它們和其他侵害共同作用，卻可能對粒線體造成足夠的損害，從而引起精神症狀。還有些侵害可能是決定性和災難性的，會立即導致嚴重的精神症狀——例如粒線體毒素。這些嚴重侵害通常影響的不僅是大腦（例如體內所有細胞都可能受到波及），有時還會導致危及生命的情況。

有些促成因素會刺激粒線體並增加其能量產生，至少短期內是如此。這有時是有益的，能改善細胞功能降低的症狀，例如疲勞。然而，在其他時候，它可能導致能量過剩的問題。最簡單的情形就像喝咖啡後，晚上無法入睡一樣。咖啡因會刺激粒線體。但還記得過度興奮的細胞嗎？如果它們能量過剩，就可能意謂著麻煩來了——導致焦慮、精神病或癲癇發作。儘管這些症狀各不相同，但你會驚訝地發現有時一個因素可以觸發所有這些症狀。處方興奮劑，如利他能（Ritalin）或阿德拉（Adderall），會刺激粒線體。它們可以為某些人提供適當的症狀緩解。然而，它們也可能在其他人身上引起焦慮、精神病或癲癇發作。

在回顧不同的促成因素時，有三個重點值得指出：

1. 它們都直接影響代謝和粒線體。
2. 它們都與多種精神疾病症狀有關。其中沒有一種是特定一種疾病或症狀所專有。這與觀察結果一致，所有精神疾病都是一條共同路徑——粒線體。
3. 它們都與代謝性和神經系統疾病相關——肥胖症、糖尿病、心血管疾病、阿茲海默症和癲癇。它們也與許多其他醫學診斷相關，但我將重點放在這五種。我即將討論的因素也可能觸發這些「生理」障礙的惡化。這支持了一個觀察結果：精神疾病與這些醫學病症和神經系統疾病有共同的路徑。

我不會對每個因素進行詳盡的科學檢視。它們每一個都有大量的科學證據支持。我的目標是提供一個廣泛概述，說明所有這些促成因素如何與代謝、粒線體和精神健康相關。

我將從生物因素說起，以心理和社會因素作結。這並不意謂著生物因素更重要。很多時候情況並非如此。然而，首先回顧生物因素將為討論心理和社會因素如何影響代謝和粒線體奠定基礎。

為什麼不同人會有不同的症狀和疾病——以及為什麼它們之間的連結持續存在

我在第二部分已開始探討這個議題，但在我們開始研究具體的促成因素和治療方法時，值得重新審視兩個問題。首先：

如果所有精神疾病都是源於粒線體功能異常或失調，那為什麼症狀的變異性會如此之大？例如，粒線體功能異常和代謝損耗是如何導致一個人最終患上憂鬱症，而另一個人患上強迫症的呢？

主要有兩個答案：

1. **先天易感性（vulnerability）的差異**。每個人都是獨特的，甚至同卵雙胞胎也是如此。即便兩個人的遺傳密碼相同，他們仍然是不同的。歸根究柢，我們都是我們的生物藍圖（遺傳學）**和過去經驗及環境暴露的產物**。是天性與教養的產物。經驗及環境暴露不僅包括我們有過的心理和社會經歷，還包括代謝環境。這些從受孕時就存在。我們的身體持續對環境及其提供的營養物質、氧氣、荷爾蒙、溫度、光線和許多其他因素做出反應。這些都會影響我們的代謝和粒線體，但特定因素可能只影響某些細胞而不影響其他細胞。隨著時間推移，我們的大腦和身體的某些部分會變得強壯和有彈性，但也會有一些部分變得較弱且較容易出問題。特定細胞或大腦網絡的代謝問題是導致精神症狀的原因，因此這些易感區域會決定哪些症狀先出現。本質上，我們的代謝機能強度取決於其最薄弱的環節。

可以把它想像成身體肌肉。你的某些肌肉比其他肌肉更強壯。如果你必須舉起很重的東西——一個很大的壓力源——最弱的肌肉會先失效。最弱的肌肉是哪些肌肉，每個人是不同的。如果三個人舉起同一件重物，一個人可能會扭傷手腕，另一個人可能會拉傷腿部肌肉，第三個人可能會拉傷背部。相同的壓力源而有不同的症狀：這是因為它們是不同的易感性引起，所以需要不同的治療方法。

2. **輸入的差異**。細胞及其中的粒線體受到許多輸入因素的影響，這些因素會在不同時間影響身體和大腦的不同部位。在接下來的章節中，我將討論以各種方式影響粒線體的促成因素。它們大多是眾所周知的精神疾病危險因子。其中一些會影響身體和大腦中的所有細胞。然而，大多數不會。許多因素只影響某些細胞而不影響其他細胞。當面對不同的情境或任務時，不同的身體部位或腦區需要不同分量的能量。如果能量均勻地分布於全身和大腦中，不僅會把一些能量浪費在不需要能量的細胞上，還會分散需要能量的細胞的寶貴資源。這意謂著某些促成因素會影響特定腦區而不會影響其他腦區。由此可能導致不同的症狀。

這兩個答案直接引出第二個問題：

如果個體易感性和其他導致功能異常差異性的因素存在明顯不同，那麼所有精神疾病和代謝疾病是如何關聯的？何以一種類型細胞的代謝問題會與其他類型細胞的功能有關？

為了回答這個問題，讓我們回到代謝的類比：城市交通。決定城市交通是否暢通的因素很多，代謝也是如此。同時，這些因素都是相互關聯的。

交通問題可以從城市的一小部分開始——一場車禍阻塞了繁忙的街道。同樣，代謝問題可以始於一群細胞，從而引起與這些細胞功能相關的症狀。正如我剛才概述的，由於先天易感性或（和）輸入的差異，問題最初可能僅限於這些細胞。

然而，如果問題持續存在，症狀可能會擴散開來。就城市交通而言，如果事故不儘快移除，交通阻塞將擴及影響到城市其他地區的交通。如果交通問題是由道路維護不善造成的，則可能會導致長期問題。代謝也是如此。身體某部位的問題往往會隨著時間推移而蔓延。為什麼？因為代謝是高度相互關聯的。它依靠全身的回饋迴路。因此，如果某一部位運作不良，身體其餘部分就會受到影響。如果問題未被修正，它將逐漸產生影響並擴大——有時會持續數年或數十年。

治療方法和成功案例

對於精神疾病的每種促成因素，我將概述一些可行的問題策略（如果情況允許的話）。其中一些是標準的現有治療方法。（再次強調，新理論不會取代我們已知有效的方法。）有些則是你之前可能未曾考慮過的新治療方法。大致上，它們可以分為以下幾類：

1. 消除或減少導致粒線體或代謝失調的因素，如不良飲食、睡眠障礙、酒精或藥物使用、某些藥物，或是心理／社會壓力源。
2. 糾正代謝失衡，如神經傳導物質或荷爾蒙失衡。

3. 改善代謝的治療方法。我將這些策略分為三類：

- 粒線體生合成：有多種方法可增加細胞中粒線體的數量。增加粒線體工作力能提高代謝能力。
- 粒線體自噬：清除老舊、有缺陷的粒線體，並以新的、健康的粒線體取而代之。恢復「工人」的活力可以改善代謝。
- 自噬作用：修復因長期代謝問題而對細胞造成的結構性損傷，對長期癒合至關重要。

在第二十章，我會提供一個用於制定綜合治療計畫的整體方法和基本策略。在讀完本書之前，請先不要實施我所討論的任何治療方法。在決定哪些方法適合你之前，你需要了解所有不同的促成因素和治療方法。

在這個過程中，我還會分享一些成功透過代謝干預措施改善精神健康的案例。為了保護當事人隱私，他們的名字已做更動，但他們的故事是真實的。

CHAPTER 10

促成因素：遺傳學和表觀遺傳學
Contributing Cause: Genetics and Epigenetics

精神疾病會在家族中延續。這一現象已為人所知數個世紀，如今透過大量研究而確立為事實。這項觀察結果使許多人得出結論，至少對某些人來說，精神疾病的根本原因必定存在於他們的基因中。當一種疾病在家族中延續時，人們大多認為它是遺傳性的，因為基因是父母傳遞訊息給下一代的方式。我們現在知道情況沒那麼簡單。

遺傳學

從一九九〇年到二〇〇三年，一個國際研究人員團隊展開了我們時代最大規模的科學計畫之一：人類基因體計畫（Human Genome Project, HGP）。研究人員開始對所有人類基因進行定序並繪製圖譜——共三十億個DNA字母，或稱鹼基對）。全世界都對這計畫在終結各種疾病方面的潛力感到興奮並充滿希望，特別是那些被認為或已知是遺傳性的疾病。在精神病學中，我們設想透過完整的基因藍圖，我們能夠識別導致每種精神疾病的基因，找出它們所編碼的蛋白質，開發藥物來解決問題，甚至可能找到治癒方法。

自從人類基因體計畫完成以來，研究人員已發現約一千八百個與各種疾病相關的基因，並開發出約兩千種基因檢測來測量個體罹患某些疾病的遺傳風險。有些患者可以被加以檢測，以確定他們的藥物代謝是否過慢或過快。這項努力在許多方面都得到了回報。但遺憾的是，在精神病學領域並非如此。

尋找導致精神疾病的基因基本上是徒勞無功。這不是因為缺乏嘗試。研究人員已徹底檢視人類基因體，研究神經傳導物質的基因、合成這些物質的酶以及它們的受體。血清素、多巴胺等神經傳導物質是顯而易見的研究目標，因為它們是化學失衡理論中的化學物質。可惜的是，研究者未能發現這些基因與精神疾病之間任何有意義的關聯。

接下來，研究人員決定透過全基因體關聯研究（genome-wide association studies, GWAS），掃描整個基因體，尋找可能與精神疾病相關的基因。他們保持開放心態，研究每一個基因，甚至是那些看似與大腦或精神病學無關的基因，以找出導致精神疾病的基因。經過這些詳盡的搜索後，研究人員識別出眾多可能與精神疾病相關的基因，但他們幾乎沒有發現任何基因對大部分患有精神疾病的人構成顯著風險。確實有一些極為罕見的基因被發現可帶來高風險，但對於大多數精神疾病患者而言，特定基因不會帶來很大的風險。此外，已發現的絕大多數基因並非特定於個別疾病。相反的，它們會增加罹患多種不同的精神、代謝和神經系統疾病的風險。例如，某些精神病風險基因會帶來思覺失調症、雙相障礙、自閉症、發展遲緩、智能障礙和癲癇的風險。[1] 對於重度憂鬱症，領域內存在爭議，有些研究顯示某些基因會帶來微小的風險（我很快會告訴你其中幾個），但其他研究則表明，儘管檢視了人類DNA中超過一百二十萬個基因變異，仍未發現任何一個基因具有顯著風險。[2]

未能找到這些遺傳性疾病的基因答案所帶來的失望並不僅限於精神病學。它也見於肥胖症、糖尿病和心血管疾病等代謝疾病。這些疾病也在家族中延續——通常是在同樣有精神疾病的家族。這些病症同樣難以在人類DNA中找到簡單答案。

儘管基因帶來的風險微乎其微，但我們要如何從腦能量理論脈絡下理解這一點？如果粒線體和代謝是所有精神疾病的原因，那麼基因與精神疾病究竟有什麼關係？

首先，許多風險基因與粒線體和代謝直接相關。例如，一個名為DISC1的基因會增加罹患思覺失調症、雙相障礙、憂鬱症和自閉症的風險。研究人員持續研究這種蛋白質在細胞功能中發揮的所有作用，但已在粒線體中發現它的存在，並已知會影響粒線體的運動、融合及其與細胞其他部分的接觸。這又會影響神經元的發展和可塑性。[3] CACNA1C是情緒障礙最強的風險基因之一，它在氧化壓力和粒線體完整性及功能中扮演關鍵角色。[4]

另一個例子是APOE基因，它會增加阿茲海默症的風險。這個基因負責編碼蛋白質載脂蛋白E（Apolipoprotein E），與脂肪和膽固醇的運輸和代謝有關。APOE基因有三種形式：APOE2、APOE3、APOE4。約有百分之二十五的人攜帶一個APOE4拷貝，百分之二至百分之三的人帶有兩個。帶有一個拷貝的人罹患阿茲海默症的可能性要高出三至四倍，帶有兩個拷貝的人則高出九至十五倍。[5]這個基因強烈影響代謝和粒線體，所以支持了腦能量理論。二十多歲帶有APOE4基因的人大腦中更有可能出現葡萄糖代謝受損的跡象，而這種損傷會隨著時間惡化。[6]

載脂蛋白E似乎對粒線體有直接影響。研究人員觀察了帶有不同APOE型別的人，測量這種蛋白質對粒線體生合成、動態性（它們的彼此融合與分裂）和氧化壓力的影響。[7]那些帶有APOE4等位基因的人，這些重要的粒線體蛋白質水準較低，而這些水準與阿茲海默症的症狀直接相關。另一項針對星狀膠質細胞（astrocyte）大腦中的重要支持細胞）的研究發現，APOE4會損害自噬作用、粒線體功能和粒線體自噬。[8]好消息是，用藥物刺激自噬可以逆轉部分這些異常狀況。

那麼，APOE4是否會增加所有代謝和精神疾病的風險？它確實會增加心血管疾病、某些其他精神疾病和癲癇的風險，但弔詭的是，它似乎降低了肥胖症和第二型糖尿病的風險。[9]這就是代謝複雜性之所在。載脂蛋白E並非平均分布於人體的所有細胞中。在大腦中，它主要存在於星狀膠質細胞和小膠質細胞中。這些細胞具有特定的功能。APOE4似乎導致這些細胞功能非常緩慢和漸進式的下降，而這些細胞與認知症狀的相關性比其他症狀更為密切。因此，大腦的這些「部分」會隨時間磨損並開始失效，從而導致特定症狀。然而，一旦它們開始完全失效，由於這些腦區的相互連結，阿茲海默症的其他精神症狀便會開始出現。因此，正如我討論過的，這是先天易感性（風險基因）和有著不同細胞接收不同輸入同時存在的例子，兩者都在引發某些症狀而非其他症狀中發揮作用。儘管如此，這一系列研究仍直接指出代謝和粒線體是阿茲海默症的共同路徑。

粒線體遺傳學也很複雜，因為粒線體同時受到細胞核內和粒線體本身基因所影響。粒線體內的基因更容易發生突變。粒線體基因的突變與大腦功能的許多方面直接相關，包括行為、認知、食物攝取和壓力反應。[10]可惜的是，著眼於粒線體基因的大型人口研究並不多見，因為大多數研究人員認為粒線體基因不太重要。

即使是與支持細胞中其他功能的其他蛋白質相關的基因，同樣會對代謝產生影響。基因是構成人體不同蛋白質的藍圖。就像汽車的不同零組件，以及這些零組件在不同廠牌和型號汽車中的所有變化一樣，有些比其他更可靠、更省油。有些零組件是為了適應惡劣環境而設計，所以壽命較短，有些則是為了省油和耐用而設計的。根據你所繼承的基因，它們會影響你的細胞功能、代謝和整體健康，也會賦予不同程度的代謝失調易感性。就代謝而言，總存在一個「最弱的環節」。當細胞的各個部分不同時，某些部分必然比其他部分更容易出問題。

綜上所述，幾乎可以肯定的是，大多數有精神疾病的人的問題並不在於基因本身。如果基因不能完全解釋為何精神疾病會在家族中延續，那麼還有什麼別的可能原因？

表觀遺傳學

我們在第二部分簡要介紹過表觀遺傳學，這是一個致力於理解什麼因素導致基因開啟或關閉的領域。我們大多數人都有相似的基因。關於身體應該如何運作，我們根據的是本質上相同的藍圖。是的，我們彼此存在著明顯的差異，如身高、膚色和髮色。這些差異源於我們基因的不同。但我們大多數的基因基本上是相同的。在大多數人，人體的運作方式是一致的。然而，這些基因的表現（expression）卻明顯不同。

皮膚細胞、腦細胞和肝細胞都擁有相同的DNA。然而，表觀遺傳負責使人體內不同細胞彼此之間產生差異。這些不同的細胞表現出不同的基因。

細胞中的基因一整天都在開開關關。這種變化根據環境情況和身體的需要而不斷調整。換句話說，身體會不斷地去適應。有時，身體需要產生一種荷爾蒙，於是負責的基因就會被啟動。有時，身體需要修復細胞，相應的基因便會被開啟。一旦完成任務，這些基因就會被關閉。細胞不會浪費資源。

有些基因表現的變化似乎比這些持續波動的變化更長久。基因表現的一些變化與人的特徵有關。有些人肌肉發達，有些人瘦弱，有些人肥胖。儘管這些人都擁有相似的潛在基因，但在較長一段時間內，他們的基因表現各不相同。有些特定的基因表現模式與不同的身體和心理特徵有關。這些長期的表觀遺傳變化是身體發展出一套代謝策略並持續遵循的方式。表觀遺傳為身體提供了關於其經歷的記憶。

身體有多種控制基因表現的方式。其中一種方式是透過將甲基基團（methyl groups）附加到DNA特定位點上來修飾DNA本身。這些甲基基團會影響哪些基因被開啟或關閉。甲基基團可根據需要添加或移除，但至少在某些位點，它們似乎會隨著時間變得更加穩定。身體影響基因表現的另一種方式是透過組蛋白（histones）——它們是DNA纏繞其上的蛋白質。組蛋白也影響哪些基因被開啟或關閉。除了甲基化（methylation）和組蛋白之外，表觀遺傳還涉及許多其他因素。每年都有愈來愈多的因素被發現。它們包括小分子核糖核酸（microRNAs）、荷爾蒙、神經肽等。由於參與DNA表觀遺傳調控的因素實在太多了，這個領域很快就變得令人困惑和難以掌握。

然而，如果你退後一步，用更廣闊的視角來看待這個領域，事情就會變得不那麼混亂。什麼因素會影響表觀遺傳？什麼觸發了所有這些不同的因素來改變基因表現？幾乎所有這些原因都圍繞著代謝和粒線體。被認為影響表觀遺傳的因素包括飲食、運動、藥物和酒精使用、荷爾蒙、光照和睡眠——所有這些都與代謝和粒線體有關（很快就會談到）。舉個具體的例子：相較於非吸菸者，吸菸者的AHRR基因往往有較少的DNA甲基化。[11]然而，如果他們停止吸菸，這種甲基化的變化是可逆的。

歸根究柢，重要的是把表觀遺傳視為細胞的代謝藍圖。表觀遺傳僅是反映了使細胞能夠盡力生存並應對環境的基因模式。然而，如果它們陷入適應不良的模式，或未發送適當訊號，就可能出現問題。

前面說過，粒線體是表觀遺傳的調控者。它們透過活性氧類、葡萄糖、胺基酸和ATP的濃度來影響基因表現。並且，粒線體似乎控制著細胞中幾乎所有基因的表現。我先前提到過一項研究發現，隨著細胞中有缺陷粒線體數量增加，基因表現異常的數量也會增加。

事實證明，表觀遺傳因素是可遺傳的。這種遺傳以不同的方式發生。我將討論其中幾種方式。

子宮環境

當胎兒在子宮內成長時，它浸潤在代謝訊號之中。食物、氧氣、維生素和礦物質扮演著明顯且關鍵的角色。然而，母親的荷爾蒙、神經肽、酒精和藥物使用、處方藥物以及許多其他因素也發揮著作用。

表觀遺傳在代謝和精神疾病傳遞中扮演明確角色的一個例子是著名的荷蘭冬季饑荒，該饑荒發生在一九四四年至一九四五年德國占領荷蘭期間。研究人員研究了在饑荒期間受孕或孕育的嬰兒，將他們與一般人群甚至與他們自己的手足進行比較（這些手足是在他們的母親能夠正常攝取食物的時期出生的）。研究發現，饑荒期間出生的嬰兒在日後生活中更有可能**同時發展出代謝和精神疾病**。有人從這個研究和其他研究歸納出節儉表現型假說（thrifty phenotype hypothesis），該假說認為，在子宮內缺乏適當營養的嬰兒更可能在日後生活中罹患肥胖症、糖尿病和心血管疾病。遺憾的是，這個假設忽略了一個事實：這些嬰兒也更有可能發展出精神疾病。研究發現，這些嬰兒罹患思覺失調症和反社會人格障礙的風險加倍，且憂鬱症、雙相障礙和成癮的發病率也增加。[12]研究人員一直研究胰臟以了解糖尿病的高發生率，研究心臟以了解心血管疾病的高發生率，研究大腦以了解精神疾病和神經系統疾病的高發生率，卻未能察覺到這些疾病有**代謝關聯**。

早年生活

一些調控表觀遺傳、代謝和粒線體的因素會在嬰兒出生後透過行為和早年生活經驗傳遞給嬰兒。許多研究探討照顧者對嬰兒的早期行為及其對長期健康結果的影響。它們通常與我之前描述的童年不良經驗研究一致。照顧者的忽視和剝奪會對兒童的一生產生深遠的影響，包括代謝疾病和精神疾病。表觀遺傳機制在這一切中扮演重要角色。

一個分子層面的具體例子是代謝因素透過母乳從母親傳遞給孩子。其中一種分子是菸鹼醯胺腺嘌呤二核苷酸（nicotinamide adenine dinucleotide, NAD）。這是一種極其重要的輔酶，可從維生素B3（菸鹼酸）中衍生，或者身體可以利用蛋白質中的胺基酸色胺酸來製造它。它對於粒線體產生能量至關重要，而且也在維持DNA和表觀遺傳方面扮演重要角色。已知這種酶的低濃度會損害粒線體功能並導致表觀遺傳變化，與衰老和許多疾病有關。[13]有一組研究人員以小鼠為對象，觀察補充或不補充NAD對母鼠及其寶寶的長期影響。[14]獲得額外NAD的母鼠在產後減輕了更多體重，這是代謝方面的好處。但牠們的寶寶更是受益匪淺！幼鼠的血糖控制、身體表現和許多大腦變化都得到了改善，包括焦慮減少、記憶力提高、「習得性無助」（憂鬱症的標誌）跡象減少，甚至在成年後牠們的神經元生成能力也更強。顯然，嬰兒期給予的這種代謝／粒線體輔酶影響了牠們的大腦和終生的「精神」症狀。母親自然會有不同濃度的這種輔酶，並將其傳遞給她們的寶寶。

創傷的代間傳遞

在表觀遺傳與精神健康關係的研究中，最廣泛探討的現象是創傷的代間傳遞（intergenerational transmission of trauma）。這個領域的權威瑞秋・耶胡達博士（Dr. Rachel Yehuda）在一篇綜述文章〈創傷效應的代間傳遞：表觀遺傳機制的可能角色〉（Intergenerational Transmission of Trauma Effects: Putative Role of Epigenetic Mechanisms）中，概述出了幾十年來的研究結果。[15] 該領域的歷史可回溯至一九六六年，當時一位敏銳的精神科醫生薇薇安・拉考夫（Vivian Rakoff）注意到，大屠殺倖存者的孩子有時似乎比父母患有更嚴重的精神疾病，儘管真正待過集中營的是父母，而不是孩子。她斷言這兩件事必然有所關聯。當時很多人都不相信這個說法。那些相信的人卻假定，父母一定是以某種方式教導孩子感到害怕、焦慮或憂鬱，而這就是造成關聯的原因。它必然是心理或社會因素。隨後進行的許多研究開始確認，父母的創傷有可能會使其子女乃至孫輩出現不良的精神健康。但儘管如此，幾乎所有人都認為這是由於教養造成的。父母必然是曾經教導孩子承受壓力和害怕世界。

這一假設在一九八〇年代首次受到挑戰，當時研究人員發現人們對皮質醇的反應各有不同。遭受過創傷的人和他們的孩子對糖皮質激素（glucocorticoids, GC）有不同程度的敏感性。特別是，在子宮內暴露在高濃度皮質醇中似乎會讓孩子「被編程」，導致他們日後罹患精神和代謝疾病的風險更高。隨著遺傳學和表觀遺傳學領域的革命，科學家發現這些人中許多人的糖皮質激素受體和與壓力反應系統相關的其他DNA區域（啟動子區域）的甲基化模式與一般人不同。最近發現，即使是父親也可能透過精子中的表觀遺傳機制（例如已知能夠改變基因表現的miRNA分子）遺傳他們的創傷經驗。研究已表明，小鼠和男性的精子中都含有可遺傳給後代的 miRNA。特定的 miRNA（449 和 34）濃度已被證明直接受到壓力水準的影響，這種壓力甚至可以是父親童年早期的經歷。[16] 在幼年遭遇過壓力事件的小鼠中，精子細胞中的 miRNA 濃度大幅下降，而牠們的雄性後代精子細胞也是同樣情形，證明了壓力的跨代傳遞。在人類研究中，男性接受童年不良經驗問卷調查，結果發現經歷過最嚴重生活壓力事件的男性，他們的這兩種 miRNA 濃度最低，最多減少了三百倍。

壓力發生的時間點似乎很重要，能夠以不同方式影響大腦功能。[17] 暴露在母親壓力下的胎兒，日後人生出現學習障礙、憂鬱和焦慮的機率較高。在生命的最初幾年，與母親分離可能會導致終生皮質醇濃度較高，而嚴重的虐待可能導致較低的皮質醇濃度。雖然矛盾，但這兩種狀態都會造成代謝損傷，可以直接影響粒線體，因為粒線體會啟動皮質醇的產生。

這條路線的研究持續至今，但它清楚地表明，在精神疾病從父母傳遞到子女甚至孫輩的過程中，表觀遺傳扮演著重要角色。

遺傳學和表觀遺傳學可以告訴我們哪些病因和治療方法

雖然有些人對我們未能找到與精神疾病相關的特定基因感到失望，但最終，我相信這是好事。我們現在知道，通常不存在導致精神疾病的「異常」基因。精神疾病從父母到子女的傳遞更有可能是透過表觀遺傳機制發生的。這個洞見讓人振奮的是，大多數這些表觀遺傳機制是可逆的！

子宮內壓力、miRNA濃度和NAD濃度的影響是可以改變的，有時光是透過改變生活方式就能改變。另一個有希望之處在於，人們通常不是因為生來就有「壞基因」而導致他們不可能健康。

回想一下我的三輛車類比（A車、B車和C車）。它們都是同一個廠牌和型號，所以是用同一幅藍圖（同一組基因）建構。但它們彼此有很大不同。造成汽車的健康情況、維護狀況和使用壽命差異的兩個主要原因是：（一）環境和（二）有問題的駕駛在錯誤的時機應用適應策略或在有需要時未能使用適應策略。就人類而言，這意謂著精神疾病的主要原因通常不在我們的基因中，而是在我們的環境或細胞的「駕駛」粒線體中。所以，大家可能會好奇是什麼導致粒線體功能異常。我將在本書的剩餘部分討論其中的許多因素。

即使對帶有APOE4等位基因（它會隨著時間損害粒線體功能）的人來說，仍然有治療的希望。不是每個帶有這個基因的人都會罹患阿茲海默症。我提到過一項研究發現，增加自噬作用可以減輕這個問題。我將在接下來各章介紹更多治療方法，包括一些專門改善自噬的治療方法，但就目前而言，請了解精神疾病——甚至像雙相障礙和思覺失調症這樣的疾病——很可能不是由永久性的固定遺傳缺陷造成的。代謝問題是可逆的。

CHAPTER 11

促成因素：化學失衡、神經傳導物質和藥物
Contributing Cause: Chemical Imbalances, Neurotransmitters, and Medications

讓我們回過頭看看化學失衡理論。腦能量理論並未挑戰精神疾病與神經傳導物質失衡有關的觀察發現，也沒有挑戰那些證明使用影響神經傳導物質的藥物可以改善症狀的臨床試驗。我當然不想挑戰許多因精神藥物而得到幫助甚至得到拯救的人的實際經歷。所有這些都是真實的，有大量證據可以為證。然而，正如我已經指出的那樣，化學失衡理論留下了許多懸而未決的問題，並且未能讓太多人恢復正常生活。

腦能量理論提供一種理解神經傳導物質失衡和藥物作用的新方法。粒線體和代謝可以解釋特定腦細胞的活躍不足和過度活躍／過度興奮，這些會導致失衡和神經傳導物質活性過多或過少的問題。然而，神經傳導物質也會繼續在目標細胞中產生自己的作用，從而刺激或抑制這些細胞中的粒線體。這很快會變得像一連串骨牌，其中一組細胞的代謝受干擾會導致其他組細胞出問題。

許多人將神經傳導物質視為功能簡單的實體。血清素讓我們感覺良好。多巴胺會造成精

神病和成癮。正腎上腺素幫助我們集中注意力。儘管這些說法有一定道理，但關於神經傳導物質及其相關疾病的這種簡化觀點近乎荒謬。大腦、神經傳導物質和精神疾病全都要複雜得多。

神經傳導物質不僅僅是細胞之間簡單的開／關訊號。過去十年的研究極大地擴展了我們對它們在代謝和粒線體功能中的作用的認識。神經傳導物質和粒線體彼此處於回饋循環。粒線體影響神經傳導物質的平衡。神經傳導物質影響粒線體的平衡及其功能。

如第七章所述，粒線體在許多神經傳導物質的產生中發揮關鍵作用，這些神經傳導物質包括乙醯膽鹼、麩胺酸、正腎上腺素、多巴胺、GABA和血清素。粒線體膜上也直接存在一些重要神經傳導物質的受體，例如苯二氮平和GABA受體。這些受體不是存在於所有細胞的所有粒線體上，但至少在某些類型的細胞中已找到它們。粒線體還含有一種大多數精神科醫生都知道的重要的酶：單胺氧化酶。這種酶參與一些非常重要的神經傳導物質的降解和調控，例如多巴胺、腎上腺素和正腎上腺素。所有這些神經傳導物質都直接影響粒線體的功能，而粒線體也直接影響這些神經傳導物質的平衡。

血清素是一種神經傳導物質，以其在憂鬱症和焦慮症中的作用而聞名，在代謝和粒線體功能中具有非常突出和複雜的作用。[1]它是一種原始且高度保守的神經傳導物質，存在於所有動物、蠕蟲、昆蟲、真菌和植物中。眾所周知，它可以控制食慾、消化道功能以及營養物質的代謝。人體內大約百分之九十的血清素事實上是位於消化道而不是大腦。最近的研究表明，血清素在調控皮質神經元內粒線體的產生和功能起直接作用，可增強粒線體製造ATP的能力和減少其氧化壓力。[2]所以，血清素不只可以立刻增加粒線體的功能，還能促進粒線體生合成——一個改善代謝的方法！除了這種清晰直接的連結之外，血清素的好處還不止於此。它可轉化為褪黑激素，一種調控睡眠的重要荷爾蒙，在代謝中也扮演重大角色。血清素也是重要代謝途徑——犬尿胺酸途徑（kynurenine pathway）的產物，關係到胺基酸色胺酸的命運。當人們食用含有色胺酸的蛋白質時，它有多種可能的去向。兩種重要的去向是被轉化為血清素或犬尿胺酸。犬尿胺酸最終會導致我已經提過的極其重要的分子NAD水準的提高。NAD對粒線體的健康和功能具有深遠的影響，因為它對能量產生和管理電子至關重要。在許多精神和神經系統疾病中，包括憂鬱症、思覺失調症、焦慮症、妥瑞氏症、失智症等，都發現到犬尿胺酸途徑的代謝問題。顯然，影響血清素水準的藥物可透過這些機制對代謝和粒線體產生直接影響。這一事實可能解釋了這些藥物為何以及如何對憂鬱症和焦慮症等疾病起作用。

GABA也是一種重要的神經傳導物質，具有廣泛的功能。它以在焦慮症中的作用而聞名，因為增加GABA活性的藥物（如煩寧、氯硝西泮和贊安諾）可以產生鎮靜和抗焦慮的作用。然而，在其他疾病中也發現GABA神經傳導異常，包括思覺失調症和自閉症。粒線體直接影響並有時控制著GABA活性。一組研究人員發現，粒線體活性氧類濃度可調控GABA活性的強度。[3]

令人興奮的是，另一個研究小組證明了GABA、粒線體和精神症狀之間更直接的關聯。這項研究是在果蠅身上進行的，涉及一種已知但罕見的與自閉症和思覺失調症有關的遺傳缺陷。研究人員證明，粒線體實際上將GABA隔離在自身內部，從而直接控制其釋放。當這個過程被遺傳缺陷阻止時，就會導致社交缺陷。當研究人員糾正GABA水準或粒線體功能時，社交缺陷也得到修復。這些研究人員將一種已知但罕見的遺傳缺陷直接與粒線體功能、GABA和社交缺陷症狀聯繫在一起。[4]

GABA不僅影響心智功能，還在肥胖症等代謝疾病中發揮作用。一組研究人員發現，GABA在棕色脂肪組織（brown adipose tissue）中扮演重要角色，棕色脂肪組織是一種特殊類型的脂肪，在你寒冷時會被喚醒，並且在身體整體的代謝中也起著重要作用。此類脂肪中的GABA訊號傳導問題會導致肥胖族群中常見的粒線體鈣超載和代謝異常。[5]因此，這些例子說明了粒線體可以控制GABA活性，而GABA活性又能影響粒線體的功能，形成一個回饋循環。

最後一個例子是多巴胺。多巴胺從神經元中釋放出來，與受體結合，然後通常會被帶回釋放的神經元進行另一輪釋放。然而，其中一些最終會進入細胞內部並需要進行管理……你猜對了，受粒線體管理。粒線體含有可以降解它的單胺氧化酶。這個過程直接刺激粒線體產生更多的ATP。[6]但它的作用並不止於此。最近的一項發現顯示，多巴胺直接參與葡萄糖和代謝的調控。[7]大多數精神科醫生都對多巴胺D2受體耳熟能詳，因為大多數抗精神病藥物都會影響這個特定的受體。我們現在知道，多巴胺D2受體不僅存在於大腦中，還存在於胰臟中，並且對胰島素和升糖素的釋放扮演關鍵角色。人們早就知道抗精神病藥物會影響體重、糖尿病和代謝。現在科學要追趕上來，解釋其中的原因。然而，更引人入勝的是，這些對胰島素的影響可能在抗精神病藥物效果中扮演直接角色。這可能與大腦中的多巴胺D2受體無關。我將在下一章分享更多關於胰島素的資訊，以及何以上述是可能的。

這幾個例子說明了神經傳導物質、粒線體和代謝之間的一些關聯。

精神科藥物、代謝和粒線體

能增加或減少血清素、GABA或多巴胺濃度的藥物，顯然會透過我概述過的機制對粒線體和代謝產生影響。這些藥物包括許多類別的抗憂鬱藥、抗焦慮藥和抗精神病藥。

舉個例子。我們都知道煩寧可以減輕焦慮。一項研究直接觀察煩寧對大鼠的焦慮和社會支配行為的影響，以確定它具體是如何發生作用的。[8]研究人員已知，大腦中稱為伏隔核

（nucleus accumbens, NAc）的區域中粒線體功能的降低會導致社交焦慮行為，因此他們想確定煩寧是否會以某種方式影響該腦區。他們發現，煩寧會透過活化大腦另一個稱為腹側被蓋區（ventral tegmental area, VTA）的腦區發揮作用，該區負責將多巴胺發送到伏隔核。這種多巴胺會增加伏隔核中的粒線體功能，導致更高的ATP濃度，從而減少焦慮並增強社會支配性。當研究人員阻斷多巴胺的作用時，這種治療作用就消失了。但關鍵是——當他們阻斷伏隔核中的粒線體呼吸作用時，治療效果一樣會消失，即使這些細胞仍然接收到增強的多巴胺。研究人員的結論是，他們的發現「突出了粒線體功能是與焦慮相關的社交功能障礙的潛在治療標靶。」[9]

不同的藥物以截然不同的方式影響粒線體。一篇題為〈神經精神藥物對粒線體功能的影響：或好或壞〉（Effect of Neuropsychiatric Medications on Mitochondrial Function: For Better or For Worse）[10]的綜述性文章突顯出一個矛盾：有些藥物似乎是在**改善**粒線體的功能，另一些藥物卻是在**損害**粒線體功能。

單胺氧化酶抑制劑（monoamine oxidase inhibitors, MAOIs）是一種抗憂鬱藥，可增加粒線體的腎上腺素、正腎上腺素和多巴胺的含量。這些化學物質可以刺激粒線體的活性。鋰是一種情緒穩定劑，被發現可以增加ATP的生產、增強抗氧化能力以及改善細胞內的鈣訊號傳導，所有這些都與粒線體有關。[11]

已知相當多的抗精神病藥物會導致嚴重的神經系統問題，有時甚至是永久性的，像是震顫、肌肉僵直和遲發性運動障礙〔tardive dyskinesia, TD〕一種不自主的運動障礙）。許多研究已經證實細胞層面上粒線體功能的損害，包括由這些藥物引起的能量生產的下降和氧化壓力的增加。[12]一項研究檢測了思覺失調症患者的脊髓液（他們有些人有遲發性運動障礙），結果發現粒線體能量代謝受損的標記與遲發性運動障礙症狀之間有著直接的對應關係。[13]這些研究人員和許多其他研究人員的結論是，粒線體功能異常是這些神經副作用最有可能的解釋。

在我治療患者的這二十五年多來，我親眼目睹精神科藥物是如何損害代謝功能。諸如體重增加、代謝症候群、糖尿病、心血管疾病，甚至提早死亡，都是許多這些藥物眾所周知的副作用。

這怎麼能說得通呢？如果精神症狀是由於粒線體功能異常／失調所引起，則何以損害它們可以進一步減輕精神症狀呢？

答案在於過度興奮的細胞。當細胞過度興奮，有兩種方法可以減輕症狀：

1. 改善粒線體的功能和能量生產，使細胞能夠自我修復，再次正常運作。然而，由於過度興奮的細胞有時無法自制，這種策略起初會有讓症狀惡化的風險。因此，當粒線體剛開始獲得更多能量時，它們可能沒有準備好加以適當地管理，這時過度興奮可能就會發生。

2. 透過關閉這些細胞來管理它們——換句話說，透過抑制粒線體來抑制它們的功能。這將可消除症狀，至少在短期內是如此。然而，這種策略隨著時間推移可能會讓情況變得更糟，因為它可能會讓粒線體功能異常的情況加劇。

這顯然是一個非常令人擔憂的情況。短期內有效的治療方法長期來說可能會讓情況變得更糟。不幸的是，過度興奮面對的兩難困境甚至沒有這麼簡單。大腦很複雜，這個問題也很複雜。還有另外兩件事情需要列入考慮：

1. 所有細胞可能不會以相同的方式受到影響。前面提到，細胞有不同的輸入。藥物是針對特定細胞。有些細胞的粒線體功能可能有所改善，有些細胞可能不會受到影響，還有些細胞可能會受到損害。在所有已完成的研究中，研究人員只能選擇特定細胞進行研究。他們當然沒有研究大腦和身體中的所有細胞。
2. 即使藥物會廣泛損害粒線體的功能，我們也需要考慮不治療的後果。過度興奮的細胞會大量釋放神經傳導物質，例如麩胺酸或多巴胺，已知對大腦有毒性。治療對患者的整體利益可能仍然大於風險。一個極端的例子是一個人癲癇發作時——他們的腦細胞顯然有過度興奮的情況。阻止癲癇繼續發作至關重要。如果發作時間過長，患者可能會死亡。

事實上，許多治療癲癇的藥物（如帝拔癲）已知會損害粒線體的功能，其目的是希望透過減緩粒線體的功能來阻止細胞的過度興奮。[14]

我知道人們渴望像這樣的兩難困境有簡單的解答。他們想知道：「人們應該服用已知會損害粒線體的藥物嗎？應該還是不應該？」不幸的是，我無法為這個問題提供一個普遍適用的答案，因為不同的情況需要不同的干預措施。顯然，在危險或危及生命的情況下，這些藥物可以挽救生命。不過，我已經列出了一些需要考慮的問題。好消息是這些問題可以在研究中解決，因此更多的研究可能會更好地為我們未來的治療方法提供資訊。然而，已經很清楚的是，長期抑制粒線體功能並非治癒之道。它充其量只能減輕症狀。

腦能量理論回答了精神健康領域迄今無法回答的許多問題。它闡述了為何針對血清素、正腎上腺素和多巴胺的藥物皆可用於治療憂鬱症。它們全都能增強粒線體的功能。這很自然會引出的一個問題就是：「為什麼不是每個人都對同一種藥物有反應？」這又要用先天易感性和不同細胞有不同輸入來解釋。例如，憂鬱症的症狀來自多個腦區而不僅僅是一個腦區。大腦迴路是相互連接和彼此溝通。如果一個腦區功能異常，也會影響其他腦區。有些腦區對血清素較敏感，而有些對正腎上腺素較敏感，但它們是相互連結的。因此，一個腦區的代謝受損會影響其他腦區，就像城市某區的交通堵塞會慢慢導致城市其他區域的交通受到阻礙一樣。代謝問題是環環相扣且可以蔓延的。

這個理論也有助於我們理解為什麼藥物需要時間才能發揮作用。例如，SSRIs（選擇性血清素再攝取抑制劑）可能透過增加粒線體生合成和改善粒線體功能來發揮作用。這個過程需要時間；儘管SSRIs可以在幾個小時內增加血清素，但改善不會在一夜之間發生。導致粒線體改善的不是血清素本身，而是血清素對粒線體和代謝的影響。恢復代謝健康需要時間——極可能是約二至六週——這也是SSRIs開始發揮作用通常需要的時間。

我們也可以理解為什麼一種藥物可以用於治療多種精神疾病。例如，抗精神病藥物之所以可用於治療思覺失調症、雙相障礙、憂鬱症、焦慮症、失眠和失智症中的躁動，是因為它們能減少許多類型細胞的過度興奮。調節粒線體功能可以阻止有問題的症狀。但任何服用過這些藥物的人都知道它們會帶來副作用，像是大腦認知區域功能下降及食慾增加。在年長者，它們甚至會增加死亡的風險。

此外，我們現在可以理解為什麼某些精神藥物會引起其他症狀，例如抗憂鬱藥會引發某些人的焦慮、躁狂和精神病。抗憂鬱藥通常會增加大腦的能量。對於具有先天易感性且已經存在細胞代謝受損的人來說，這會很快導致過度興奮和相關症狀。

除了常見的精神科藥物之外，腦能量理論還提供了解釋，說明為什麼「代謝性」藥物也可能在精神健康中扮演重要角色。有趣的是，精神科醫生使用其中一些代謝性藥物已經有幾十年的時間。

許多降血壓藥物，如可樂定（clonidine）、哌唑嗪（prazosin）和普萘洛爾（propranolol），都被用於精神科。這些藥物被用於治療多種疾病，包括ＡＤＨＤ、ＰＴＳＤ、焦慮症、物質使用疾患以及妥瑞氏症。

一項研究觀察了超過十四萬名思覺失調症、雙相障礙或其他精神疾病患者服用三類「代謝性」藥物的情形，以了解這些藥物是否對自殘行為或需要入院接受精神科治療有任何影響。[15]他們發現確實有影響。藥物類別包括治療膽固醇的「他汀類藥物（statins）」（HMG-CoA還原酶抑制劑）、血壓藥物（L型鈣通道阻斷劑〔L-type calcium channel antagonists〕）以及二甲雙胍（〔metformin〕雙胍類藥物〔biguanides〕）之類的糖尿病藥物。總的來說，這些藥物對「精神」指標有影響，尤其是在減少自殘行為方面。腦能量理論解釋了為什麼這些藥物可能有幫助。已知他汀類藥物會抑制粒線體功能並減少發炎，鈣通道阻斷劑可透過降低細胞中鈣含量來減少過度興奮，而二甲雙胍同樣已知可在粒線體功能中發揮直接作用。然而，二甲雙胍很快就讓人感到困惑，因為其效果似乎取決於劑量。大多數研究發現二甲雙胍會損害粒線體功能，但也有些研究發現二甲雙胍會增加粒線體生合成和ＡＴＰ的生成。[16]

最後我想指出，減少或停止精神科藥物治療可能是困難又危險的一件事。這樣做的時候需要有醫療專業人士從旁監督。症狀有可能迅速惡化，還可能出現新的症狀。許多患者在突然停藥或減藥過快時，會變得嚴重憂鬱、想自殺、躁狂或有精神病。這並不表示人們不能停止用藥，只是表示這不是你應該自行決定的事情。

總結

- 精神科藥物幫助過無數有精神疾病的人。它們將繼續讓很多人受惠。
- 腦能量理論提供了一種理解藥物如何和為何發揮作用的新方式。
- 了解你服用的藥物對代謝和粒線體有何影響非常重要。
- 增加代謝和改善粒線體功能的藥物可以改善低活性細胞的症狀，但它們也有加劇與過度活躍或過度興奮細胞相關的症狀的風險。
- 應謹慎使用抑制粒線體功能的藥物。雖然我們很清楚這些藥物何以在短期內減輕過度興奮細胞的症狀，但長遠來說，它們可能會干擾你痊癒和康復的能力。在某些情況下，它們甚至可能是症狀的成因。儘管如此，在危險和危及生命的情況下，這些藥物可以挽救生命。

成功案例：珍——在療養院裡焦躁不安

在我職業生涯的早期，我在一些療養院擔任精神科顧問。期間我遇到了珍，她八十一歲，患有阿茲海默症。我被請求為她做會診，原因是她的「激動行為」。護理人員報告說，她有時會整晚不睡尖叫，有時則會連續睡十二小時以上。她的尖叫聲打擾到其他院友，院方希望我開一些藥來制止這種行為。這種情況已持續超過六個月，開給過她的有五種鎮靜藥物，包括兩種抗精神病和抗焦慮藥物。但都沒有效果。醫療檢查也找不出有任何身體問題。

我在餐廳與珍會面了五分鐘，當時她被安置在一張成人高腳椅上。我坐下來和她說話時，她無法領會我的意思。她說著隨機的單字和短語（精神病學中稱為「文字沙拉」〔word salad〕），並把食物塗抹在自己身上和高腳椅上。我已有足夠的資訊做出診斷。她處於譫妄狀態。最可能的原因是……鎮靜藥物作祟。我寫下照會紀錄，指示醫生儘快且儘可能停用她正在服用的那些藥物，但要注意有些藥物可能需要慢慢減量。醫生最終立即停掉了她大多數的藥物。

三星期後我回到療養院。當我走過大廳時，迎面而來一位我從未見過的老婦人。她問我是不是帕爾默博士，我說是。她張開雙臂擁抱我，眼含淚水，表示萬分感謝我救了她的妹妹。我說她一定是弄錯了；我不認識她或她妹妹。然後她告訴我她妹妹是珍。原來在過去幾年裡，她每星期都會探望珍三次。她們過去常常愉快地交談並一起吃飯，但過去的六個月卻是一場惡夢。珍情緒憤怒，困惑茫然，幾乎不再像個「人」。看見這種情景，她姊姊為之心碎。但大約十天前，情況開始改變。珍不再尖叫，睡眠也有所改善。她再次認得自己姊姊，姊妹兩人又可以交談了。

去過療養院的人都知道，這樣的事並不罕見。它代表了一個常見的兩難境地：失智症患者可能會因為各種原因性，像是感染、睡眠欠佳甚或看似小小的壓力源（如搬新房間），變得躁動和行為具破壞。這些都有可能導致譫妄。在我遇到珍的六個月前，在她服用任何精神科藥物之前，她的症狀就開始出現，當時她可能就處於譫妄狀態。她的尖叫和睡眠障礙是最初醫生開立藥物的原因。藥物或許有所幫助，至少是暫時的。護理人員和醫生可能發現這些藥物可以使珍鎮靜並減少尖叫，因而繼續開藥。當症狀再次出現時，他們便增加劑量或添加新藥物。

從表面上看，珍最終需要服用這麼多藥物是可以理解的。然而，其中一些藥物已知會損害粒線體功能。這意謂著它們可以在短期內提供幫助，但長遠來說，有讓情況惡化的風險。這看來就是珍所經歷的情況。當我見到她時，導致她最初譫妄的原因很可能已經消失，而她出現譫妄則是因為她正在接受的治療。

大部分醫事人員都知道鎮靜藥物有時會使年長者出現譫妄。讓精神健康領域更難以應對的是，這也可能發生在年輕人身上。腦能量理論以及我過去二十五年的臨床經驗得以解釋這種情況，至少在某些案例中是如此。你在本書稍後會讀到這樣一個案例。

這並不意謂著不應使用抗精神病藥物和情緒穩定劑，或者這些藥物不能使症狀緩解。我相信它們確實對某些人有效，我至今也仍在開立這些處方。但對珍而言，它們顯然最終讓她的精神症狀變得更加嚴重。移除那些引起問題的藥物之後，珍恢復了原來的樣子。

CHAPTER 12

促成因素：荷爾蒙和其他調控代謝功能因素
Contributing Cause: Hormones and Metabolic Regulators

荷爾蒙做為化學信使，是由一種類型的細胞產生，然後流遍全身影響其他細胞。人體會產生多種荷爾蒙，它們全都會影響粒線體的功能，並引起目標細胞的表觀遺傳變化。荷爾蒙會改變細胞的代謝。反過來，它們可以在精神和代謝疾病中扮演一定角色。

正如我談過的，粒線體為荷爾蒙的產生與釋放提供能量，它們還啟動了好幾種關鍵荷爾蒙的過程。

荷爾蒙濃度受到許多因素的影響，包括生物的、心理的以及社會因素。荷爾蒙是身體對環境中壓力和機會做出回應的一種機制。在一些情況下，光是特定荷爾蒙的正常釋放就會影響情緒、精力、想法、動機和行為。睪固酮（testosterone）就是一個明顯的例子。想想它對男性產生的各種影響。荷爾蒙失衡可能由多種因素引起，包括自體免疫疾病、壓力、老化，以及產生荷爾蒙的細胞粒線體功能異常。

除了荷爾蒙和神經傳導物質外，還有其他許多調控代謝和粒線體功能的因素。它們包括神經肽、粒線體因子（mitokines）、脂肪激素（adipokines）、肌肉激素（myokines）、RNA分子和其他信使。為什麼有這麼多因素？因為它們各自控制不同細胞代謝功能在不同情況下的不同面向。當我們思考交通控制時，城市中的大多數紅綠燈都是相互獨立運作的。然而，長道路上的一些紅綠燈可能彼此協調。這些荷爾蒙和代謝調節器就像不同的紅綠燈一樣，控制著不同細胞的代謝以產生所需的效果。人體有很多途徑和需要達到的效果，因此需要這麼多調控因子。

我不會回顧所有荷爾蒙及其與精神和代謝健康的關係。這方面的內容足以寫成一整本書。做為代替，我將簡要回顧其中幾種——皮質醇、胰島素、雌激素及甲狀腺激素——以說明荷爾蒙、代謝和粒線體之間的一些關聯。

皮質醇

如前面章節所述，皮質醇、代謝、粒線體和精神症狀毫無疑問是環環相扣的。皮質醇在壓力反應中扮演著重要角色。高濃度皮質醇與所有代謝疾病和許多精神症狀有關，包括焦慮、恐懼、憂鬱、躁狂、精神病以及認知障礙。子宮內的高濃度會影響胎兒發育並在表觀遺傳上發揮作用，導致日後出現代謝疾病和精神疾病。

皮質醇總是始於粒線體，粒線體中含有啟動其產生過程的酶。皮質醇釋放到血液中後，會進入細胞並與糖皮質素受體（glucocorticoid receptor, GR）結合，然後透過與DNA上稱為糖皮質素反應元件（glucocorticoid responsive element, GREs）的特定位點結合，來打開或關閉數千個基因。來自這些基因的蛋白質會對細胞產生廣泛的影響（全都與代謝有關）。除了存在於細胞質中的GRs和細胞核內的GREs之外，它們也會直接定位在粒線體上或內部。從某種意義上說，皮質醇的作用可說是從粒線體開始，又回到粒線體。

精神病學曾經有一段時期希望皮質醇能成為精神疾病的第一個明確的生物標記。地塞米松抑制試驗（dexamethasone suppression test），一種評估皮質醇調節機制的測試，曾被廣泛研究。可惜的是，不同精神疾病患者的皮質醇濃度實際上有可能過高或者過低。有些人全天的濃度都很高，但另一些人（特別是有嚴重創傷經歷的人）濃度可能異常低。情況很快就變得複雜，人們仍在爭論這種現象是如何發生以及為什麼會發生。然而，我的目的單純是說明皮質醇是一種將代謝和粒線體與代謝疾病和精神疾病直接聯繫起來的荷爾蒙。這一點是清楚且毫無疑問的。

胰島素

大多數人都知道胰島素在糖尿病中的作用。患有第一型糖尿病的人因為胰臟無法產生足夠的胰島素，胰島素濃度較低。患有第二型糖尿病的人出現「胰島素阻抗」(insulin resistance)，這表示胰島素無法有效發揮作用，不能將葡萄糖用作能量來源。先前已經討論過糖尿病和精神疾病之間的強烈雙向關聯。

過去十五年浮現的證據顯示，粒線體是產生和分泌胰島素的重要調控因子。粒線體參與葡萄糖代謝並監測可用葡萄糖的含量。它們會根據需要增加胰島素的產生和分泌。[1]眾所周知，粒線體在第一型和第二型糖尿病中均起著重要作用，有些專家還推測粒線體功能異常可能是這些疾病的主要原因。大量證據支持這些觀點。一篇綜述文章列出了一些證據並表明，粒線體對第一型和第二型糖尿病的病因、併發症、治療和預防都很重要。[2]胰島素本身會刺激粒線體產生更多ATP，而透過肌肉組織的測量可以發現，胰島素還會刺激粒線體生合成。[3]然而，當研究人員對第二型糖尿病患者進行這項研究時，發現這些影響有所減弱或消失。這表示，隨著時間推移，糖尿病患者可能會因為胰島素阻抗而出現更多的粒線體功能異常，從而引發惡性循環。這反映出胰島素阻抗可以同時是粒線體功能異常的原因和結果。

但胰島素在大腦健康中的故事只是始於糖尿病。它在大腦功能上也發揮著強大和直接的作用。[4]胰島素受體分布於整個大腦，參與調控全身代謝、食慾、生殖功能、肝臟功能、脂肪儲存和體溫。腦部胰島素還調控神經傳導物質的活性和腦細胞內粒線體的功能。胰島素訊號傳導的變化與神經元功能受損和突觸形成障礙相關。

胰島素已被證明對GABA、血清素和多巴胺神經元特別有影響。[5]一組研究人員證明了，單靠胰島素就可以增加GABA活性。[6]我們知道胰島素阻抗可以發生在大腦中。當這種情況發生時，可能會導致粒線體功能異常，進而造成神經傳導物質失衡，最終導致神經元過度活躍與活躍不足。我將向你展示一些支持這一觀點的證據示例。

胰島素受體除了位於神經元之外，也存在於星狀膠質細胞之類的支持細胞上（這些細胞參與為神經元提供能量）。這些細胞可以影響情緒和行為。在動物實驗中，當基因剔除（knockout）這些胰島素受體時，會導致大腦能量代謝產生變化，以及焦慮和憂鬱行為的出現。[7]胰島素阻抗也會產生相似效果。

另一個動物研究更直接地將腦部胰島素與粒線體功能異常和行為異常聯繫起來。[8]研究人員基因剔除了大腦特有的胰島素受體。從ATP產量減少和活性氧類增加的指標可以看出，這導致了粒線體功能異常。果不其然，這些動物也表現出焦慮和類似憂鬱的行為。

有證據顯示胰島素阻抗也可能在人類身上發揮作用。哈佛醫學院麥克萊恩醫院的維吉妮－安妮．喬伊納德博士（Dr. Virginie-Anne Chouinard）和我的一些同事對思覺失調症和雙相障礙患者進行了腦部掃描，觀察他們大腦中的胰島素阻抗水準。[9]研究對象包括近期發病的精神病患者，還有他們沒有精神症狀的兄弟姊妹和健康對照組。我們知道，有家庭成員得到精神疾病的人，其手足罹患精神疾病的風險會更高。該研究的發現引人入勝。與健康對照組相比，精神病患者的大腦顯示出更高的胰島素阻抗，但他們的正常手足也表現出胰島素阻抗的跡象，這顯示胰島素阻抗可能是一種家族遺傳的危險因子。研究人員繼而發現精神病患者與其正常手足之間存在粒線體功能差異。這一切都暗示胰島素阻抗可能是最先出現，進而導致粒線體功能異常，最終導致精神病。有趣的是，這些群體（患者、手足和對照組）在身體質量指數、體脂肪、膽固醇濃度或體力活動方面都沒有差異——因此你永遠無法透過觀察外表或者與他們談論運動來判斷他們的大腦有無胰島素阻抗。

一項更具說服力的研究追蹤了近一萬五千名孩童的成長歷程，從一歲追蹤至二十四歲。[10]研究人員在九歲、十五歲、十八歲和二十四歲測量了空腹胰島素濃度。他們也衡量了孩童罹患精神病的風險。研究結果讓人震驚。從九歲開始胰島素濃度持續較高（胰島素阻抗的標誌）的孩童，出現精神病的風險要高五倍，這意謂著他們至少表現出一些令人擔憂的徵兆，而且他們在二十四歲之前被診斷出患有雙相障礙或思覺失調症的可能性要高出三倍。這個研究清楚證明胰島素阻抗首先出現，然後才是精神病。

眾所周知，阿茲海默症也與大腦中的胰島素阻抗有關。有些人稱之為「第三型糖尿病」。已經出現了有力的證據表明，阿茲海默症患者由於胰島素阻抗而無法從葡萄糖中獲取足夠的能量，這會導致粒線體功能異常。受影響最嚴重的腦區會出現最多的斑塊和纏結，這是這種疾病的典型標記。[11]

胰島素用於治療

那麼，基於所有這些證據，胰島素能否在治療精神疾病方面發揮作用嗎？

有趣的是，在精神病學上使用胰島素進行治療並不是新鮮事。從一九二七年至一九六〇年代，胰島素昏迷療法（insulin coma therapy）被廣泛應用於治療嚴重的精神疾病。臨床醫生會給患者注射大劑量的胰島素，使其陷入昏迷。這個過程每星期重複幾次。那個時代的大多數報告都表明，這是一種非常有效的治療，至少對某些人來說是如此。曾經，這是西方世界治療精神病和嚴重憂鬱症時使用得最多的方法，後來由於精神科藥物的出現而失去青睞。我無論如何不希望它回來。然而，胰島素**確實**在精神健康領域正捲土重來。

阿茲海默症研究人員多年來一直在臨床試驗中使用**鼻內胰島素**。將胰島素噴入鼻腔是讓高濃度胰島素直接進入大腦的最簡單且最快的方法，這可以克服胰島素阻抗。早期結果顯示前景樂觀。一項涉及一百零五名輕度認知障礙或阿茲海默症患者的鼻內胰島素先導試驗顯示，經由正子斷層掃描在四個月期間的追蹤，認知能力得到維持，且大腦葡萄糖代謝獲得改善。[12]可惜，隨後一項對兩百八十九人、為期十二個月的大型試驗未顯示任何益處，不過有人擔心可能是胰島素輸送裝置發生了故障。[13]

一項研究對六十二名雙相障礙患者使用鼻內胰島素，觀察其認知功能是否能在八週內獲得改善。與接受安慰劑的患者相比，接受胰島素治療的患者的執行功能有所改善。[14]

顯然，在胰島素真正應用到臨床實踐之前，還需要進行更多的研究，但一些研究人員正在為此努力。

然而，對於治療而言，更重要的是測量你的胰島素和血糖濃度，以發現胰島素阻抗、低血糖和其他問題。儘管大腦中發生的情況與從抽取靜脈血所測量到的並不總是有直接對應關係，但這些資訊可能很有幫助，有時甚至是無價的。有許多可用的測試和工具，例如空腹血糖和胰島素濃度測試、口服葡萄糖耐受性測試、連續血糖監測設備等等。你需要與你的醫療服務提供者合作才能獲得這些測試。如果你發現問題，這可能在你的精神症狀中扮演一定角色。有很多方法可以解決這個問題，我將在接下來各章加以討論。生活方式的改變可以成為一種強有力的干預措施，特別是飲食和運動。

雌激素

大多數人認為雌激素與女性的生殖能力有關，但這只是它的眾多作用之一。一篇科學綜述文章的標題已經道盡一切：〈雌激素：大腦和身體的生物能量系統的主調控者〉（Estrogen: A Master Regulator of Bioenergetic Systems in the Brain and Body）。[15]

雌激素對代謝有深遠的影響，已知在精神健康、肥胖症、糖尿病和心血管疾病中扮演重要角色。它也直接影響大腦的代謝，對情緒、認知以及其他大腦功能有著廣泛影響。

粒線體參與雌激素的合成，並掌控其合成的第一步，就如同在皮質醇的合成過程中一樣。粒線體還含有雌激素受體。與皮質醇一樣，雌激素有時是始於並終於粒線體。然而，大多數雌激素受體並不位於粒線體上，而是位於細胞膜表面。它們廣泛存在於男性和女性大腦的神經元和神經膠質細胞中，也廣泛存在於全身各處。儘管如此，雌激素的許多訊號傳導途徑，即便是與細胞外的受體結合的那些，最終也是會匯聚到粒線體上。

經期女性的雌激素濃度在整個月內都會波動。許多女性會經歷與雌激素濃度變化相關的「精神」和「代謝」症狀。這可能包括情緒、食慾和渴望的變化。事實上，有個診斷名稱經前焦慮症（premenstrual dysphoric disorder, PMDD），用以描述一些嚴重的精神症狀。對於被診斷出患有其他精神疾病的女性，她們的症狀也會隨著月經週期而出現如時鐘般的規律性波動。這一點適用於所有精神症狀：憂鬱、焦慮、雙相障礙症狀、精神病症狀、注意力集中問題等——與腦能量理論相符。正如之前討論過的，女性患憂鬱症的可能性是男性的兩倍。荷爾蒙波動與其對女性代謝的影響也許可以解釋其中部分原因。此外，經期失血會導致代謝資源

（例如鐵）的流失，這也會對代謝系統造成負擔。

懷孕和產後是出現精神症狀的高風險時期，這很可能是由於荷爾蒙變化，更重要的是孕期的代謝負擔。創造一個孩子所需的營養和代謝資源是巨大的。這使得女性的身體代謝易感性提高。所以，懷孕會增加代謝和精神疾病的風險——包括體重增加（超過懷一個健康孩子所需的體重）、妊娠糖尿病、子癇（包括高血壓和癲癇發作），當然還有大部分精神疾病的惡化。產後憂鬱症是眾所周知的，但有些女性會出現產後躁狂或精神病。

停經與雌激素濃度直線下降有關。許多女性都會出現精神症狀，包括憂鬱、焦慮、躁狂，甚至精神病。停經前曾患有憂鬱症的女性在停經期間罹患憂鬱症的可能性將增加五倍。腦能量代謝會廣泛下降。一項研究對四十三名女性進入停經的過程進行觀察，結果發現，不僅大腦能量代謝下降，而且這與粒線體健康狀況的下降直接相關。[16]女性停經後罹患阿茲海默症的風險已知比男性高。在一些女性中，這種大腦代謝異常現象會隨著時間而自行糾正，但在另一些女性，異常似乎是永久的，可能會增加她們罹患精神疾病和阿茲海默症的風險。研究人員發現恆河猴的記憶、雌激素和粒線體之間存在直接關聯。[17]他們發現，記憶力差的雌猴在前額葉皮質的突觸處有更多環形畸形粒線體。當他們透過手術誘導猴子進入更年期時，猴子果不其然表現出記憶衰退的跡象，而且環形畸形粒線體的數量也增加了。在他們對猴子進行雌激素替代療法後，記憶問題和粒線體異常都得到改善。

雌激素用於治療

數以百萬計的女性使用口服避孕藥。這些藥通常含有雌激素和黃體素。它們有時會對情緒產生不良影響，但諷刺的是，它們有時也被用來治療情緒症狀，如經前焦慮症。因此，人們可能會感到困惑：避孕藥是有幫助還是有害？說到底，不同女性之間可能存在差異，有些人會受益，而有些人則會受到不利影響。一項研究對超過一百萬名十五至三十四歲之間服用避孕藥的女性進行調查，發現與未服用避孕藥的女性相比，她們更有可能得憂鬱症或使用抗憂鬱藥。[18]另一項研究對五十萬名年齡約十五歲的女性進行調查，發現服用避孕藥的女性企圖自殺的可能性是未服用者的兩倍，而實際自殺的可能性則是三倍。[19]避孕藥裡的荷爾蒙含量與身體自然產生的不同，這也許可以解釋這些發現。對有情緒症狀的女性來說，與醫生合作控制意外懷孕的風險和照顧她們的精神健康需求非常重要。

停經後荷爾蒙替代療法可能對某些女性有益。事實上，隨著愈來愈多關於雌激素在大腦中作用的證據浮現，雌激素的治療劑量可能需要重新評估，以優化大腦健康。

甲狀腺激素

甲狀腺激素被稱為最主要的代謝主調控者。就研究人員所知，它作用於人體的每個細胞。甲狀腺激素增加代謝，加速粒線體的運作。它對生長、發育、溫度調節和每個器官（尤其是大腦）的功能發揮著深遠的作用。當人們的甲狀腺激素過多或過少時，問題幾乎總是顯而易見的。

儘管甲狀腺激素的一些作用機制仍在研究中，但其對粒線體的影響是清楚明確的。甲狀腺激素直接或間接刺激粒線體產生ATP或熱。粒線體有著甲狀腺激素受體，因此有時會直接接收訊號。然而，甲狀腺激素也會透過細胞核中的基因起作用，然後影響粒線體。另外，甲狀腺激素已知還能刺激粒線體生合成，增加細胞中粒線體的總數量。[20]它也會促進粒線體自噬——選擇性清除受損粒線體的過程。[21]到現在你已經知道，這些都對人體健康有著強大的影響。

當甲狀腺功能減退，產生的甲狀腺激素少於身體所需時，就會發生甲狀腺功能低下症（hypothyroidism）。最常見的原因是自體免疫疾病，但也有其他幾個原因。它會導致許多代謝症狀和精神症狀，包括體重增加、肥胖症、心臟病、倦怠、腦霧以及憂鬱。較不為人知的是它也與雙相障礙、思覺失調症和失智症有關。[22]當甲狀腺功能低下症發生在發育期間，有可能會導致嚴重的神經發育障礙（呆小症〔cretinism〕）。腦能量理論提供了理解這些情況的新方法。它透過一條單一路徑（也就是粒線體）將所有這些看似不同的疾病聯繫起來。

甲狀腺激素用於治療

甲狀腺激素被用於治療精神疾病已有數十年，即使對甲狀腺激素濃度正常的患者也會使用。它常用於治療難治型憂鬱症和雙相障礙。然而，精神醫學領域尚無法解釋它如何或為何起作用。腦能量理論為此提供了一個明確的解釋。甲狀腺激素不僅能立即增加代謝速率，還能增加粒線體的活性和數量。當你增加了勞動力，細胞的功能自然會更好。然而，代謝的增加會帶來細胞過度受刺激的風險，特別是那些已經處於過度興奮的細胞。因此，對某些人來說，甲狀腺激素可能會引起或加劇不良症狀。

總結

- 荷爾蒙和其他代謝調控物質在代謝和精神健康上扮演重要角色。
- 如果你有荷爾蒙失衡的跡象或症狀，你應該與醫事人員合作進行評估和治療。
- 如果你有慢性精神症狀或代謝症狀且無明確原因，你應該考慮對你的荷爾蒙狀態進行全面評估。
- 了解你目前使用的荷爾蒙療法（例如避孕或糖尿病治療）非常重要，因為它們可能對你的精神健康產生或好或壞的影響。

成功案例：詹姆斯——「這是我的甲狀腺」

我第一次見到詹姆斯時，他五十四歲，有著三十年的雙相障礙病史。儘管試用了二十多種抗憂鬱藥和穩定情緒劑，但每年秋天他的憂鬱症都會反覆發作，一直持續到春天。他的憂鬱症非常嚴重，常常讓他無法起床。他還被診斷出患有甲狀腺功能低下症、高血壓、高膽固醇和睡眠呼吸中止症。正常劑量的甲狀腺藥物——足以將他的荷爾蒙濃度提高到「健康」範圍——對改善他的憂鬱症沒有任何作用，但我們決定嘗試使用高劑量的甲狀腺激素做為治療方法。效果顯著！他的甲狀腺激素濃度變得異常的高，因此我們必須留意副作用，例如心律不整和骨質疏鬆症。但總的來說，他耐受得很好，這種治療徹底改變了他的生活。他原本反覆發作的憂鬱症幾乎消失了。經過大約十年高劑量的甲狀腺激素治療後，他已能夠將劑量減少至正常範圍而仍然保持良好狀態。這種狀態一直維持至今。他仍然偶爾使用低劑量的抗憂鬱藥和睡眠輔助藥物，但已經很多年沒出現過嚴重的憂鬱了。當初當我對詹姆斯使用這種療法時，我不知道它如何或為何有效。現在我知道了：腦能量。

CHAPTER 13

促成因素：發炎
Contributing Cause: Inflammation

發炎對代謝、粒線體功能、精神健康和代謝健康都有重大影響。因此，它在腦能量理論中扮演重要角色。

讓我們從一個總體觀察開始——許多人認為發炎是一件壞事。患有代謝和精神疾病的人經常會出現低度發炎。許多人推測神經發炎可能是至少某些精神和神經系統疾病的根本原因。細胞激素風暴（〔cytokine storm〕一種過度活躍的發炎反應）可以殺死新冠病毒感染者。持續性發炎是長新冠的主要原因之一；長新冠是指患者在感染後數月或數年內持續出現精神和神經症狀。自體免疫疾病是指發炎和免疫系統攻擊人體自身的情況。「腸漏症」會導致慢性發炎。由於所有這些原因，我們聽說發炎是導致我們大部分疾病的原因。我們被告知要減少發炎。

然而，發炎並不總是壞事。它時刻都在發生。這通常是一個正常過程，在人體中發揮著無數有益的作用。它參與抵抗感染和癒合傷口。它具有重要的訊號功能。它參與正常的壓力反應。發炎細胞因子是向全身和大腦發送壓力訊號的一種方式。小膠質細胞（microglial cells）[i]是大腦的免疫細胞，在大腦的發育、學習和記憶中發揮作用。如果沒有發炎，我們就會死亡。

發炎、代謝和精神狀態

發炎是人體分配和使用代謝資源的一種方式，從而直接影響代謝。當發炎細胞因子被釋放，更多的血液會流向身體的該區域，帶來氧氣、葡萄糖、胺基酸和脂肪以供利用。發炎在「召喚」這些資源，而身體則分配能量和物資。此現象可能肇因於感染或受傷，或是對老化或瀕死的細胞的回應。

發炎可觸發更多免疫細胞和抗體的產生。在對抗病毒、細菌甚至新形成的癌細胞時，它們能是救命的，但製造它們需要能量和資源。身體會優先處理這些情況，因為它們威脅到有機體的生存。其他時候，身體會分配資源來做出適應性改變，例如在鍛鍊後增加肌肉的大小，或將代謝資源引導到特定的腦區以進行新的學習。即使遇到這些情況，發炎也會向這些部位

i 譯注：發炎細胞因子是由小膠質細胞產生。

調用資源。在所有這些情況下，體內所有其他細胞可用的代謝資源會變少。換句話說，發炎會造成代價——給代謝帶來損害。

高度發炎會改變情緒、想法、動機和行為。例如，當人們受病毒感染或得到癌症時，高度發炎也會導致精神變化。此時，人會變得無精打采、退縮、沒有動力、缺乏自信，更可能想爬上床休息。這些都是適應性反應。它們是正常和健康的，儘管它們會讓人備感難受。這些變化可以保存代謝資源。身體正在為生存而戰，現在不是出去玩耍、鍛鍊甚至繁殖的時候。所有可用資源都需要用於生存。一些研究人員將這種行為稱為保存—退縮行為（conservation-withdrawal behavior），並利用這些觀察結果來更好地理解憂鬱症的一些症狀。

但它也可以朝另一個方向發展。精神狀態可能會導致發炎。一項引人入勝的研究觀察了孤獨的人類和猴子，發現孤獨會增加壓力反應並誘導一種特定的免疫細胞啟動模式。[1]孤獨的人類和猴子因此出現慢性和低度的發炎。他們也更容易受到病毒感染。研究人員甚至用病毒感染猴子，而孤獨的猴子免疫反應果然明顯較弱。這有助於解釋為什麼孤獨之類的精神症狀不僅與精神疾病的高發生率有關，還與心血管疾病、阿茲海默症和過早死亡有關。[2]

若是發炎持續較長時間或較極端，代謝損傷可能引發或加劇精神疾病和代謝疾病。當感染、過敏、癌症和自體免疫疾病復發時，新的精神疾病可能會增加，或是既有精神疾病的症狀可能會加劇。舉一個令人驚訝的例子：因花粉熱（hay fever）等原因而有鼻炎的人罹患憂鬱症的可能性高出百分之八十六。[3]這些發炎狀況也是導致年長者譫妄眾所周知的原因。相似的，代謝疾病的症狀也可能會增加。糖尿病患者的血糖會升高。患有心血管疾病的人可能會血壓升高、胸痛或再次心臟病發作。

一項針對丹麥超過一百萬名兒童進行的大規模人口研究發現，因嚴重感染而住院的兒童隨後出現精神疾病的可能性高出百分之八十四，需要服用精神科藥物的可能性增加百分之四十二。[4]最大的風險是發生在感染的三個月內。在青少年中，罹患強迫症的機率增加了八倍。如果你認為孩子只是因為住院而感到「焦慮」，那麼請看看他們最常被診斷出的病症：思覺失調症、強迫症、人格障礙、智力低下、自閉症、ADHD、對立反抗症（oppositional defiant disorder, ODD）、行為規範障礙症（conduct disorder）和妥瑞氏症。這些都是嚴重的腦部疾病，不僅僅是住院而引起的「焦慮」。如你所見，這些病症多種多樣，不專限於某種疾病。這種情形與腦能量理論一致。

這些只是證明發炎可能導致精神和代謝疾病的發生或惡化的研究的兩個例子。但有證據顯示粒線體參與其中嗎？

發炎和粒線體

發炎和粒線體處於一個複雜的回饋迴路中。粒線體參與正常發炎反應的許多方面，可以開啟或關閉發炎反應。發炎又可能會損害粒線體的功能。此外，粒線體功能異常，即使是其他原因引起的，也可能導致發炎。這是一個惡性循環。我將為你介紹支持這一點的證據。

粒線體在正常發炎中發揮作用。在前面談粒線體的章節中，我已經介紹過一項研究，它證明粒線體負責巨噬細胞在傷口癒合不同階段中的作用。一篇題為〈先天免疫反應中的粒線體〉（Mitochondria in Innate Immune Responses）的科學文章綜述了粒線體以多種複雜方式直接或間接參與免疫反應的諸多方面，包括對抗病毒和細菌，但也在細胞損傷和壓力中發揮作用。[5]另一篇在《細胞》期刊發表的論文指出，當到了需要關閉免疫反應的時候，粒線體似乎在免疫細胞的死亡中發揮作用。[6]如果這些細胞中的粒線體功能不正常，發炎和免疫細胞就可能出問題。它可能導致免疫和發炎反應的過度活躍或活躍不足。這些情形已經在許多精神和代謝疾病中被觀察到。

發炎會直接影響粒線體的功能。例如，腫瘤壞死因子（tumor necrosis factor, TNF）——一種發炎細胞因子——被發現可直接抑制粒線體功能。[7]一個更重要的例子是另一種發炎細胞因子干擾素（interferon）。它的產生強烈受到粒線體的影響，但也被證明可以直接抑制三個粒線體基因，導致粒線體功能的變化。[8]另外，干擾素也被證明可以直接抑制某些腦細胞中粒線體ATP的產生。[9]這個事實之所以重要，是因為干擾素可用作治療嚴重感染或癌症的藥物。使用干擾素治療後不久，精神症狀就會突然爆發——基本上，各種精神症狀都可能出現。這份清單包括憂鬱、疲勞、易怒、失眠、自殺行為、躁狂症狀、焦慮、精神病症狀、注意力不集中和譫妄。[10]所以既有的精神疾病都可能會因為干擾素而惡化。所以我們又回到了同一個問題：為什麼一種藥物可以產生精神病學已知的每一種症狀？答案是：粒線體。

發炎、免疫細胞和細胞因子還有很多其他方式可以影響粒線體的功能，但就我們的目的而言，需要知道的是**發炎可導致粒線體功能異常**。

發炎也可以影響大腦發育。在胎兒或幼兒中，大腦會因發炎而發育異常。例如，受感染的孕婦生下自閉症孩子的可能性高出百分之八十。[11]目前有許多自閉症動物模型，研究人員將發炎分子注射至懷孕的小鼠體內，以誘發其後代產生自閉症。我們要如何將這一切聯繫在一起？粒線體。

發炎也可以是**粒線體功能異常的結果**。除了免疫細胞中的粒線體功能異常直接影響發炎和免疫反應外，如果其他類型細胞中的粒線體功能不正常，也可能導致見於許多代謝和精神疾病患者身上的慢性低度發炎。

代謝受損的細胞可能會陷入失修狀態。它們可能會有維護問題、萎縮或死亡。它們可能具有高水準的氧化壓力。所有這些情況都會引發發炎。細胞會發出一種名為損傷相關分子模式（damage-associated molecular patterns, DAMPs）的訊號，以示它們需要修復。死亡細胞需要妥善處理。而發炎可以達到這些目的。事實上，粒線體本身，或至少是其部分結構，被認為是強大的損傷相關分子模式。當它們從受損的細胞被釋放出來時，就會引發發炎。在這些情況下，發炎是正常反應；這不是主要問題，而是代謝問題的症狀。干預發炎可能不會改變任何情況。事實上，在某些情況下，這樣做反而會把事情弄得更糟，因為會干擾正常的癒合過程。與所有精神和代謝疾病相關的低度發炎可能是廣泛代謝功能異常的結果。要對付這個問題，我們首先需要了解導致代謝問題的原因。這可能包括多種因素，例如不良飲食、壓力、荷爾蒙問題、睡眠不足、大量使用酒精或藥物和其他毒素。我很快就會談到它們其中一些。為了對付發炎問題，我們必須先解決細胞的代謝功能異常。如果我們能夠恢復代謝健康，發炎就會停止。

發炎在治療中的作用

幾十年來，抑制發炎一直是研究人員非常感興趣的領域。他們一直在研究治療代謝和精神疾病的抗氧化劑和抗發炎劑。這項研究已花費了數十億美元。這些物質的清單包括維生素

E、Omega-3脂肪酸、N-乙醯半胱胺酸（N-acetylcysteine）和非類固醇抗發炎藥物，例如布洛芬（ibuprofen）。然而，它們似乎不是有效的治療方法。它們在憂鬱症、思覺失調症、阿茲海默症、心血管疾病、肥胖症和糖尿病方面的效果充其量也令人失望，儘管這些疾病都與較高水準的慢性發炎有關。一項統合分析顯示，其中一些藥物對某些精神疾病有輕微的效益，但改善很小，通常沒有臨床意義。[12]更重要的是，因為發炎對正常的大腦和身體功能很重要，從長遠來看，用藥物來抑制發炎可能會產生意想不到的不良後果。

那麼，發炎對治療來說重要嗎？確實如此。

首先，我已經提到了許多生活方式因素會導致廣泛的代謝功能異常，從而導致慢性發炎。對付這些問題可以在減少發炎、解決代謝和精神疾病方面發揮強大作用。服用抗氧化劑來抵消這些生活方式因素的負面影響根本行不通。

自體免疫疾病與高水準的發炎有關，也與精神和代謝疾病有關。處理這些問題很重要。有時可能需要抗發炎治療。在另一些情況下，可能需要解決荷爾蒙匱乏的問題。你需要與醫事人員合作解決所有這些問題。

慢性感染也可以是嚴重的問題。當身體無法消除病毒或細菌感染，就會對代謝造成損害並導致問題。愛滋病毒、慢性萊姆病（chronic Lyme disease）、肝炎等都可能影響代謝和精神健康。你需要與醫事人員合作，以最佳照護來對付這些問題。

過敏也可能導致慢性發炎。有時，過敏原可能是可以避開的，但其他時候，你需要與醫事人員合作，選擇適當的治療方法。

牙齒衛生也可能影響發炎，進而引起代謝和精神疾病。定時刷牙和使用牙線並定期進行牙科檢查非常重要。這是減少體內發炎源的一種方法。

總結

- 發炎在精神和代謝健康中扮演重要角色。
- 發炎總是會影響代謝，而代謝問題往往會增加發炎的程度。
- 對許多人來說，不良飲食、缺乏運動、睡眠欠佳、吸菸、使用酒精或藥物等生活方式因素是導致低度發炎的主要原因。直接處理這些問題比嘗試透過其他方法（例如服用抗氧化劑）減少發炎更重要。
- 發炎會影響精神狀態，而精神狀態可能引起發炎。
- 粒線體直接或間接參與發炎和免疫細胞功能。
- 發炎和粒線體處於複雜的回饋循環中，這在代謝和精神健康中發揮著重要作用。

CHAPTER 14 促成因素：睡眠、光線與晝夜節律
Contributing Cause: Sleep, Light, and Circadian Rhythms

睡眠、光線和晝夜節律是相互關聯的。它們對代謝、粒線體功能、代謝疾病和精神疾病有著重大影響。儘管這些課題的生物學很複雜，但我將提供一個概括性的總覽和一個證據樣本，以證明這些促成因素都在腦能量理論中發揮作用。

我們晚上睡覺時，身體和大腦會進入「休息和修復」狀態。當細胞執行維護功能並對短期和長期健康都至關重要的修復時，身體的整體代謝率和溫度會下降。這時，腦中的神經元會發生許多被認為與學習和記憶鞏固有關的變化。如果沒有睡眠，細胞就會陷入失修狀態，開始出現故障。

睡眠是身體整體代謝策略的一部分。它由晝夜節律引導。身體在大腦和幾乎所有細胞中都有「時鐘」，控制著許多生物過程。說到底，它們都與代謝有關。下丘腦中稱為視交叉上核（suprachiasmatic nucleus, SCN）的區域起著關鍵作用。視交叉上核偵測來自我們眼睛的光線並產生荷爾蒙和神經系統反應。這些訊號又會透過啟動或關閉全身數千個基因來影響身體所

有細胞的周邊時鐘。晝夜節律主要由兩件事驅動——光線和食物。它與明暗、進食或禁食的週期同步。

成年人的最佳睡眠時間約為每晚七至九小時，但因人而異。年齡、活動量和其他因素都會產生影響。嬰兒和孩童隨著身體的成長需要更多的睡眠。年長者需要的睡眠較少。人在生病時暫時需要更多的睡眠時間，因為睡眠有助於保存能量。睡眠可以讓代謝資源用於生長、維持和修復功能。

當一個人的安全受到威脅時，睡眠就要延後。休息和修復從來不及生存重要。這不僅包括身體的生存，還包括社會地位。任何讓我們擔心的事情，包括大多數心理和社會壓力，都會擾亂睡眠。這是正常現象，不是疾病。

睡眠問題可分為睡眠過多、過少或品質差。其中的任何一個都可能對代謝造成損害。睡眠問題會加劇所有精神和代謝疾病。睡眠不足會加劇憂鬱症、躁狂症、焦慮症、失智症、過動症、思覺失調症和物質使用疾患。它還會加劇代謝疾病。糖尿病患者的血糖會升高，肥胖症患者的體重可能增加，曾經心臟病發作的人可能再次發作。這些都是睡眠問題導致既有疾病惡化的例子。然而，它們也可能是導致這類疾病的促成因素。有許多對正常、健康的人睡眠不足所做的研究。如果睡眠嚴重不足，可能會導致憂鬱、焦慮、認知障礙、躁狂和精神病。基因研究發現，生理時鐘基因與自閉症、雙相障礙、思覺失調症、憂鬱症、焦慮症和物質使用疾患之間存在關聯。[1] 長期研究觀察睡眠不足的人發現，他們也更容易罹患所有代謝疾病。失眠也可能導致並加劇癲癇和阿茲海默症。

睡眠與精神和代謝疾病形成一個回饋循環。這些疾病本身會導致睡眠問題，從而使原有的疾病變得更加嚴重。眾所周知，睡眠問題是大多數精神疾病的常見症狀。但較少人知道，睡眠問題在肥胖症、糖尿病、心血管疾病、阿茲海默症和癲癇患者中也更為常見。

睡眠障礙有許多不同類型，包括**阻塞性睡眠呼吸中止症**（〔obstructive sleep apnea〕夜間因氣道阻塞而停止呼吸）和**不寧腿症候群**（〔restless legs syndrome〕夜間雙腿會不由自主動來動去）。然而，最常見的睡眠障礙是普通的失眠症。

因此，我們看到睡眠與精神和代謝疾病之間存在著強烈的雙向關係。這中間顯然一定有些什麼機制。我們知道睡眠問題會導致壓力反應並增加發炎程度。我已經討論過這些情況如何引起精神和代謝疾病。但事情較此還要複雜。我們有好幾條證據可證明粒線體、睡眠和晝夜節律之間形成一個回饋循環。

睡眠和晝夜節律影響粒線體功能

粒線體與我們的晝夜節律同步。夜間的能量產生會減少，以利於睡眠。白天的能量產生會增加，這樣我們就可以到外面的世界去工作和玩耍。

研究人員發現一種特定的蛋白質DRP1在粒線體分裂和ATP生成上發揮核心作用。[2]生理時鐘控制這種蛋白質，然後使粒線體功能與我們的日常節律同步。有趣的是，DRP1對回饋至晝夜時鐘不可或缺，這表明粒線體可能是透過這種回饋機制影響時鐘本身。

另一項研究以小鼠為對象，觀察睡眠剝奪對四個不同腦區粒線體功能的影響。他們發現，睡眠不足的小鼠所有四個腦區的粒線體功能均受損，下丘腦尤其如此——下丘腦已知負責調控代謝和包括皮質醇在內的許多荷爾蒙。[3]

荷爾蒙也可以左右睡眠和粒線體功能。夜間皮質醇濃度異常可能是睡眠問題引起的。皮質醇濃度可能影響大腦功能和引起認知障礙。[4]褪黑激素在夜間增加、在早上減少，已被發現可以直接刺激粒線體自噬作用。褪黑激素誘導的粒線體自噬缺乏已被證明與小鼠的認知缺陷有關。[5]這項研究顯示睡眠不足會導致粒線體功能異常，進而導致認知損害，再導致阿茲海默症。這個假設得到了另一個研究小組的進一步支持，該小組剝奪小鼠九個月的睡眠，然後觀察粒線體功能和β-澱粉樣蛋白的積累。果然，與對照組相比，睡眠不足的小鼠粒線體功能異常和β-澱粉樣蛋白積累水準更高。[6]這項研究有助我們了解，慢性睡眠剝奪為何以及如何成為阿茲海默症的危險因子。

再舉一個例子——還記得NAD（菸鹼醯胺腺嘌呤二核苷酸）嗎？這種代謝輔酶受晝夜時鐘控制，直接影響粒線體活動，從而產生更多的ATP。[7]因此，當你的晝夜節律紊亂時，

NAD的產生也會出問題，進而擾亂粒線體功能和精神及代謝健康。

粒線體在控制睡眠上發揮作用

睡眠的調控涉及眾多的神經元和神經傳導物質，許多方面仍在研究中。這絕不是個簡單的課題。

然而，最近的研究表明粒線體至少扮演一種直接角色。二〇一九年發表在《自然》期刊上的一項研究觀察了已知會誘發果蠅睡眠的神經元，以確定是什麼導致它們的開啟和關閉。換言之，是什麼讓這些果蠅睡著。研究人員發現答案是粒線體。粒線體中的活性氧類濃度與誘發睡眠的特定受體直接相關。研究人員總結了這一發現的重要性：「能量代謝、氧化壓力和睡眠這三個過程分別都與壽命、老化和退化性疾病有關，因此其實在機制上是相互關聯的。」[8]研究人員遺漏了精神疾病，它也與這一切相互關聯。

另一組研究人員觀察了具有粒線體缺陷的果蠅，發現牠們的晝夜節律和睡眠模式也受到了擾亂，這進一步暗示了粒線體是關鍵影響因素。[9]一項針對粒線體缺陷者的研究發現，近一半的人有睡眠呼吸障礙問題。[10]

光對粒線體和大腦的影響

光會刺激粒線體，不同波長的光具有不同的作用。例如，紅光往往會刺激ATP的產生。而藍光往往會抑制ATP的產生並增加活性氧類的產生。[11]不同的波長會影響粒線體中的不同蛋白質。如果被太多任何波長的光照射到，粒線體會產生過多的活性氧類。這種氧化壓力會損害粒線體本身和細胞中的其他東西。

「過量」光照最明顯的例子見於皮膚細胞。當人們躺在陽光下時，光子會刺激皮膚中的粒線體。過度暴露可能導致皮膚過早老化（出現痣和皺紋），甚至形成皮膚癌。[12]粒線體被認為在這所有過程中都扮演重要角色。

光照也會影響大腦。這種影響至少透過三種方式發生：

1. 我已經提過視交叉上核。它透過我們的眼睛偵測光線，並向整個大腦和身體發送晝夜節律訊號。這些訊號又會影響粒線體功能。
2. 照在皮膚上的光線會增加血液中一種稱為犬尿酸（urocanic acid, UCA）的分子。犬尿酸到達大腦後會刺激神經元產生麩胺酸。這對學習和記憶有直接影響。[13]所以，接觸光線可以幫助你提高思考能力。
3. 研究人員可以將紅光和近紅外光傳送到頭皮甚至鼻子內部。這種治療稱為**腦光生物調節**

（brain photobiomodulation）。這些光線可以增加ATP的產生，改變鈣水準，並透過直接作用於粒線體來刺激表觀遺傳訊號。它們被認為可以增強神經元的代謝能力，具有抗發炎作用，並刺激神經可塑性。[14]

睡眠、光線和晝夜節律對症狀的影響

現代人有無數擾亂睡眠的方式。我們把手機帶到床上。我們在床上閱讀——當然是開著燈。我們半夜醒來，打開電腦和電視。我們熬夜打電玩或狂看Netflix。我們上夜班。我們整晚都在外面聚會。我們通宵達旦地完成第二天要交的重要專案。我們因為長途旅行出現時差反應。所有這些行為都會影響我們的晝夜節律和睡眠，對代謝造成損害。

也有些人無論多努力都**無法**入睡。他們的思緒充滿憂慮和焦慮。他們焦躁不安。他們會在恐慌中醒來，然後就無法再入睡。他們打呼聲很大，不斷醒來。他們會出現童年受虐的閃回記憶。他們害怕睡覺。他們的床變成了酷刑室。這也會對代謝造成損害。

在日常生活中，睡眠、光線和晝夜節律對症狀有重要影響。患有情緒障礙的人可能會因一天中的不同時間而出現情緒波動；這稱為**晝夜變化**（diurnal variation）。有些人醒來時感到非常憂鬱，但隨著一天的推進，情緒會有所改善。失智症患者在晚上會變得焦躁和更加困惑

——這就是所謂的**日落症候群**（sundowning）。有些思覺失調症患者也會在夜間出現更多症狀。腦能量理論提供了一種以粒線體和代謝來理解這些廣為人知現象的新方法。

季節也會影響症狀。患有**季節性情感障礙**（seasonal affective disorder）或稱冬季憂鬱症的人大多被認為是由於陽光照射減少所造成。患有雙相障礙的人可能會在季節變化時經歷躁狂和憂鬱發作。腦能量理論也提供了一種理解這些變化的新方法。

睡眠、光和晝夜節律用於治療

充足的睡眠對精神和代謝健康至關重要。它可以透過多種方式在治療中發揮作用。

首先，你可能需要使用以下幾個基本問題來評估你的睡眠狀況（任何「否」的回答都是令人擔憂的）：

- 你每晚睡七到九小時嗎？
- 你整晚睡得好嗎？
- 你醒來時是否感覺神清氣爽？
- 你可以在不使用藥物或物質的情況下睡個好覺嗎？

- 你是否感到一整天相當清醒和警覺？（頻繁小睡或打瞌睡是令人擔憂的跡象。）

如果你有慢性睡眠問題，請諮詢你的醫療專業人員以確定可能導致這些問題的原因。你也許是患有阻塞型睡眠呼吸中止症、不寧腿症候群、荷爾蒙失調，又或者是其他原因。**睡眠衛生**（sleep hygiene）和**失眠認知行為療法**（cognitive behavioral therapy for insomnia, CBT-I）等干預措施可以在治療中發揮作用。這些都可以當面與治療師一起完成，但現在也可以透過網路進行。

安眠藥，包括褪黑激素等非處方補充劑，可以做為應對異常壓力情況的短期干預措施。然而，安眠藥會損害正常的睡眠結構，這可能會影響自然睡眠的一些好處。隨著時間的推移，它們還會損害代謝和粒線體功能，因此長期使用可能會讓你的問題變得更糟。嘗試在不使用藥物的情況下讓自己的睡眠正常化。如果你多年來一直服用安眠藥，可能需要專業幫助才能戒掉它們。

接下來，評估你接觸到光線的情況（任何「否」的回答都可能有問題）。

- 你大多數日子是否都接觸到自然光，即使只是透過窗戶？
- 你有到外面走走嗎？

- 你有沒有拉開窗簾或百葉窗讓光線照進來？
- 你睡覺時是否睡在光線很少或沒有燈光的黑暗房間裡？
- 你在床上時是否避免接觸螢幕（手機、電視、平板電腦等）？

矯正任何光照問題——無論是白天照射不足或晚上照射過多——都會對治療有所幫助。

亮光療法（bright light therapy, BLT）是一種干預措施，包括每天早上坐在燈前約三十分鐘。這些燈是一萬勒克斯（光強度的衡量標準）的特殊燈，模擬陽光的照射，但通常對眼睛是安全的。亮光療法已被用於治療多種疾病，包括季節性情感障礙、雙相障礙、重度憂鬱症、產後憂鬱症、失眠、創傷性腦損傷和失智症。[15]有意思的是，亮光療法也有助於治療肥胖症、糖尿病和心血管疾病。[16]光療可以幫助調節晝夜節律並使睡眠恢復正常，而我們已經知道，這對代謝和粒線體有重大裨益。我應該提醒你，我曾見過一些雙相障礙患者因亮光療法出現輕躁狂甚至躁狂，所以如果你過去有過躁狂症，請謹慎使用。

我還提過**腦光生物調節**。這種方法仍然被認為是實驗性的，但正在針對多種疾病進行研究，例如失智症、帕金森氏症、中風、創傷性腦損傷和憂鬱症。

總結

- 睡眠、光線和晝夜節律是相互關聯的。
- 它們在代謝、粒線體功能、精神和代謝健康方面都扮演重要角色。
- 診斷睡眠問題的原因很重要，因為可能需要特定的治療方式。
- 人們可以採取很多方法來調節睡眠。
- 控制光照或（和）使用亮光療法對某些人的治療會有幫助。

成功案例：卡萊布——一個在學校裡掙扎的十二歲男孩

卡萊布住在一個上層中產階級城鎮，過著相當不錯的生活，只不過父母離了婚（這是童年不良經驗清單的其中一項）。他還有很強的精神疾病家族史——他的母親、父親、姑姨、叔伯和祖父母都曾患有憂鬱症、企圖自殺、物質濫用、雙相障礙或（和）思覺失調症。從托兒所開始，他就遇到了困難。隨著年齡的增長，他明顯符合ADHD的標準；他有時會行為失控，且經常注意力渙散。他對課業感到沮喪，經常大發脾氣。

他開始接受心理治療。他的父母和老師嘗試了許多干預措施，包括管教策略和行為獎勵。但什麼都沒起作用。他開始服用一種治療ADHD的興奮劑，效果大約持續了一週，但隨後他無法入睡。這只讓問題變得更糟。嘗試了不同劑量和種類的興奮劑，然而睡眠問題並沒有獲得改善。曾考慮給他服用安眠藥，但他的父母決定停用興奮劑。

他在學校的麻煩更加嚴重了。他的智力和學習能力都很高，不是問題所在。他透過個別化教育計畫在學校獲得支持，最後報名參加了一個專門為患有社交／情感問題的學生提供的特殊教育課程。他開始出現慢性憂鬱症的情況。當他感到挫折時，他會用尖鉛筆戳自己。當他極度沮喪時，他會威脅說要自殺。七年級時，學校和治療師都推薦一種情緒穩定劑來治療他的疑似雙相障礙。他的父母拒絕了，想要試一試「代謝」治療計畫。

我們根據雙相障礙的代謝基礎選擇了兩種干預措施。我們要著手對付的一個問題是胰島素阻抗。過去幾年，卡萊布的體重一直增加，特別是腰圍，這是胰島素阻抗的跡象。他放學後會立即吃大量甜食「以應付一天的壓力」，在晚餐後也是如此，說是要「犒賞自己一下」。考慮到他在學校所受的壓力，父母允許他這麼做。為了解決這個問題，我們建議他在週間戒掉所有甜食。他對治療計畫的這一部分並不感到興奮，但同意嘗試一下。第二種干預措施旨在較好地調節他的晝夜節律和睡眠——這兩者都已知在雙相障礙中扮演重要角色。我們每天早上都使用亮光療法至少三十分鐘。這種療法已被證明對雙相障礙有效（至少對某些人是如此），而且幾乎沒有副作用。[17]他已經習慣每天早上起床後玩電子遊戲「醒腦」，因此我們在他玩遊戲時對他進行光療，讓他的日常生活不受影響。

一個月之內，他的情況開始好轉。他不再在學校裡發脾氣。他的憂鬱和注意力有所改善。學校生活對他來說變得更容易應付。

第二年，八年級的卡萊布獲得了他有史以來最好的成績——全A。二〇二〇年，即開始這些干預措施的兩年後，他在新冠疫情期間開始上高中。他的許多同儕都在與憂鬱、焦慮和社會孤立角鬥，他卻茁壯成長。他再次取得全A成績，並在第一學期結束後不再需要個別化教育計畫。新學校不敢相信這個行為良好的優等生曾經需要參加個別化教育計畫。

卡萊布已經接受這個治療計畫四年了，並且繼續茁壯成長。顯然，這個特定的計畫並不會對所有陷入困境的孩子都有效，但它對卡萊布有效。而腦能量理論幫助我們理解如何以及為什麼有效。

CHAPTER
15

促成因素：食物、斷食和你的腸道
Contributing Cause: Food, Fasting, and Your Gut

我們吃什麼、什麼時候吃和吃多少對代謝和粒線體有直接影響。人人都知道飲食在肥胖症、糖尿病和心血管疾病中扮演重要角色。大多數人可能不知道的是，飲食對精神健康和大腦也有著深遠的影響。

這個領域非常龐大。有數以萬計的研究文章和無數的教科書在探討飲食對代謝和粒線體的影響。這些研究大部分聚焦於肥胖症、糖尿病、心血管疾病、阿茲海默症、老化和壽命。儘管這些研究人員通常看不到與精神健康的聯繫，但現在我希望你看得出來。

這些聯繫遠超出了相關性。它們在大腦的神經迴路層面上重疊，當然還在人體內的代謝和粒線體的整個網絡中重疊。例如，驅動食慾和飲食行為的神經迴路也直接參與菸草、酒精和海洛因的成癮過程。[1]這一點並不會讓大多數人太驚訝。較會讓人驚訝的是，控制孤獨感的神經迴路與警告飢餓的神經迴路直接重疊。[2]這項刊登在《自然》期刊的研究顯示，果蠅的慢性社會孤立會導致牠們吃多和睡少。「社交」問題導致食慾和睡眠發生變化。當研究人員以人為方式刺激社會孤立的神經迴路時，會導致果蠅吃得更多，睡得更少。另一項研究發現了與肥胖症以及焦慮和憂鬱直接相關的特定GABA和血清素神經迴路。[3]同一個神經迴路既影響你體重，**也**影響你的情緒。

有些人將這一領域稱為**營養精神病學**（Nutritional Psychiatry），研究的是飲食在精神健康中的作用。我個人覺得這個定義太狹窄了。它不僅僅是研究飲食如何影響大腦功能，還研究我們的精神狀態如何影響我們的代謝，進而影響食慾和進食行為，最終影響整體健康。這是一種雙向關係。代謝影響精神，精神也影響代謝。

正如我說過的，這個領域非常龐大。我不可能在一個章節中完全探討它。儘管如此，我將透過幾個與食物相關的課題，追蹤它們如何在腦能量理論中充當促成因素，讓你稍微品嚐一下（看到我的雙關語了嗎？）這個領域與精神健康的關係。

維生素和營養素

最簡單的起點之一是維生素和營養素。已知多種維生素的缺乏會導致精神疾病和神經系統疾病。矯正這些缺乏的情形有時可以完全解決問題。與荷爾蒙失衡一樣，維生素缺乏症是精神病學中少數有明確病因和簡單方式治療的例子。

最著名的三種維生素缺乏症中，可導致精神和神經系統症狀的包括維生素B1（硫胺素）、葉酸和維生素B12。精神和神經系統疾病患者應定期檢查這些維生素的濃度，因為如果它們濃度偏低，有明確的方法可以治療。這三種維生素有什麼作用？它們都是粒線體內能量代謝所必需。如果一個人缺乏這三種維生素，粒線體產生能量的能力會受損，也就是粒線體會功能異常。

與腦能量理論符合一致的是，缺乏這些維生素所導致的症狀範圍極廣，涵蓋大多數診斷類別。它們包括許多身體症狀以及精神症狀。精神症狀如憂鬱、冷漠、食慾不振、煩躁易怒、頭腦混亂、記憶衰退、睡眠障礙、疲勞、幻覺和妄想等等。孕婦缺乏這些維生素也會導致孩子發育異常，凸顯出粒線體在發育中的作用。

還有很多其他維生素和營養素可以輕易與粒線體和代謝聯繫起來，但我會略過不談。正如我說過的，這個領域非常龐大。

食品品質

在過去五十年裡，我們的糧食供應發生了巨大變化。植物經過基因改造。牛、豬和雞被注射抗生素和生長激素使其增肥。加工食品含有大量人工成分，且常常缺乏營養，包括缺乏纖維、維生素、礦物質和植物營養素。所有這些荷爾蒙和化學物質對人體代謝有何影響目前尚不清楚，但研究顯示，它們確實有影響。

垃圾食物之所以被形容為「垃圾」，除了因為它們缺乏重要的營養成分，還因為它們通常含有高度加工和非天然的成分，而這些成分與代謝健康狀況不佳有關。我們都聽過哪些成分對我們有害的爭論。有些人責怪脂肪，有些人責怪碳水化合物，還有些人指責動物源產品。這些爭論無休無止。我將介紹三個與粒線體功能以及代謝和精神健康直接相關的飲食因素例子。

反式脂肪酸是人造、加工的脂肪，最初是做為飽和脂肪的較健康替代品銷售。我們被告知「健康的蔬菜起酥油」比豬油好得多。多年來，反式脂肪酸在美國食品供應中無所不在。可悲的是，事實證明它們對人類健康有害，現在已在美國禁售。食用它們會增加心血管疾病、憂鬱、攻擊行為、煩躁易怒和阿茲海默症的風險。[4]雖然確切的機制尚不明朗，一項動物研究嘗試透過評估反式脂肪酸對大鼠及其幼鼠的影響來釐清原因。[5]研究人員給懷孕和哺乳期的大鼠吃含有反式脂肪酸或豆油／魚油。幼鼠出生後則餵食不含反式脂肪酸的正常飲食。六十天時，食用反式脂肪酸的母鼠所生的幼鼠表現出更大的焦慮、更高的活性氧類水準、更嚴重的發炎和海馬體中糖皮質激素受體減少。這項研究顯示出我們在討論的好幾件事情是如何全部關聯在一起的。母鼠飲食中的單一因素便影響了幼鼠的焦慮程度、粒線體功能、發炎程度和糖皮質激素受體濃度（這濃度會影響壓力反應）。我的天啊！幸運的是，自二〇一八年起，反式脂肪酸在美國已被禁止販售。但這是否能解釋美國年輕人中較高的憂鬱和焦慮比率呢？我談過，有創傷史的父母是可能讓子女更容易出現精神疾病的。上述研究反映出，如果你的母親在懷孕期間吃了反式脂肪，是可能會對你的代謝健康產生不良影響。

有時，垃圾食物之所以被稱為垃圾，並不是因為它們含有「壞的」東西，而是因為它們不含「好的」東西。我們來看看纖維。你很可能知道，水果、蔬菜和全穀物中都含有纖維，而纖維在近年來受到高度推薦。大多數專家確信它對代謝健康和延緩老化有益。一些研究表明，它對精神健康也有幫助。高度遵循地中海飲食法（包含大量水果、蔬菜、全穀物和橄欖油）被證明可降低罹患憂鬱症和認知障礙的機率。[6]纖維的一大益處是它可以被腸道內的微生物轉化為丁酸（butyrate）——一種短鏈脂肪酸。丁酸又會充當腸道細胞（結腸細胞）中粒線體的主要燃料來源。它也在肝細胞中發揮作用。一個研究小組發現，丁酸直接改變粒線體功能、效率和動態（融合／分裂），這些變化直接影響胰島素阻抗、肝脂肪積累和整體代謝。[7]腸道和大腦之間有很強烈的聯繫（我很快就會談到大腦），但有趣的是，丁酸本身似乎會直接左右睡眠！更令人著迷的是，該機制似乎位於肝臟或通往肝臟的靜脈（門靜脈）。研究人員對小鼠進行研究以弄清楚這個問題。[8]他們將丁酸注射到小鼠的腸道或門靜脈中，發現小鼠的睡眠時間增加了百分之五十至七十。當他們將丁酸注射到小鼠身體的其他部位時，它對睡眠沒有任何作用。另一個研究發現，丁酸可以減少老化小鼠的神經炎症——這個發現可能有助於預防阿茲海默症。[9]

有時，事情可能與特定的食物成分無關，而更多與我們吃多少有關。垃圾食物可能會讓人上癮，至少對一些人來說是如此。我們都聽過這個說法：「你無法只吃一片。」暴飲暴食是個問題嗎？它可能會導致胰島素和血糖濃度升高，有胰島素阻抗的人尤其如此。我已經談過胰島素阻抗與精神疾病和粒線體有何關係。高血糖是否有更直接的不良影響？一些研究表明確實如此。

一項對糖尿病大鼠的研究發現，高血糖會直接損害粒線體，其表現為ATP的生產減少、氧化壓力增加和抗氧化能力下降，而所有這些情況都可能損害神經元。[10]

另一項研究觀察了人類內皮細胞（動脈內壁的細胞），看看高血糖是否會影響其粒線體功能。他們發現確實會。雖然高血糖沒有改變基本能量產生，但當細胞受到壓力時，那些暴露於高血糖的細胞會失去產生更多能量的能力。這又是一個弔詭：**更多的血糖或說燃料會導致ATP水準降低**。[11]

另一項研究觀察二十名糖尿病患者以了解高血糖對他們的情緒和大腦功能的影響。[12]研究人員運用鉗夾技術人工方式調控血糖水準，讓所有受試者分別經歷正常與高血糖狀態。高血糖會導致處理資訊速度減慢、記憶力和注意力受損，也會導致能量水準降低、悲傷增加和焦慮。這項研究表明，如果胰島素阻抗患者過量食用安慰性食物，實際上可能會導致他們感到悲傷和焦慮，並出現認知障礙。

最後，一項統合分析回顧了四十六個研究（包括超過九萬八千名尚未罹患糖尿病的參與者），觀察血糖水準是否會增加與阿茲海默症相關的大腦變化風險。研究人員發現，較高的血糖水準會增加澱粉樣蛋白水準升高和大腦萎縮的風險。[13]

血糖升高是否可以解釋糖尿病患者中憂鬱症和阿茲海默症發生率較高的現象呢？所有這些研究都表明它可能扮演一定角色。

但等一等……這是另一個回饋迴路！事實證明，粒線體在控制血糖水準方面發揮直接的作用。一項發表在《細胞》期刊上的研究指出，下丘腦腹內側核（ventromedial nucleus）——一個已知調節全身血糖水準的腦區——細胞中的粒線體在這種調節上至關重要。[14]它們的分裂過程和活性氧類含量直接控制著全身的血糖水準。因此，如果這些粒線體無法正常運作，血糖的調節就會關閉。這進而可能導致悲傷、焦慮，並增加罹患阿茲海默症的可能性。

肥胖症

肥胖症是一個複雜的話題。大多數人認為這是暴飲暴食導致的問題，是人們攝取的卡路里多於燃燒的卡路里所造成。但「攝取的卡路里多於燃燒的卡路里」一語包含兩個部分。有時人們**確實**吃得太多——在這種情況下，問題是他們為什麼會吃得太多。但方程式的第二部分是燃燒卡路里。有些與肥胖症搏鬥的人雖然吃得很少，但仍然無法減重。因此，更好的問題是：**為什麼肥胖者會儲存這麼多脂肪且（或）不燃燒脂肪？**現實情況是，幾乎每個人都會偶爾吃得太多。想想感恩節。那些瘦的人甚至到了第二天還會感到腹脹。這會驅使他們減少進食。或者他們的代謝會增加以燃燒掉過多的卡路里。無論如何，他們都能保持身材。而肥胖者沒有相同的反應。事實上，有時，當肥胖者減重時，代謝率會急劇下降。這會讓他們更難瘦下來。

這些都是複雜的課題。我不打算在這裡嘗試解決這些問題。我的目的是強調肥胖症確實會影響代謝和粒線體功能，而粒線體又會影響肥胖症。這些因素又都與精神健康相關。

我提到過，孤單、焦慮、憂鬱和睡眠與食慾和進食行為有一些共同的神經迴路。如果這些神經迴路過度興奮，一個人會發生什麼事？他會感到憂鬱、焦慮、不適當的孤獨感、難以入睡，而且會暴飲暴食。你認識這樣的人嗎？在我的精神科醫生職業生涯中，我遇到過很多這樣的人。

肥胖症和精神疾病都與粒線體功能異常有關。當人們同時出現這兩種情況時，它們會彼此加重。精神疾病會導致體重增加更多。肥胖症會導致憂鬱、焦慮和雙相障礙症狀更加嚴重。

一項研究觀察了雙相障礙患者，有些人肥胖有些人不肥胖，結果發現肥胖患者比瘦的患者有更多的憂鬱症發作。[15]肥胖本身對他們的情緒症狀大有影響。

了解箇中一些原因的方法是透過胰島素。我已經分享了一些關於胰島素、粒線體功能和大腦功能的資訊。肥胖者的身體和大腦通常都存在胰島素阻抗。一組研究人員專門調查這種情形是否與粒線體功能異常有關。果然，他們在有胰島素阻抗大鼠的大腦和肝臟中發現了粒線體損傷的跡象。[16]

不過，胰島素阻抗有其自身的生命力。胰臟透過分泌更多胰島素來應付胰島素阻抗。如果少量胰島素不起作用，就分泌大量。這會有幫助！但問題是，隨著時間推移，較高濃度的胰島素通常會使胰島素阻抗變得更加嚴重。它們會導致飢餓和體重增加。胰島素濃度愈來愈高的問題之一是，胰島素阻抗會抑制粒線體生合成，加劇代謝問題。[17]

在大腦中，胰島素在粒線體如何回應壓力方面發揮直接作用。當胰島素訊號傳導正常，粒線體會有效地回應壓力。對小鼠粒線體施加壓力的一種方法是餵牠們吃高脂飲食，這通常會導致肥胖。研究人員研究了被餵食高脂飲食的有胰島素阻抗小鼠，發現牠們的粒線體壓力反應受到損害。[18]當他們給予小鼠鼻內胰島素後，粒線體又能夠正常回應壓力，而且值得注意的是，小鼠體重增加得較少。因此，幫助粒線體正常發揮功能可以幫助小鼠更有效地應付高脂飲食。

另一個研究小組也探討了餵食高脂飲食的小鼠腦細胞中粒線體的作用。[19]他們發現，小膠質細胞對高脂飲食的反應是引起腦部發炎。這發生在小鼠有任何體重增加**之前**。當他們進一步觀察是什麼引起小膠質細胞變化時，發現答案是粒線體。一種特定的粒線體解偶聯蛋白UCP2增加了，它驅動粒線體動態上的變化（移動、融合和分裂）。當研究人員刪除這種蛋白質時，小鼠不再出現腦部發炎，而且令人震驚的是，儘管牠們被繼續餵以高脂飲食，也沒**有出現肥胖**。取而代之，這些小鼠最終進食減少且卡路里燃燒增加。這項研究表明，粒線體實際上是大腦和身體回應高熱量食物的關鍵因素。《細胞》期刊上發表的另外兩項研究證實了腦細胞中粒線體在調節進食行為、肥胖和瘦素阻抗（leptin resistance）方面具有直接作用。[20]

第一次讀到上述的研究時，我很困惑。研究人員清楚地證明了粒線體在大腦發炎和隨後的肥胖中的直接作用。然而，他們干擾了粒線體的正常功能。因此，看待這項研究的一種方法是認為小膠質細胞粒線體功能異常，而研究人員防止了它們犯錯。另一種看待它的方式是，這些粒線體可能從身體其他部位接收到錯誤訊號。錯誤訊號可能來自腸道微生物群、腸道細胞或肝臟。或者如我之前所描述的，可能是胰島素阻抗引起的。但另一個明顯的可能性是，粒線體完全按照它們被編程的方式運作：它們可能一直在關注有機體的長期健康。目前，我們不知道對有害飲食的正確回應應該是如何。說不定肥胖是食用有害食物時的較好生存策略。我們不能確定在這種情況下預防發炎和肥胖是否會帶來更好的健康結果或延長壽命，但我認為這方面的研究是很容易的。正如你所看到的，情況很複雜，但再看一眼……它又不是很複雜。如果你想防止小鼠肥胖，就不要餵牠們吃有害食物。

值得一提的是，「高脂飲食」也可能含有其他不健康的成分，例如蔗糖——往往是這種不良組合會導致發胖。我提這一點是因為我很快就會討論另一種不同類型的高脂肪飲食，這種飲食通常會導致體重減輕和發炎程度降低，所以並不是脂肪本身有問題。

斷食、飢餓和飲食障礙

斷食就是不吃東西。實際上，任何時長的不進食都算斷食。我們都會在睡覺時斷食。這就是早餐（breakfast）得名的原因——早餐就是「打破斷食」（breaking a fast）。較長時間的斷食會導致代謝和粒線體發生許多變化。有趣的是，它還可以對人體產生深遠的有益影響。這一點會讓大多數人感到驚訝。我們通常認為我們的身體需要食物和營養。我們都聽說過人需要一日三餐。有些人甚至被建議一天吃六到八次。我們需要不斷地為身體供應燃料。我們需要能量。

對嬰兒來說，這是毫無疑問的——大多數嬰兒需要每兩小時餵一次。對於正在成長的孩子來說，這也是事實。但對成年人來說，現在有大量的科學證據表明，一直吃東西實際上有害健康。

斷食促使身體節儉並鼓勵自噬，這具有巨大的治癒潛力。這時，身體會緊縮開支，充分利用已有的資源。這是動用脂肪儲備的時候。我們都知道這可能是好事一件。但事情不僅止於此。每個細胞都會做出回應，粒線體會準備好指揮一切。它們立即改變形狀。它們自我拉長，相互融合，形成長管狀網絡。[21]隨之而來的是一次春季大清洗。細胞會挑出舊的和有缺陷的蛋白質和細胞部分。在這場大規模回收行動中，它們是首先被處理的。它們被運送到溶小體進行降解。然後這些營養物質會被回收利用：有些被用作能源，有些可能用於製造新的必需蛋白質和細胞部分。細胞在這場精心策劃的重啟過程中尋找所有可以被消耗的物質。

那麼，細胞的粒線體呢？它們也會被摧毀嗎？確實，有缺陷的粒線體會被摧毀，因為粒線體自噬作用也在這個過程中被活化。不過，健康的粒線體現在在長管狀網絡中相互合作。它們在此過程中維持ATP的生產速率，而這些長管狀網絡保護它們免於被回收。當人們再次進食，被破壞的細胞部分會得到替換。這些替換部分是新的和健康的，還常常包括一些新的粒線體！

然而，如果人們長時間未進食，到了某個階段就會演變成飢餓。這時，身體會採取防禦策略。它會大量降低代謝以節省能量。心率減慢。體溫下降。人會變得遲鈍、煩躁易怒、沒有動力、注意力不集中、對食物念念不忘和有些憂鬱。弔詭的是，輕躁狂的症狀可能會在飢餓的第一、二週內出現。這可能是一種適應策略，讓飢餓的人有足夠的能量、動力和信心來獲取食物。

我相信你知道，這不是好事。這是有生命危險的狀態。細胞開始故障和死亡。器官正在掙扎，其中包括大腦。這時有可能出現的精神疾病和精神症狀包括憂鬱、煩躁易怒、失眠、躁狂、飲食障礙、頭腦混亂、記憶衰退、幻覺和妄想。

也許飢餓對精神有何影響的最佳證據來自明尼蘇達州著名的飢餓實驗，其中，三十六名健康男性先是接受二十四週的半飢餓飲食（每日攝取的卡路里只有正常一半），然後接受二十週的「復健」。這些受試者的體重明顯減輕，並出現代謝減慢的跡象。他們經驗到多樣性和有時嚴重的精神症狀，包括憂鬱、焦慮、疲勞、注意力不集中和對食物念念不忘。有些人出現短暫的輕躁狂。有趣的是，有些人最難熬的反而是在重新進食期間。其中一些人的憂鬱症變得更嚴重。其他人開始暴飲暴食和催吐。有些人出現身體意象障礙。一名男性截掉自己三根手指。這項研究如今常被用來了解厭食症和暴食症的一些症狀。飢餓本身就會導致精神症狀。[22]

這引發了對飲食障礙的討論。

對於一些人來說，飲食障礙可能始於要求減重和瘦身的社會壓力。年輕的女性芭蕾舞者是一個明顯的例子。許多跳舞的年輕女性都被明確告知必須要瘦才能參加比賽。她們面對巨大的減重壓力。順從這些建議的女孩和婦女有可能會將自己推至飢餓的境地。這可能會啟動影響大腦功能的代謝紊亂的惡性循環。除了大腦中控制進食行為的部分受到影響，大腦中詮釋自己體態的部分也會受到影響。她們的身體意象可能出現嚴重扭曲，明明身體瘦弱卻認為自己肥胖。這有時幾近妄想，因為她們知覺自己的方式可能與她們的真實外觀相去甚遠。研究人員觀察了一個厭食症的小鼠模型，看看大腦中是否存在粒線體損傷。果不其然，他們發現下丘腦內有氧化壓力和粒線體的特定部分出現損傷。[23] 一項研究觀察了四十名女性，一半人有厭食症而另一半人沒有，發現前者白血球中的粒線體有功能異常情況。[24]

然而，有些人可能會因為先天易感性而患上飲食障礙症。飲食行為——無論是吃太多還是吃太少——會影響代謝。對某些人來說，這可能會帶來短暫的獎勵感。

暴飲暴食會讓一些人感覺更好，因為它為掙扎中的腦細胞提供更多胰島素和血糖，並刺激大腦的獎勵中樞。吃大量的糖可能是克服胰島素阻抗最快、最簡單的方法。不幸的是，正如我所討論的，這樣做會隨著時間使情況惡化。對於其他人來說，限制飲食可以改善情緒，因為此舉可以提供對掙扎中的腦細胞有助益的壓力荷爾蒙或酮（我很快就會再談到它們）。吃太多和吃太少這兩個極端都會為不同的人帶來感覺良好的經驗。因此，對於已經患有精神疾病、正在掙扎的人來說，改變飲食行為可能很有吸引力。對某些人而言，它可能會成為一種生活方式，哪怕會導致健康問題。這很可能解釋了為什麼有任何精神疾病的人更有可能出現飲食障礙。他們在尋找讓自己感覺較好的方法。

腸腦軸和微生物群

過去幾十年來，愈來愈多的研究顯示，我們的腸道在代謝和精神健康方面都扮演重要的角色。有很多訊號是從消化道發送到大腦，反之亦然。這種溝通的發生似乎有多種機制。我將簡要介紹其中的一些。

首先，愈來愈清楚的是，我們腸道中數兆細菌、真菌和病毒在人類健康中——特別是在肥胖症、糖尿病和心血管疾病——扮演著重要角色。例如，動物研究表明腸道微生物會影響體重。一項研究發現，肥胖小鼠的微生物群能從食物中提取比瘦小鼠更多的營養和熱量。當這種肥胖的微生物群被轉移到瘦小鼠體內後，瘦小鼠的體重便增加了。[25]

有愈來愈多的證據顯示腸道微生物群會左右精神疾病。動物模型和小型人體試驗表明，腸道微生物群看來可以影響憂鬱症、焦慮症、自閉症、思覺失調症、雙相障礙和飲食障礙症。也有證據顯示腸道微生物群可影響癲癇和神經退行性疾病。

腸道細菌首先接觸到我們攝取的所有食物。它們會產生多種代謝物、神經傳導物質和荷爾蒙，將其分泌到我們的腸道中。這些東西會被吸收到我們的血液中，影響代謝和大腦功能。

訊號從腸道發送到大腦的第二種方式是透過腸道內壁細胞產生的荷爾蒙和神經肽。眾所周知，這些物質也會傳播到整個身體，包括大腦，對代謝和大腦功能產生廣泛影響。

最後，腸道擁有自己的一套複雜神經系統，可以直接與大腦溝通，反之亦然。迷走神經在這種溝通中扮演重要角色。正如我所提到的，人體總血清素約百分之九十是在腸道中產生的。

一旦開始思考腸腦軸（gut-brain axis）和微生物群這一領域所涉及的各種不同微生物、代謝物、荷爾蒙、神經傳導物質、神經肽和其他相關因素時，很快就會讓人頭昏眼花。然而，所有這些因素都有一個明顯的關聯。它們都與代謝和粒線體有關。有證據顯示腸道微生物直接向腸道內壁細胞和免疫細胞中的粒線體發送訊號。研究顯示，這些訊號可以影響粒線體的代謝，改變腸道細胞的屏障功能，並可能導致發炎。[26]

食物、斷食和腸道微生物群用於治療

在對付精神症狀時，飲食干預至少有八種不同的方式可以發揮作用：[27]

1. 解決營養素缺乏問題，如葉酸、維生素B12和維生素B1的缺乏。
2. 去除飲食過敏原或毒素。例如，有些人患有一種稱為乳糜瀉（celiac disease）的自體免疫疾病，會因麩質而導致發炎和其他代謝問題。它也可能影響大腦功能。我已經講過反式脂肪的壞處。還有許多其他飲食成分也會損害粒線體功能。

3. 吃「健康飲食」，例如地中海飲食，可能對一些人有好的作用。
4. 用斷食、間歇性斷食和模擬斷食（fasting mimicking diet, FMD）（三者下文有更詳細介紹）來刺激自噬作用和粒線體自噬，以改善代謝健康。
5. 改善腸道微生物群（如何改善詳下文）。
6. 透過飲食干預來改善代謝和粒線體功能。可改善的包括胰島素阻抗、代謝率、細胞中粒線體數量、粒線體整體健康狀況、荷爾蒙、發炎以及許多其他已知的代謝調控因素。
7. 造成體重減輕的飲食改變有助於減輕與肥胖症相關的問題。
8. 對於體重嚴重不足的人來說，導致體重增加的飲食改變可能是一種挽救生命的干預措施。

對所有這些領域的全面討論超出了本書的範圍。取而代之，我將討論一些重點。

維生素和保健食品

對付維生素和營養素缺乏相當重要。然而，服用二十多種維生素和補充劑並不能解決大多數代謝問題。有時，過量使用維生素和補充劑反而會導致代謝問題。健康的代謝在於平衡：不能太多也不能太少。

許多維生素和補充劑（或稱保健食品）也許在改善粒線體功能和生成方面發揮作用。可能有幫助的物質種類繁多，其中包括：L－甲基葉酸、維生素B12、S－腺苷甲硫胺酸（S-Adenosyl-L-Methionine, SAMe）、N－乙醯半胱胺酸（NAC）、L－色胺酸（L-tryptophan）、鋅、鎂、Omega-3脂肪酸、菸鹼醯胺核苷（Nicotinamide Riboside, NR）、α－硫辛酸（Alpha-lipoic acid, ALA）、精胺酸（Arginine, Arg）、肉鹼（carnitine）、瓜胺酸（citrulline）、膽鹼（choline）、輔酶Q10（co-enzyme Q10）、肌酸（creatine）、亞葉酸（俗稱活性葉酸）、維生素B3（菸鹼酸）、維生素B2（核黃素）、維生素B1（硫胺素）、白藜蘆醇（resveratrol）、紫檀芪（pterostilbene）和抗氧化劑等。[28]這些保健食品不太可能對所有人都有益，而且任何人都不應該同時服用所有這些保健食品。

有一個很好的例子可以說明為何應該如此謹慎。研究人員為一百八十名雙相憂鬱症患者提供了三種治療方法中的一種：一、「粒線體雞尾酒」；二、僅使用N－乙醯半胱胺酸；三、安慰劑。這樣持續十六週，做為既有治療方法的補充。[29]粒線體雞尾酒療法包括N－乙醯半胱胺酸、乙醯左旋肉鹼、輔酶Q10、鎂、鈣、維生素D3、維生素E、α－硫辛酸、維生素A、生物素（又稱維生素B7、維生素H）、維生素B1、維生素B2、維生素B3、泛酸鈣（Calcium Pantothenate）、鹽酸吡哆醇（Pyridoxine Hydrochloride）、葉酸和維生素B12。哇，真是個大雜燴！猜猜看研究人員有什麼發現？三個組別的反應都沒有差異。

再一次，這些維生素和其他因素之所以濃度偏低，可能只是粒線體功能異常的結果，而非其病因。果真如此的話，增加更多的量可能並不能解決問題。這一類的藥錠不會自動刺激粒線體生合成或粒線體自噬作用。但飲食干預、良好睡眠、減輕壓力、去除會損害粒線體的藥物和運動卻可以！

飲食和斷食

我說過，持之以恆採取地中海飲食法的人較不容易罹患憂鬱症。但在已經患有憂鬱症的人，採用這種飲食可以改善症狀嗎？看來是可以的，至少對某些人來說可以。一項巧妙地稱為微笑（SMILES）的試驗將六十七名重度憂鬱症患者隨機分配到兩個組別的其中之一，一個組別鼓勵採用地中海飲食法，另一個是社會支持小組（對照組）。與此同時，參與者繼續接受既有的憂鬱症治療（藥物或療法）。十二週後，地中海飲食法組別中有百分之三十二的人獲得緩解，而對照組只有百分之八。[30]有任何證據表明這與代謝或粒線體有關嗎？對此，至少有一項研究可供我們參考。

研究人員對分別被餵以地中海飲食和西式飲食（標準美式飲食）的猴子（食蟹猴）進行了三十個月的觀察，然後測量大腦粒線體功能、能量利用模式和胰島素水準之類的生物標記。[31]他們發現吃西式飲食的猴子腦區之間的生物能量模式減弱，且此現象與胰島素和血糖的濃度相關。食用地中海飲食的猴子的粒線體在腦區之間保持了正常的差異，而吃西式飲食的猴子則失去了這些正常差異。受影響的腦區已知在糖尿病和阿茲海默症中起作用。

也有證據表明，斷食、間歇性斷食和模擬斷食可能對治療精神疾病有用。它們都會導致酮體（ketone bodies）的產生——酮體是在脂肪被用作能量來源時產生的。脂肪會被轉化為酮體。有趣的是，這個過程只發生在粒線體中，是這種了不起的胞器的另一個作用。

酮體是細胞的替代性能源。它們還充當重要的代謝訊號分子，會帶來表觀遺傳變化。酮體可以做為有胰島素阻抗的腦細胞的救援能量來源。雖然血糖可能難以進入這些細胞，但酮體可以輕易地進入。正如我說過的，斷食也會導致自噬作用。間歇性斷食有多種方式。有些人將每天的進食時間限制在八到十二個小時之內，有些人允許自己每天吃一餐，還有些人在晚上不進食。

有證據證明，間歇性斷食可以改善情緒和認知，並在癲癇和阿茲海默症動物模型中保護神經元免受損傷。一群研究人員著手了解其中的原理和原因。[32]你永遠猜不到他們有什麼發現——是粒線體的作用！當研究人員讓小鼠進行間歇性斷食時，他們發現海馬體（一個關係到憂鬱、焦慮和記憶衰退的腦區）在很大程度上是推動間歇性斷食帶來改善的主要區域。這似乎主要是由於GABA活性水準較高，從而降低了過度興奮性。然後研究人員進一步去探究是何種原因導致GABA活性的這種變化。他們以兩種不同的方式從小鼠身上去除了

Sirtuin 3——這種蛋白質是粒線體所獨有且是維持粒線體健康所不可或缺。他們這樣做了之後，所有好處都消失了。這清楚地顯示粒線體直接參與了間歇性斷食對大腦健康的益處。

另一篇綜述文章概述了間歇性斷食被認為可以促進大腦健康的許多方式，包括減少氧化壓力和發炎、改善粒線體自噬和粒線體生合成、增加腦源性神經營養因子（brain-derived neurotrophic factor, BDNF）、改善神經可塑性和促進細胞抗壓性。[33]這些強大的治療效果是目前藥丸所無法提供的。

模擬斷食可以複製較長時間斷食的好處而不會有飢餓的風險。最著名的例子是**生酮飲食**。你可能還記得，正是這種飲食及其對我的一位患者的深遠影響引導我踏上了這段探索旅程。

生酮飲食的故事要從癲癇開始。自希波克拉底時代以來，斷食便已知可以阻止癲癇發作，並在許多文化中被用作治療方法。然而，隨著現代醫學的發展，人們普遍認為這種說法只是民間傳說，很可能是無稽之談。這種情況到一九二〇年代發生了變化，當時一位醫生發表了一篇關於斷食阻止男孩癲癇發作的研究文章。斷食的問題在於，如果斷食時間太長，人們就會死於飢餓——這樣的話，它可不是一種非常有效的干預措施。當人們恢復正常飲食時，癲癇通常會立即復發。一九二一年，羅素・懷德爾博士（Dr. Russell Wilder）開發出生酮飲食法以應付這個問題。這種飲食法強調高脂肪、適量蛋白質和低碳水化合物的飲食。他希望研究這種能模擬斷食狀態，但又能防止飢餓的飲食是否可以治療癲癇。瞧，它奏效了。在嘗試生酮飲食的人中，約百分之八十五的人癲癇發作有所減少或停止。到了一九五〇年代，隨著愈來愈多的抗癲癇藥物進入市場，它不再受寵。吃藥比吃這種飲食容易多了。

不幸的是，約有百分之三十的癲癇患者無法從我們提供的任何藥物得到改善，因此生酮飲食在一九七〇年代於約翰．霍普金斯大學（Johns Hopkins University）復活，用於治療難治型癲癇。此後，這種飲食的臨床應用在世界各地不斷增長。許多臨床試驗已顯示出療效，而二〇二〇年發布的一篇考科藍文獻回顧（〔Cochrane Review〕考科藍是統合分析的黃金標準）指出，患有難治型癲癇的兒童若採用生酮飲食，不再癲癇發作的可能性提高三倍，減少癲癇發作百分之五十或以上的可能性提高六倍。[34]

生酮飲食法因其對大腦的影響而成為目前研究得最多的飲食干預措施。幾十年來，神經學家、神經科學家和製藥公司一直在研究這種飲食法，試圖更了解其抗癲癇作用。它提供了一種替代燃料來源，可以成為有胰島素阻抗的腦細胞的生命線。它還可以改變神經傳導物質水準、調節鈣通道、減少發炎、改善腸道微生物群、提高整體代謝率、減少胰島素阻抗本身，最重要的是可以同時促進粒線體自噬和粒線體生合成。[35]人們在採取這種飲食法幾個月或幾年後，細胞便有了更健康的粒線體。這有可能會帶來長期的治癒。許多人可以在兩到五年後停止這種飲食法但繼續保持健康。

對飲食治療精神疾病的功效的研究尚處於早期階段。我在自己的工作中見證過患有嚴重難治型精神疾病的人靠生酮飲食法獲得症狀的完全緩解。[36]你會在本章最後讀到一個這樣的案例。採取這種飲食在第一年想要見效就像服藥。你必須持之以恆。就像服藥無法偷懶一樣，這種飲食法也無法中斷。如果這麼做，一切都可能亂了套。我應該指出，在精神病學中使用癲癇治療很常見。我們將其中的許多藥物用於幾乎所有類型的精神疾病。因此，從很多方面來說，用生酮飲食法來治療其他精神疾病毫無特別之處。不同的只是這是一種飲食干預。目前正在進行多項針對雙相障礙和思覺失調症的生酮飲食法臨床試驗。

有一組研究人員觀察了二十六名阿茲海默症患者。受試者全都接受十二週的生酮飲食和十二週的低脂飲食，兩段期間相隔十週。[37]受試者以不同順序接受兩種飲食方式，且評估過程採盲法設計。實驗結束時，研究人員發現，當受試者採取生酮飲食時，他們的日常功能和生活品質都有所改善。應該指出的是，這是為數不多證明阿茲海默症症狀確實改善的研究之一。大多數研究，例如我提過那個鼻內胰島素研究，只能防止疾病的惡化。它們不會扭轉疾病進程。顯然，這是一個小試驗，需要在更長的時間內在更多人身上進行複製，但基礎科學肯定導致這種效果的作用原理和原因。

生酮飲食法有許多版本，有用於減重的，有用於管理糖尿病的，有用於治療癲癇的，而它們並不總是有著相同的效果。這些食物也可以根據個人喜好量身定制，可以是素食、純素食、純肉（又稱「肉食飲食法」），也可以同時含有動物和植物來源食物。患有醫療病症或精神疾病的人只能在醫療監督下實施這種飲食法，因為它存在風險和副作用，而處方藥物通常需要安全地調整或停藥。

腸道微生物群

如前所述，腸道微生物群毫無疑問對代謝和精神健康有影響。然而，在已被證實有效的干預措施方面，這領域仍處於起步階段。

以下是四種值得考慮的干預措施：

1. 儘可能避免接觸抗生素。眾所周知，抗生素會破壞微生物群，有時會直接導致粒線體功能異常。除了非必要時不要服用抗生素外，也應留意我們食用的肉、魚、蛋、奶等動物產品可能含有來自飼料的抗生素殘留。選擇購買有「無抗生素飼養」標籤的產品。
2. 飲食對微生物群的影響極大。應避免高度加工食品。吃高纖食物，如水果和蔬菜。天然完整的食物可能是最佳選擇。
3. 益生菌可能對某些人起作用，儘管沒有太多證據表明它們可以改善代謝或精神健康。前面說過，腸道中有數萬億微生物。服用僅含有一種細菌的補充劑可能有幫助，也可能沒有幫助。在開始使用之前，請查閱關於該特定益生菌的研究，看看是否有證據證明其有效（特別是對於你的症狀或診斷）。

4. 糞便微生物移植（fecal microbiota transplantation, FMT）正在研究中，目前尚處於實驗階段。

總結

- 飲食對代謝和粒線體健康大有影響。
- 如果你有任何飲食缺乏，必須找出來並加以糾正。你缺的有可能是（僅列舉幾種）維生素、礦物質、蛋白質或必需脂肪酸。你可能需要與營養師或你的醫療服務提供者合作，全面評估你的營養狀況和飲食。
- 如果你暴露在對你的代謝有害的飲食因素中，你需要從飲食中去除這些因素，例如過敏原。也可能包括已知有害的食物，諸如反式脂肪和垃圾食物。
- 如果你有胰島素阻抗，可能需要改變飲食以幫助對付基本問題。
- 即使你遵循完全健康的飲食法，你的代謝和粒線體仍有可能受到損害。這可能是非飲食因素造成的，如遺傳、表觀遺傳、發炎、壓力、睡眠問題、荷爾蒙、藥物、毒素等等。即使有這些情況，飲食干預仍可能有助於治療。例如，間歇性斷食和生酮飲食法都可以刺激自噬作用和粒線體自噬，不管問題最初是什麼引起的。它們還可以提供酮體做為有胰島素阻抗的細胞的救援燃料來源。

- 改善腸道健康的策略也許可以改善精神健康。
- 應該對聲稱一粒藥就能解決所有問題的益生菌或「粒線體」(mito)保健食品持懷疑態度。迄今為止的大多數研究都顯示它們沒有效用。
- 精神健康和代謝健康的關係密不可分。這個道理適用於每個人，包括那些只是想減重、控制糖尿病、預防心臟病或阿茲海默症的人。飲食和運動往往是不夠的。我在本書中討論的一切都扮演著重要角色。

成功案例：蜜德莉——永不嫌晚！

蜜德莉有一個可怕的、受虐待的童年。她毫無疑問有PTSD、焦慮和憂鬱症的症狀。十七歲時，她還被診斷出患有思覺失調症。她開始每天出現幻覺和妄想。她變得疑神疑鬼。在接下來的幾十年裡，她嘗試了不同的抗精神病藥物和情緒穩定劑，但她的症狀仍然存在。她無法再照顧自己，由一名法庭指定的監護人負責照顧。她很痛苦，多次試圖自殺，有一次喝了一整瓶清潔液。除了精神症狀外，她還肥胖，體重一百五十公斤。

她七十歲時，在被思覺失調症折磨並導致失能長達五十三年後，醫生鼓勵她到杜克大學設立的減重診所就診。當時診所正在使用生酮飲食做為減重方法。她決定嘗試一下。兩週內，她不僅體重開始減輕，還注意到自己的精神症狀有顯著改善。她說，多年來她第一次能夠聽到外面鳥兒的歌聲。她腦海中的聲音不再淹沒它們。她的心情也好了起來，開始懷有希望。她能夠逐漸減少所有精神科藥物的使用。她的症狀完全緩解。她還減掉了六十八公斤，並且一直保持到今天。

現在，十三年後，她仍然沒有任何症狀，沒有服藥，也沒有去看任何精神健康專家。學會照顧自己後，她也擺脫了監護人。當我上次與蜜德莉交談時，她說她對自己還活著感到高興和興奮。她請我與任何願意傾聽的人分享她的故事。她希望她的經歷可以幫助其他人逃離她幾十年來不得不忍受的人間地獄。

像蜜德莉這樣的故事……在精神病學中是不會發生的。即使我們提供最好的傳統治療方法，這種情況也是聞所未聞。而蜜德莉的故事和腦能量理論說明這是可能的。精神健康領域的新時代已經來臨，充滿了出現更多像蜜德莉這樣的故事的希望。

CHAPTER 16 促成因素：毒品和酒精
Contributing Cause: Drugs and Alcohol

眾所周知，毒品和酒精有可能導致精神疾病，而患有精神疾病的人更有可能使用毒品和酒精。想想那個吸食過量大麻而最終罹患思覺失調症的年輕人，想想罹患失智症的酗酒者，或想想患有雙相障礙的古柯鹼成癮者。大多數人認為這些情況只是毒品作用於大腦的結果。又或者是因為這些人本來就容易患上精神疾病，而毒品將他們推過了崩潰的邊緣。這兩種說法都是正確的。但毒品究竟是如何作用的呢？直到現在，沒有人能確切地說明。但腦能量理論提供了明確的答案：毒品和酒精都作用於代謝和粒線體。

大多數毒品屬於兩個種類其中之一——它們要麼刺激細胞，要麼抑制細胞。這包括酒精、菸草、大麻、古柯鹼、安非他命和鴉片類藥物。有些毒品作用於大腦或身體中的特定細胞，也有些毒品對不同類型的細胞都有影響。例如，酒精和大麻（我很快就會談到它們）都會對全身產生影響。它們透過主要存在於細胞表面的受體發揮作用，然後影響這些細胞內的粒線體。然而，粒線體的膜上也有自己的大麻、尼古丁、酒精和煩寧受體。這些物質直接影響粒線體。

毒品和酒精與代謝和粒線體形成回饋迴路。人們可以透過不同的方式進入這個迴路，但一旦進入，便很難退出。

有些人由於同儕壓力或其他社會性影響而吸毒或酗酒。開始時，他們會非常快樂且代謝健康。然而，隨著時間推移，使用過量的毒品和酒精會損害代謝和粒線體功能。一旦受損，人們就會達到「需要」這些物質才能感覺正常的程度。請注意，我使用了「正常」一詞，而不是「良好」。最初，當人們開始使用毒品和酒精時，他們通常會感覺良好。這強化了這種行為。人們喜歡感覺良好。但大腦會逐漸適應這些物質並設法抵消它們。隨著大腦的變化，人們在不使用這種物質時會開始感覺「糟糕」。這導致一個惡性循環，他們現在需要這種物質才能感覺正常。他們常常無法獲得曾經體驗過的那種快感。當他們試圖戒斷時，會在某種程度上感到痛苦。這通常會促使他們再次使用。他們被困住了。

另一些人吸毒和酗酒是因為他們的代謝已經受到損害。他們本來就已經受到憂鬱、焦慮、不安全感、精神病或其他痛苦症狀的折磨。他們想要感覺好一點。如果他們的症狀足夠嚴重，他們會嘗試任何方法。總的來說，如果他們患有細胞活躍不足的症狀（例如憂鬱症的一些症狀），那麼，服用一些刺激性的東西會讓他們感覺較好。如果他們患有腦細胞過度活躍或過度興奮的症狀（例如焦慮或精神病），那麼，服用具有鎮靜作用和抑制細胞活動的藥物可以讓他們感覺好一些。如果這種物質效果很好，他們就會上癮。誰能怪他們呢？他們只是想感覺較好。有時，人們並不一定會因為使用物質而感覺「較好」，而只是感覺「不同」——麻木或意識不清。對某些人來說，這可能比他們的其他感受更可取。無論如何，這十之八九是為什麼所有精神疾病都與較高比率的物質使用疾患相關的原因。

毒品和酒精會對粒線體功能產生直接影響，導致許多精神疾病的症狀。不同的毒品可以迅速產生幻覺、妄想、躁狂、憂鬱、認知障礙和其他症狀。我無法在一章篇幅談完所有這些，但會介紹酒精和大麻如何影響粒線體的一些重點。

酒精

酒精對代謝和粒線體有深遠的影響。過量飲用時，已知對肝臟和大腦有害。粒線體在這種有害性中起主要作用。我將為你介紹一些科學知識。

人們喝酒時，肝臟會進行大部分處理。一種稱為乙醇脫氫酶（alcohol dehydrogenase, ADH）的酶會將酒精轉化為乙醛，而乙醛對細胞是有毒的分子。細胞色素P450 2E1（cytochrome P450 2E1, CYP2E1）也可以進行這種轉換；CYP2E1恰好直接位於粒線體或內質網上。然後，另一種乙醛脫氫酶（aldehyde dehydrogenase, ALDH），將乙醛轉化為毒性較小的分子乙酸鹽（acetate）。

乙醛脫氫酶有兩種形式：一種最終進入細胞質，另一種最終進入粒線體。然後粒線體將乙酸鹽用作燃料。如你所見，粒線體在這一切中發揮作用。

如果人們暴飲，這些酶系統會負荷過度，乙醛的濃度就會上升。問題的第一個跡象出現在粒線體。它們會膨脹，難以產生ATP，並產生更多的活性氧類。許多研究都證明大量酒精會導致粒線體受損，甚至被摧毀。[1]這很可能就是酒精中毒會致死的原因。

長期飲酒會導致慢性氧化壓力，這是粒線體受損的一個跡象。這會導致發炎，從而讓問題變得更糟。所有這些情況都發生在全身，特別是在肝臟和大腦中。

即使是短期大量飲酒也會產生持久的影響。研究人員觀察了接觸兩週暴飲模式的青春期大鼠，看看飲酒對牠們大腦中粒線體的影響。[2]他們發現暴飲馬上損害粒線體的功能——考慮到前面談到的一切，這一點並不奇怪。然而，對海馬體的影響會一直持續到成年期，致使粒線體蛋白水準降低，ATP產量減少，鈣的調控出現問題。

諾拉·沃爾科夫博士（Dr. Nora Volkow）是美國藥物濫用研究所（National Institute On Drug Abuse, NIDA）所長，多年來一直研究成癮與代謝之間的關係，是該領域的先驅。她和其他人在慢性酗酒者身上得到了一些令人驚訝的發現。當人們飲酒時，他們的大腦會使用較少的葡萄糖做為能量來源，而改為使用來自酒精的乙酸鹽。[3]隨著時間推移，酗酒者的大腦葡萄糖代謝會出問題。**當他們清醒時，他們的腦細胞會變得缺乏能量。**[4]當他們再次喝酒，乙酸鹽會為虛弱的腦細胞帶來燃料，讓他們感覺舒服。這種腦能量不足的情況可能是酗酒者難以遠離酒精的原因之一。沃爾科夫和其他人開始研究是否可以用酒精以外的東西來幫助虛弱的腦細胞。他們把目光轉向生酮飲食法。

他們招募了三十三名有酒精使用障礙的人，將他們送入一個戒酒單位。[5]他們一半人吃生酮飲食，另一半人吃標準美式飲食，為期兩週。研究人員使用標準程序幫助參與者戒酒，並進行了各種血液檢查和腦部掃描，以觀察目標區域的大腦代謝情況。他們發現，接受生酮飲食的人需要較少的戒酒藥物，戒斷症狀也較少。這些人對酒精的渴望也減少了。腦部掃描顯示，與標準美式飲食組相比，生酮飲食組的大腦代謝得到改善，腦部發炎程度降低。這項先導研究表明，看似與酗酒無關的飲食干預是有可能對人的大腦和症狀產生重大影響。這正是科學能夠革新精神健康領域的方式。

我想要提個醒。做為這項研究的一部分，研究人員也測試了如果一個採取生酮飲食的人飲酒，對血中酒精濃度可能造成什麼影響。他們對吃生酮飲食的大鼠進行了測試，發現儘管給牠們喝的酒量與給一般大鼠的一樣，牠們的血中酒精濃度卻是一般大鼠的五倍。這表示，酒精使用障礙者如果自己嘗試生酮飲食，那麼他們飲酒的話可能會有危險。他們可能會比平常醉得多。我並不是說不能使用這樣的干預措施，而是需要把風險列入考慮，並開發出一種安全管理這些風險的方式。

大麻

大麻愈來愈受歡迎。許多人將其吹捧為「能治百病」的良藥。人們認為它對癲癇、疼痛障礙、噁心、焦慮、PTSD和強迫症有好處。然而，它也可能導致精神症狀，包括學習和記憶衰退、缺乏動力，以及可能的精神疾病。[6]

腦能量理論提供了一種理解所有這些觀察結果的直接方法。它們都與代謝和粒線體有關。獲得改善的症狀都與過度興奮有關。任何能降低正確細胞中粒線體功能的物質都可以減輕這些症狀。然而，如果這種物質過度損害粒線體功能，也可能引起症狀。有沒有證據證明大麻能以這種方式影響粒線體呢？好吧，到現在，你應該已經知道，如果答案不是一個響亮的有的話，我就不會問這個問題。

大麻會影響人體的內源性大麻素系統（endocannabinoid system, ECS）。大麻素受體遍布全身，但它們高度集中在大腦。主要有兩種類型的受體——CB1和CB2。它們位於細胞膜上，但CB1受體也直接位於粒線體上。由於有兩種不同的受體分布於全身多種細胞上，因此不能說大麻對所有細胞都有一種普遍的影響。然而，在神經元中，大麻的主要作用方式是透過CB1受體減緩粒線體的功能。[7]對近八百名青少年（其中一些人使用大麻，另一些人沒有）的腦影像研究顯示，在大腦中CB1受體最密集的區域，大麻使用者表現出「與年齡相關的皮質加速變薄」。這表示，大麻對這些粒線體受體的影響可能是這些腦區變薄的原因。[8]

《自然》期刊上發表的一項小鼠研究發現，星狀細胞中的粒線體在中介大麻的作用方面扮演直接角色——它們控制著傳輸至神經元的葡萄糖和乳酸的量（兩者都是能量來源）。[9]這又會直接影響社交行為。所有這些作用都是透過粒線體上的CB1受體傳導的。當這些受體被四氫大麻酚（THC，大麻中的活性成分）活化時，會導致粒線體功能和神經元能量來源減少。它也會導致社交退縮。當研究人員移除粒線體CB1受體後，四氫大麻酚不再具有相同的效果。粒線體沒有以同樣的方式受到影響，進入神經元的能量來源並沒有減少，而且即使小鼠仍然接觸大麻並且細胞上存在CB2受體，社交退縮行為也沒有發生。

《自然》期刊發表的另一項研究試圖確定使用大麻導致記憶損害的原因。研究人員最終希望更了解記憶是如何運作的。粒線體上的CB1受體再次發揮關鍵作用。研究人員發現大麻對CB1受體的作用直接影響粒線體的移動、突觸的功能和記憶的形成。當他們移除CB1受體後，大麻不再具有任何這些作用，記憶也沒有受到損害。研究人員得出的結論是：「透過將粒線體活動與記憶形成直接聯繫起來，這些數據表明生物能量過程是認知功能的主要直接調節因素。」[10]換句話說，大腦能量和粒線體在我們的記憶能力中發揮主要作用。

還有許多其他成癮物質會影響代謝和粒線體，但我希望這兩個例子能讓你了解物質使用如何融入腦能量理論。

毒癮和癮治療

毒癮和酒癮治療計畫在改善精神和代謝健康方面發揮重要作用。減少或停止使用損害粒線體功能的物質至關重要。

有些書一整本都是談這個課題。我不打算在這裡回顧它們的結論。有多種策略可供選擇，包括住院戒癮、住宿計畫、門診治療、團體治療、藥物輔助治療、十二步驟計畫和中途之家。

有趣的是，一個新的研究領域是使用迷幻藥來治療某些精神疾病。我將在第十八章中討論這個話題。

總結

- 毒品和酒精會影響代謝和粒線體。
- 戒斷它們的過程也會以不同的方式影響代謝和粒線體。
- 評估你使用的物質非常重要，包括菸草、酒精、咖啡因、補充劑、大麻和娛樂性毒品。這些東西可能對你的代謝和精神健康起著一定作用。

- 如果你大量使用其中任何一種，它可能是導致你出現任何代謝或精神症狀的重要原因。在嘗試其他干預措施之前，你可能需要先解決這個問題。如果你自己無法做到這一點，請考慮尋求專業協助。

CHAPTER
17
促成因素：身體活動
Contributing Cause: Physical Activity

運動有益健康。許多研究表明，運動的人罹患代謝疾病的可能性較小，像是肥胖症、糖尿病和心血管疾病。這是運動受到如此強烈推薦的原因之一。

精神健康方面也是如此。一項針對一百二十萬名美國人進行的研究發現，即使把身體狀況和社經背景等因素都考慮進去，運動的人精神健康狀況不佳的天數也減少百分之四十三。[1]這項研究發現，做任何運動都勝過不運動，但最大的益處來自團隊運動、騎自行車、有氧運動和健身活動。最佳「劑量」是四十五分鐘，每週三到五次。

大多數人就此止步。這些資訊已經足夠做出推薦：如果一個人每週運動三到五次，每次四十五分鐘，應該就能解決問題。

我衷心希望事情真的就是這麼簡單，可惜不是。我見過許多經常運動的患者仍有嚴重的思覺失調症或憂鬱症。我想探討保持活動的細微差別。提供簡單的解釋和答案並不能解決我們的精神健康問題。如果人們遵循「每週三到五次，每次四十五分鐘」的建議但沒能看到結果，他們會沮喪和失望地放棄。不過如果你是運動倡導者，請不要擔心——我最終仍然會推薦運動。

首先要強調的是，這項針對一百二十萬人進行的研究是一個相關性研究。到目前為止你應該已經知道，相關性並不等於因果關係。運動的人可能已經擁有良好的精神和代謝健康，因而能夠鍛鍊身體。如此的話，這就是**反向因果關係**。

為了說明事情有多複雜，我將介紹另一項研究。這項研究針對一千七百名中年女性進行為期二十年的追蹤調查，以了解運動是否可以預防認知能力下降。[2]大多數人都會這麼假設。然而，在控制了社經背景、更年期症狀、荷爾蒙治療的使用，以及罹患糖尿病和高血壓的情形後，研究人員發現運動對認知症狀沒有任何影響。他們的結論是「晚年觀察到的身體活動可能是反向因果關係的產物。」因此，這項研究的簡化結論是運動並不能防止認知能力下降。但事情並不這麼簡單明確。他們「控制」了糖尿病和高血壓，彷彿運動與這些變數是相互獨立的。我們知道事實並非如此！運動會降低這兩種情況的可能性，也因此可能會降低認知能力下降的風險。我們知道它們都是相互關聯的。然而，一些研究人員和學術期刊卻假定它們並非如此。

運動做為精神疾病的一種治療方法一直受到研究，憂鬱症是其中研究最多的疾病。結果好壞參半，有些研究顯示運動有益處，有些則無。二〇一七年，一項統合分析探討運動做為重度憂鬱症治療方法的研究，其中涵蓋三十五個研究的近兩千五百名參與者。[3]其結論為：「偏差風險較低的試驗顯示，**運動沒有抗憂鬱效果**，且在後續追蹤期間，運動對生活品質、憂鬱程度和達到緩解等方面，皆沒有顯著影響。」太令人失望了！

然而世界衛生組織卻持不同意見。他們在二〇一九年發布了一份題為〈為你的心靈運動〉（Motion for Your Mind）的報告。他們對研究結果總結如下：「運動對憂鬱症、思覺失調症和失智症患者有益處的證據審查表明，運動可以改善情緒，減緩認知能力下降，並延遲疾病發作……」[4]

那麼，我們該相信什麼？運動有幫助還是沒有幫助？為了穩妥起見而建議所有人運動是很誘人的，然而若此法實際無效，則只會使人氣餒，並降低建議者的公信力。

在除了精神疾病外基本健康的人群中，已知運動可以改善代謝健康。它可以同時促進粒線體生合成和自噬作用——這正是我們尋求的兩種效果。這些過程不只發生在肌肉細胞中，也發生在腦細胞中。增加腦細胞中的粒線體應該會有幫助。那麼，為什麼對運動療效的研究沒有一致地顯示出益處呢？

原因之一可能是胰島素阻抗。發表在《細胞》期刊上的一項研究發現，它可能會阻礙運動的好處。研究人員讓三十六名具有不同程度胰島素阻抗的人進行鍛鍊，並在鍛鍊前後測量了大量的生物指標。他們發現，在能量代謝、氧化壓力、發炎、組織修復和生長因子反應存在顯著差異，而這些大多數有益過程在有胰島素阻抗的人中被減弱甚至逆轉。[5]正如我之前討論過的，許多患有慢性精神疾病的人有胰島素阻抗，因此可以在細胞層次上解釋為什麼運動對他們可能更困難和不起作用。

我懷疑更重要的問題是許多人攝入某些物質或（和）過著損害粒線體功能的生活方式，而這些因素會干擾運動的有益效果。

運動員、訓練員和教練早就知道，要提升成績，光靠運動本身是不夠的。我在本書中討論的所有因素都扮演著一定角色。如果想透過運動來提升身體表現，還需要注意正確飲食、良好睡眠、避免飲酒和藥物使用等其他因素。例如，正如我談過的，酒精會損害粒線體並阻止粒線體生合成和自噬作用。這就是為什麼我們都聽到這樣的建議：如果你正在為一項重要的體育賽事進行訓練，或者即使你只是想減重，你也需要停止飲酒。改善代謝涉及多種生活方式因素的結合，而不僅僅是一種因素。

藥物也會起到不利的作用。理論上，任何損害粒線體功能的藥物都可能妨礙運動發揮功效。一項研究直接針對常用的糖尿病藥物二甲雙胍對這個問題進行了探索。研究人員讓五十三名年長者參加為期十二週的有氧訓練，並讓其中一半人服用二甲雙胍，另一半人服用安慰劑。兩組都從運動中獲得了一些益處，像是脂肪量、血糖和胰島素濃度的降低。然而，服用二甲雙胍的人肌肉粒線體功能的改善被完全抑制。儘管安慰劑組有所改善，但二甲雙胍組的全身胰島素敏感性並沒有整體變化。這些研究人員以報告的篇名總結他們的發現：〈二甲雙胍抑制年長者對有氧運動訓練的粒線體適應〉（Metformin Inhibits Mitochondrial Adaptations to Aerobic Exercise Training in Older Adults）。[6] 據此推斷，在所有探討運動對減重、糖尿病或精神疾病的影響的研究中，我們需要知道是否有任何受試者正在服用二甲雙胍。若有的話，他們很可能一開始就處於無法改善粒線體功能的不利位置，而這可能是一些研究顯示運動沒有任何益處的原因。

二甲雙胍是「最溫和」的糖尿病藥物之一，副作用最少。許多其他糖尿病藥物（包括胰島素本身）會隨時間導致體重增加，甚至加劇胰島素阻抗。但這種情況不僅限於糖尿病藥物。正如你已經知道的，一些精神科藥物，特別是抗精神病藥物，已知會導致嚴重的代謝紊亂和粒線體功能異常。服用任何這些藥物的人可能無法獲得運動的全部益處。關於運動對精神疾病的研究並沒有將這些因素納入考慮。

粒線體在將運動轉化為對大腦有益的效果方面起著直接作用。人在運動時，一個好處是他們通常會在海馬體中從幹細胞發展出新的神經元。研究發現這個過程與情緒障礙和認知障礙有直接關聯。這些幹細胞發展成新神經元的過程仰賴粒線體。當研究人員對粒線體進行基因操作以抑制或增強其功能時，這些新神經元的發育分別會受到抑制或增強。[7] 基於這項研究，如果一個人海馬體的粒線體功能欠佳，他們很可能無法從運動獲得像其他人相同的好處。然而，如果我們能夠恢復他們的粒線體健康，就有可能改變這一情況。

一般而言，運動可以發揮以下兩種作用之一：它可以幫助人們保持當前的能力，或是提高他們的能力。這意謂著維持或改善你當前的代謝狀態。

在住家附近悠閒地散步一圈有助於人們保持當前的代謝狀態。這很有用，當然比失去力量或能力要強。然而，為了提高代謝能力，人們需要挑戰自己。他們必須致力於變得更快、更強壯、更靈活，能做更多次的重複動作，或達成其他衡量能力提升的指標。我們知道，當這種情況發生時，他們肌肉和腦細胞中的粒線體數量會增加，這些粒線體的健康狀況也會得到改善。

要求代謝已經受損的人挑戰自己則存在著風險。這些風險包含受傷，甚至心臟病發作。因此，運動需要以安全的方式進行。物理治療師、私人教練和其他人對某些人來說將扮演不可或缺的角色。

更大的挑戰是讓代謝受損的人堅持執行運動計畫。他們缺乏精力和動機。這不是他們的錯，是他們的代謝狀況導致了這種情況。克服這種行為慣性可能很困難。儘管如此，只要有支持、鼓勵和教育，這是可以做到的。

運動用於治療

每個人都應該運動嗎？我會說是的。但重要的是要記住，對於患有慢性精神疾病的人來說，堅持運動會困難得多，而且可能不會立即看到好處。全面了解所有可能損害粒線體和代謝的因素也很重要；減少或消除這些因素將可讓運動發生效果。

儘管如此，運動並不是每個人的答案。正如我一直在討論的，有很多因素在代謝和精神健康中起著作用。運動只是其中之一。例如，對於缺乏維生素或荷爾蒙的人來說，運動並不能解決問題，但也肯定不會造成傷害。

總結

- 運動可以在預防精神和代謝疾病方面發揮作用。
- 如果你有胰島素阻抗或任何與粒線體功能異常相關的疾病，運動可能會很困難。可能需要更長的時間才能顯示出益處。這並不意謂著它不會起作用；它只是意謂著你應該保持耐心，不要期望立竿見影。
- 要實現運動的全部益處，必須識別、去除和（或）減少損害粒線體功能的物質和生活方式因素。這些因素有時會抵消運動的好處。

- 對於某些患有精神疾病的人來說，運動可能是一種有效的治療方法，但對另一些人，它可能無法解決問題。
- 受傷或身體功能受限的人應與醫事人員合作，安全地實施運動計畫。這可能包括與物理治療師合作。
- 即使運動無法改善你的精神症狀，你仍然應該運動，因為它還提供許多其他健康益處。人類本質上是需要運動的。

CHAPTER 18

促成因素：愛、不利環境與人生目標
Contributing Cause: Love, Adversity, and Purpose in Life

代謝和精神健康需要生物性和環境因素的結合。我已經談過很多生物性因素。環境因素有很多種，例如食物、住所、溫度、光線、感染、過敏原和生活方式等，其中一些我們已經介紹過。但它還包括人、經驗、愛以及人生目標。儘管大多數人將後面提到的概念視為心理和社會問題，並且經常假設它們與生物學無關，但它們實際上強烈影響著代謝。它們是相互關聯和不可分割的。我們適應並回應我們的環境，這可能帶來好處也可能帶來壞處。

用進廢退

「用進廢退」(use it or lose it）一語通常用來指運動和肌肉力量之間的關聯。當人們使用或給某些肌肉施加壓力時，它們會變得更大和更有彈性。它們不僅體積變大，還會增加更多的粒線體。即使肌肉的尺寸不明顯，情況也是如此。例如，一些長跑運動員可能非常瘦，他們的肌肉並不大，但他們的肌肉比不跑步的人有更多的粒線體。這些粒線體賦予肌肉跑長距離所需的耐力。

不使用肌肉會導致肌肉萎縮。一個人如果骨折而打了幾週石膏，他的肌肉會快速流失。為什麼？當身體不使用某些部位時，它會將代謝資源從中轉移。身體總是在適應和調整，以明智的方式消耗能量。如果肌肉不被使用，它們就不會獲得太多的葡萄糖或胺基酸，因此很快縮小。好消息是，身體會記得這些肌肉曾經的狀態。一旦拆除石膏，再次以相同的方式使用原有的肌肉，它們很快就會恢復到正常大小。最後結果取決於其之前的大小。健美運動員會很快恢復大量肌肉，而體弱的年長者只會長回少量的肌肉。

「用進廢退」的概念不只適用於肌肉，還適用於大腦。最好的證據來自對兒童大腦發育過程的研究。

一些人類技能和特質需要在適當的時候獲得。大腦有一些「發育窗口」，在此期間，它準備好學習和適應。然而，「環境」必須提供獲得這些技能所需的經驗，否則它們就可能會終生受到影響。社交技能就是一個例子。

社交技能對人類生存很重要。它們使我們能夠生活在家庭、城鎮和社會中。它們需要兩件事才能正常發展：一、正常的大腦發育以獲取和儲存資訊；二、從其他人那裡學習經驗。如果缺少其中任何一個因素，問題就會顯而易見。正如我已經討論過的，生物學方面可以從大腦發育、粒線體以及代謝的角度來理解。環境方面主要取決於父母和照顧者。有大量文獻探討過依戀、忽視、虐待和社交剝奪對人類發展的影響。我們中的許多人會說這些事情與愛有關，或者與缺乏愛有關。它們對人類發展，包括社交技能的獲得有深遠影響。被剝奪適當學習機會的兒童往往缺乏有效應對世界所需的技能。在極端情況下，後果可能是災難性的。

對羅馬尼亞孤兒的研究結果展示了這種情況有多麼悲慘。收容這些孩童的孤兒院極度忽視他們的需求，而備受疏忽的孩童被發現患有一系列診斷類別的疾病，包括自閉症、學習障礙、智力低下、PTSD、焦慮症、衝動控制障礙、情緒障礙、人格障礙，甚至精神病。再次強調，他們的診斷類別眾多，而不僅僅是一種。他們的大腦被剝奪了學習如何在社會中成為「人」的適當機會，其後果有時是毀滅性的。營養不良、壓力和創傷無疑發揮了作用，但缺乏適當的學習經驗也脫不了關係。

這些孩子的大腦發育不正常。如果執行某些功能的腦區沒有被使用，它們就不會成長茁壯。一個研究小組研究了十名此類兒童的腦部代謝掃描，將他們與正常對照組和癲癇兒童進行比較。[1]果然，他們發現這些曾在羅馬尼亞孤兒院生活的孩童的大腦葡萄糖代謝廣泛降低，顯示他們有腦能量方面的問題。有時，這些缺陷可以在日後生活中得到糾正；但在某些情況下，它們似乎是永久性的。發育窗口可能會關閉，大腦正常發育的機會將永遠喪失。

但情況並不總是這麼極端。例如，接觸螢幕時間較多的兒童更容易罹患ADHD。有兩種方式可以解釋這個觀察結果。一種解釋是，是環境驅動了隨後的ADHD診斷。由於螢幕上的內容，這些孩子已經將持續刺激視為常態。即使他們的大腦已經準備好學習，他們也沒有耐心學習、無法聚焦和專注。就像未使用的肌肉一樣，這些正在發育的大腦網絡因為沒有被使用，所以獲得較少的代謝資源。它們可能無法正常發育，或者無法像原本那樣強健。這可能會導致ADHD症狀。然而，這也可能是反向因果關係造成的，而生物性因素是問題之所在。如果這些孩子的特定大腦區域代謝不足，他們可能無法集中注意力。這可能會驅使他們更常使用螢幕做為娛樂來源。如果這個解釋是正確的，那麼糾正代謝問題將是解決問題的第一步。

我們大部分人對大腦區域可以被強化的概念並不陌生，就像我們常說的「熟能生巧」一樣。這個道理適用於學習新語言、打籃球或彈琴。當我們以特定方式使用大腦時，神經元就會生長、適應並形成新的連結。如果我們使用它們，它們就會生長，不使用則會萎縮。這一切都與代謝和粒線體有關。它們會適應我們的需求。

壓力

我現在要回過頭談壓力。我在整本書中都談到它，而且已經告訴過你它在代謝和精神健康中發揮的重要作用。我將回顧一些重點，介紹一些新資訊，然後討論治療方法。

前面說過，壓力反應需要能量和代謝資源。這些資源會從整個大腦和身體的其他細胞中被轉移，使這些細胞受到損害。例如，如果一個小男孩長期承受壓力，他在學校便更難好好學習。這不一定是因為他沒有努力。壓力反應正在消耗原本可用於大腦功能如注意力、學習和記憶的能量。

壓力會讓細胞的維護功能暫停。如果這種情況持續很長時間，可能會導致細胞維護出問題，特別是那些不常使用的細胞，從而導致代謝和精神疾病的症狀。任何代謝受損的細胞遇到壓力都可能會功能異常，這可加劇精神和代謝疾病的症狀。

在本書第二部分中，我談過粒線體如何在壓力反應中發揮關鍵作用。它們影響壓力反應的各個面向，包括關鍵荷爾蒙和神經傳導物質的產生和調控、神經系統反應、發炎和表觀遺傳變化。當粒線體無法正常運作時，所有這些方面都會受到影響。

一項研究證明了日常壓力與人類粒線體功能變化存在直接關係。[2]研究人員開發出一種檢測粒線體健康的方法，包括白血球內粒線體的數量和功能，並評估是否與每天壓力相關。他們研究了九十一名母親（其中一些人的孩子患有自閉症，其他人的孩子則是神經典型發展），評估她們的日常情緒和壓力水準，看看這些情況是否與粒線體健康指數（mitochondrial health index, MHI）有關。他們發現確實有關。整體而言，壓力水準高且情緒低落的媽媽的

MHI較低。當然，壓力水準和情緒每天都會變化。研究人員特別關注了這一點。當媽媽們情緒良好時，MHI隨後會上升，有時甚至在一天之內就會上升。換句話說，白血球中粒線體的健康和功能會隨著媽媽們的每日情緒和壓力水準而改變。這項研究證明了壓力可導致粒線體功能受損，進而影響整體健康。

所有人都會經歷壓力性生活事件。一九六〇年代，精神科醫生托馬斯·霍姆斯博士（Dr. Thomas Holmes）和理查德·拉赫博士（Dr. Richard Rahe）對五千名患者進行研究，以觀察壓力性生活事件如何導致身體疾病。他們識別出一些常見的生活事件，並根據它們對整體健康的影響程度進行了排名。生活事件壓力量表（Holmes-Rahe Stress Inventory）至今仍在使用，可以讓你了解哪些生活事件帶來的壓力最大。最嚴重的事件包括配偶或近親家人的死亡、離婚、人身傷害、被解僱，甚至退休。這些情形都涉及某種類型的損失——失去對你來說重要的人、失去健康或失去工作（即使是自願的）。是什麼讓這些情況如此具有壓力？原因有很多，而且可能會因不同的壓力源而有不同，但共同處是它們都與人生目標有關。

人生目標

人類天生追求目標感。我相信這是我們大腦中固有的，因為單單這個心理概念就與代謝和精神健康高度相關。當人們缺乏目標感時，似乎會引發慢性壓力反應，並可能導致許多不良的健康結果。然而，人生目標是多方面的。它通常包括很多事情，而不僅僅是一件。我剛才提到的壓力量表突出了三種可能性：人際關係、照顧自己並保持健康，以及擁有工作。

二戰期間遭納粹囚禁的奧地利精神科醫生維克多・弗蘭克博士（Dr. Viktor Frankl）因強調人生意義和目標的強大作用而備受讚譽。在《活出意義來》（*Man's Search for Meaning*）一書中，他描述了對集中營其他囚犯的觀察。由於顯而易見的原因，大多數囚犯都嚴重憂鬱。然而，有些囚犯並未如此。他們似乎仍然抱持著生還和逃脫的希望。弗蘭克認為，他們的共同點是擁有生活的目標感：他們有理由奮鬥並努力活下去。[3]弗蘭克進而發展出一種以建構人生意義和目標為基礎的心理治療法，稱為**意義療法**（logotherapy）。它的許多原則仍然深植於當今的主流心理治療中。

人生目標的概念至今持續被研究，並且與範圍廣泛的代謝和精神健康結果高度相關。生活目標感低與憂鬱症有關這一點並不足為奇，因為憂鬱症本身可能讓人感覺缺乏人生目標。這可能只是一種循環論證。然而，缺乏目標也與代謝疾病、甚至壽命縮短有關，這與腦能量理論一致。例如，一項針對近七千名五十一歲至六十一歲美國人的研究發現，那些人生目標感最低的人早逝的可能性是目標感強烈者的二・五倍左右。[4]他們死於心臟病發作、中風、呼吸系統疾病和胃腸道疾病。研究人員指出，其他研究顯示強烈的目標感會導致皮質醇和發炎程度降低，這可能解釋了它何以對健康有益。二〇一六年，一項涵蓋十個前瞻性研究共十三萬六千多名參與者的統合分析同樣發現，擁有較強人生目標感與全因死亡率（all-cause mortality）降低和心血管事件減少相關。[5]

在討論人生目標時，重要的是要把靈性和宗教信仰納入。對許多人來說，這些在他們理解自身存在上扮演著重要角色。研究人員研究了宗教信仰和習俗對各種健康結果的影響，總體上發現了許多有益效果。例如，一項針對憂鬱症高風險成年人的研究發現，與那些較不重視宗教或靈性的人相比，那些重視的人罹患憂鬱症的可能性減少了百分之九十。[6]研究人員對這些人進行了腦部掃描，發現重視宗教或靈性的人大腦某些區域的厚度與其他人不同。這些大腦差異可能解釋了他們較不容易罹患憂鬱症。護理人員健康研究（Nurses' Health Study）對近九萬名女性進行了超過十四年的調查，發現每週至少參加一次宗教儀式的女性自殺的可能性比那些從未參加宗教儀式的女性低五倍。[7]一項關於宗教信仰和習俗及其對健康影響的系統性文獻回顧發現，它們與一些其他的健康結果存在有益關係，如降低心血管疾病發生率和各種原因造成的死亡率。[8]然而，這類數據的一個挑戰是可能再次出現反向因果關係——本來身體健康的人較可能參加宗教儀式並與那裡的人建立聯繫，而患有憂鬱症或代謝受損的人則較不可能。儘管有這種可能性，我很快會用一些數據表明，有些宗教活動如冥想和儀式性祈禱，可能有助於改善代謝和粒線體健康，因此對改善健康結果方面發揮因果作用。

對於不相信上帝的人，我並非暗示你需要開始相信上帝來改善健康。我分享這些資訊是因為它與人生目標相關，並且研究發現會影響代謝和精神健康。還有其他尋找人生目標的方式同樣能發揮強大作用。

以治療解決愛、不利環境和目標的問題

所有這些方法都可以在治療中發揮作用。首先，要指出的是人類健康的一般經驗法則——人們需要發展和維持一種完整的生活，這種生活包含四個R：擁有密切的**關係**（relationships）、扮演能以某種方式貢獻社會的有意義**角色**（roles）、恪守**責任**（responsibilities）和義務（不僅是對周圍的人，對整個社會亦然，例如不違法），並擁有足夠的**資源**（resources，金錢、食物、住房等）。

許多社會因素干擾人們實現這一切的能力，包括戰爭、創傷、貧窮、營養不良、忽視、種族歧視、恐同、厭女、各種童年不良經驗等等。這些社會問題需要努力解決，因為只要這些問題持續存在，精神疾病就會持續存在。然而，受到這些阻礙和暴行影響的人們仍然可以康復。他們可以使用基於科學的方法來理解和應對這些困境對其代謝和粒線體的影響。我希望本書和腦能量理論至少能幫助其中一些人。

心理治療

處理可能影響代謝的眾多心理和社會因素是治療的重要組成部分。朋友、家人、同事、老師、導師或社區的人通常可以提供幫助。然而，有些人需要心理治療形式的專業協助。關於心理治療如何改善精神健康的書籍和學術文章不計其數。我甚至不會嘗試回顧所有的研究。做為代替，我將分享心理治療的一些好處與其有效的一些可能原因：

- 心理治療可以幫助人們解決與他人以及他們在生活中的角色的衝突。當人們無法自己做到這一點時，壓力就會增加，從而對代謝造成負擔。
- 心理治療可以提供具體的技巧和策略來減輕壓力和應對症狀，從而廣泛改善代謝。
- 心理治療可以幫助人們改變行為。認知行為治療師深知，改變行為有時會導致思維和感受的改變。治療飲食障礙或物質使用疾患的臨床醫生通常會專注於改變行為。透過調整行為來改善睡眠可以帶來諸多好處。正如我已經討論過的，所有這些行為都對代謝和粒線體功能有直接影響。
- 心理治療可以幫助人了解他們是誰以及他們想要從生活中獲得什麼。這可以幫助一些人培養意義感和目標感，從而影響精神和代謝疾病。
- 心理治療可以提供新的學習來克服適應不良的信念、行為和反應。例如，當人們受到創傷時，他們有時會過度概括從創傷經驗中記住的事情的危險性。那些將某些音樂、衣服或古龍水與施虐者聯繫起來的人可能被這些日常經驗觸發。如果施虐者不再構成威脅，那麼即使可以理解，這既不具適應性也沒有幫助。一種治療方式是延長暴露於這些觸發物的時間，可減少對觸發物的壓力反應，改善代謝健康。

- 心理治療可以**「鍛鍊」未充分利用的大腦迴路**。還記得「用進廢退」嗎？如果腦區發育不全，某些類型的心理治療會有所幫助。專注於同理心、人際關係、社交技能或提高認知能力的治療，都可以增強發育不全的大腦迴路。這假定了這些腦區在代謝上健康得足以學習和儲存新資訊。有時情況可能並非如此。這時，首先需要的可能是進行不同的代謝干預。然而，一旦大腦恢復健康，這些腦區仍然需要「鍛鍊」以恢復至健康。
- 心理治療本身就能提供**與一個有同情心和樂於助人的人的關係**。已知「治療同盟」（therapeutic alliance），即治療師與來訪者之間的良好關係，在心理治療中發揮重要作用。人類生存的一個基本事實是：我們都需要其他人。我們需要能夠在其中表達自己和做真實自己的人際關係。沒有這些人際關係，代謝健康可能會因慢性壓力反應而受損。對於那些缺少有意義的關係的人來說，心理治療能夠提供。但最終目標顯然是幫助這些人在治療之外發展可持續的關係。然而，這可能需要時間。對某些人來說，大腦功能異常的症狀可能使這一點難以實現。

迷幻療法

與所有這些相關的一種新興治療方法是在精神醫學中使用致幻藥物。致幻劑如「裸蓋菇素」（psilocybin）或「迷幻蘑菇」（magic mushrooms）做為治療憂鬱症、PTSD和其他疾病的可能療法正受到愈來愈多的關注，小型先導試驗也顯示出其效益。一個研究小組探討了這類藥物的作用原理和機制。他們指出，「致幻劑能可靠且強力地誘發強烈、深刻和切身的有意義體驗，這些體驗被稱為『神祕性』、『靈性』、『宗教性』、『存在性』『轉化性』、『關鍵性』或『巔峰』體驗。」[9]研究人員對八百六十六名致幻劑使用者進行了長期追蹤調查，發現這些人形而上信念的改變往往持續六個月以上。這些持久的形而上信念與精神健康的改善有關。這一路線的研究顯示，致幻劑可能透過將人們與靈性或上帝聯繫起來，或為他們提供意義感和目標感來發揮作用。我必須指出，不建議你自行使用這些藥物。上述研究是將致幻劑與受指導的療法結合起來，以達到最大效益。自行使用可能會導致「糟糕旅程」（bad trip）[i]，甚至誘發躁狂或精神病發作。

i 譯注：這個詞專指對致幻劑的不良反應。

減輕壓力

減輕壓力是治療的重要部分。除了心理治療的各種方法和與他人交談可以幫助減輕壓力外，人們還可以靠自己做到以下兩點：（一）減少或消除壓力性環境因素，或者（二）嘗試在安全的情況下降低自己的壓力反應。

管理壓力最簡單的方法是儘可能減少或消除壓力源。對某些人來說，這是一個實際可行的目標。高度要求的工作或壓力過大的學校環境是可以管理的。僱員可以尋找新工作；學生及其父母可以減少課業負擔、因應障礙申請課業輔導，或者轉校到更適合的環境。創造一種可管理、令人愉快且有回報的生活是我們所有人都應該努力追求的事情。

當壓力性生活事件發生時，人們會經歷壓力反應。這是正常且可預期的。但當情境不再具危險性時，降低壓力反應可以產生強大的有益效果。

減輕壓力的作法已經使用了數千年。其中一些通常不被認為是「減壓技巧」，而是長期存在的宗教習俗，例如冥想、祈禱和誦經。其他修煉包括瑜珈、皮拉提斯、太極、氣功、正念和呼吸技巧。其中許多干預措施已被證明可以改善精神和代謝健康。我不會回顧所有的干預措施和健康狀況的關係，因為真的太多了。然而，我將分享兩個將這些益處與代謝和粒線體直接聯繫起來的研究。

哈佛醫學院的研究人員很早就知道放鬆反應（relaxation response, RR）在精神和代謝健康方面能發揮重要作用。放鬆反應是他們用來描述我先前提及的任何減壓技巧的術語，例如冥想。研究已證實這種方法可以改善高血壓、焦慮、失眠、糖尿病、類風濕性關節炎，以及老化本身。他們致力於更深入了解這種干預措施的作用機制。研究團隊招募了十九名健康且長期每日進行放鬆反應的練習者、十九名健康對照組成員和二十名近期完成八週放鬆反應訓練的人。他們採集了所有參與者的血液樣本，分析其基因表現的差異。對於那些進行放鬆反應的人，研究人員發現與「細胞代謝、氧化磷酸化、活性氧的產生和對氧化壓力的回應」相關的基因與其他人有著顯著差異。正如你已經知道的，這些都與粒線體直接相關。[10]

在一項後續研究中，研究人員招募了二十六名已固定進行放鬆反應技巧四到二十年的人，以及另外二十六名從未定期進行放鬆反應練習但願意完成八週訓練課程的人。[11]所有參與者隨後被要求聆聽一段二十分鐘的放鬆錄音，並在另一個實驗環節中聆聽一段二十分鐘的健康教育錄音。在聆聽每段錄音之前、之後（立即）和十五分鐘後，研究人員都會採集參與者的血液樣本，並對這些樣本進行基因表現分析。研究結果顯示，「放鬆反應練習增強了與能量代謝、粒線體功能、胰島素分泌和端粒維護相關的基因表現，同時降低了與發炎反應和壓力相關途徑有關的基因表現。」特定的粒線體蛋白（粒線體ATP合成酶）和胰島素是上調最顯著的兩種分子。研究人員總結道：「我們的研究結果首次表明，放鬆反應的誘導，尤其是經過長期練習後，可能透過改善粒線體能量的產生和利用而帶來下游的健康益處，從而促進粒線體韌性……」正如你已經知道的，這正是我們試圖用來改善精神和代謝健康的竅門！

康復計畫

許多患有慢性精神疾病的人缺乏在社會中獨立生存和發展所需的技能。有些人不知道如何結交朋友；另一些人不知道如何管理日常作息；還有一些人不知道如何維持工作。許多人感到自己缺乏人生目標。

這些人的症狀使他們大多數人無法完成這些事情。即使他們在患病前已經學會了這些技能，但現在可能已經生疏了。對於那些在年輕時患病的人而言，他們可能從一開始就沒有學會這些技能。

恢復大腦的代謝健康並不會自動教會他們所需知道的一切。他們需要接受培訓和練習。這就像運動傷害後的康復治療：你必須先恢復肌肉、骨骼、韌帶或肌腱的功能，但之後還必須進行練習，並重新建立力量。若缺乏這種練習，能力便無法恢復。

目前已有專為慢性精神疾病患者提供教育、職業訓練和基本生活技能的康復計畫。遺憾的是，當前研究表明它們的效果並不顯著。這很可能是因為大腦功能尚未先行恢復。當大腦功能異常時，任何嘗試完成任務的努力都注定失敗。這就像韌帶撕裂的運動員試圖跑馬拉松。然而，如果能夠恢復正常的大腦功能，那麼康復計畫就很有可能取得成功。這些康復措施旨在幫助患者重新成為對社會有貢獻的成員。他們之中的許多人長期備受挫折，可能對此目標感到絕望。這種絕望感同樣需要得到妥善解決。

所有這一切都需要其他人的同情心，就業方案和重返社會的計畫也是必不可少的。這些人需要找到活下去的理由。他們需要感到自己有價值，需要感到被尊重。所有這些都需要其他人的參與。

總結

- 環境和經歷在我們的代謝和精神健康中扮演著關鍵角色。
- 密切的關係對人類健康至關重要。
- 每個人都應該努力在社會中至少扮演一種角色，能夠做出貢獻並感到受重視。這個角色可以是學生、員工、照顧者、志工或導師等。也可以只是負責做家務。
- 心理治療在代謝治療過程中能發揮重要作用。
- 心理治療師能夠運用腦能量理論豐富其專業工具庫。他們能幫助人們實施代謝治療計畫，包括飲食調整、運動、光照療法以及本書提及的所有其他可能方法。
- 慢性精神疾病患者即使恢復了大腦健康，仍可能需要做很多努力才能重返正常生活。他們的完全恢復需要康復計畫、職業訓練和其他計畫。

- 社會需要共同努力，確保每個人都擁有適當的人際關係、角色、資源和責任。雖然人們天生能力各異，但這並不意謂著不是每個人都能有所貢獻、安全無憂並過著有意義的人生。同情心和仁慈在這個過程中不可或缺。

成功案例：莎拉——做運動並找到自己的目標

我第一次見到莎拉時，她才十七歲。她在八年級被診斷出ＡＤＨＤ和學習障礙，從有記憶起就受焦慮和失眠困擾，並在十四歲時開始出現恐慌發作。她同時患有憂鬱症，且自尊心低落。儘管服用ＡＤＨＤ藥物治療，她在學業上仍然十分掙扎，也幾乎沒有朋友。她有顯著的精神疾病家族史：她的母親、哥哥、姊姊、祖母、兩位叔叔和一位阿姨都被診斷出患有憂鬱症、焦慮症或（和）雙相障礙。這對她的長期預後而言不是好兆頭。她已嘗試過八種不同藥物，雖然這些藥物幫助她提高了專注力，但同時也帶來副作用和持續存在的症狀。有時她的憂鬱症狀會嚴重到整天躺在床上。除精神症狀外，她還飽受偏頭痛和頻繁的胃痛困擾。

她後來上了大學並竭盡所能地用功，但仍然備感吃力。家人期望她完成大學學業，這給她帶來更大的壓力。她經常感到自己永遠無法達到他人的期望。她嘗試了更多的抗憂鬱藥物，但效果不彰。

她決定參加皮拉提斯課程後，情況發生了變化。她愛上了這些課程！她開始規律運動，並注意到自己許多情緒和焦慮症狀逐漸改善。二十三歲時，她在皮拉提斯健身室獲得了一份教練工作——從此她幾乎每天都要運動好幾個小時。這對她來說是個轉捩點。她在工作約兩個月後的一次就診時表示：「我感覺棒極了！我這輩子從未感覺這麼好過。」除了運動之外，她也熱衷於幫助他人改善健康，結交了新朋友，並擁有了一段戀情。儘管父母希望她完成大學學業，但她還是決定退學並專注於以運動做為職業。那已是將近十年前的事了，莎拉至今仍然保持良好狀態。她仍需服用興奮劑控制ADHD症狀，但已能停用所有其他藥物。在逐步減藥的過程中，她表示自己反而感覺更好了。

莎拉的故事凸顯了運動做為代謝療法的強大效力，同時也彰顯了心理和社會層面的關鍵因素：尋找生活的意義和目標、培養減壓技巧、擁有社會支持網絡，以及不受他人期望的支配。我們每個人都各不相同，渴望並需要不同的事物。莎拉找到了屬於自己的代謝和精神健康之路。

CHAPTER

19

為什麼當前的治療方法有效？
Why Do Current Treatments Work?

談話治療、化學物質、電流刺激、磁場和腦部手術有何共通之處？它們均是經醫學證實有效的精神疾病治療方法！那麼，它們為什麼會發揮作用？它們都能影響代謝過程和粒線體功能。

在前面的章節中，我已經探討了藥物治療和心理治療。現在，我想簡要解釋我如何在腦能量理論的框架下理解這些其他的治療方法。如果這個理論成立，那麼應該能夠合理解釋為何這些治療方法至少對某些人有效。

電痙攣治療和經顱磁刺激

電痙攣治療和經顱磁刺激是治療多種精神疾病的有效干預措施。對於某些疾病，如嚴重憂鬱症或僵直症，電痙攣治療被視為黃金標準，是目前最有效的治療方法。它為何有效？目前學界尚無全面解釋。神經傳導物質濃度和荷爾蒙的變化被認為扮演重要角色，神經可塑性的增加也是如此。腦能量理論則提供了一個全面的解釋。

電痙攣治療的電流和經顱磁刺激的電磁場能直接將能量傳遞到大腦。這大概是治療與「腦能量」關聯性的最佳範例。這種能量會刺激粒線體，並刺激粒線體生合成。當我們努力運動時，身體會感知到需要更多的能量，因此會產生更多粒線體來滿足這種需求。電痙攣治療和經顱磁刺激似乎也有相同的作用。這能改善神經傳導物質和荷爾蒙失衡，並增加神經可塑性。這些發現都可以從粒線體功能的角度得到解釋。

電痙攣治療對粒線體的直接影響尚未得到廣泛研究。然而，一組研究人員確實證明，在施行電痙攣治療後，大鼠海馬體、紋狀體和皮質中的粒線體活性會增加。[1]另一研究小組發現，僅一次電痙攣治療後，海馬體中的粒線體生合成就會增加，突觸形成也得到增強。[2]他們還發現，一系列十次治療後，粒線體數量和突觸形成在三個月後仍有持久的改善。

研究已證實經顱磁刺激能改善氧化壓力、減少發炎、增加神經可塑性並影響神經傳導物質濃度。[3]正如你已經知道的，這些都與粒線體功能有關。然而，關於經顱磁刺激能直接影響粒線體的證據同樣有限。一項研究發現，在中風大鼠模型中，進行經顱磁刺激治療後ATP的含量增加了。[4]另一項研究也在中風大鼠模型中發現，經顱磁刺激後粒線體完整性得到增強。[5]

有趣的是，精神病學並非唯一利用電來解決代謝問題的領域。當心臟代謝衰竭時，心臟科常用心律整流術（心臟電擊）治療。有時，心臟僅需一次電流刺激就能恢復正常功能。

腦部手術和電刺激器

腦部手術有時會做為治療嚴重慢性精神疾病患者的最後手段。有時它確實有效。為什麼呢？

原理相當簡單。如果大腦的某個區域因腦細胞過度興奮而過度活躍，那麼，將該區域與大腦其他部分切斷可以減輕症狀。這種方法常見於癲癇治療，也同樣適用於導致精神症狀的過度興奮腦區。

有些腦部手術會植入電極來刺激細胞。這種方法的原理同樣簡單明瞭。它是刺激活躍不足腦區的一種方式。當心臟起搏細胞（pacemaker cells）功能低下時，心臟科會為患者植入起搏器，也是同樣的道理。對於活躍不足的腦區，電刺激的作用方式大致相同。矛盾的是，高頻率的刺激器有時反而會抑制過度活躍的腦區。

電刺激器也被應用於迷走神經。這種方法稱為迷走神經刺激術（Vagus Nerve Stimulation, VNS）。它對治療癲癇和憂鬱症有幫助，目前也正在研究對PTSD、阿茲海默症、思覺失調症、強迫症、恐慌症、雙相障礙和纖維肌痛症的療效。[6]再一次，這是一種治療許多看似互不相干的疾病的方法。**腦能量理論能夠將它們連結在一起。**

總結

對於嚴重的、難治型的病症或危及生命的緊急情況，電痙攣治療、經顱磁刺激、迷走神經刺激術或（和）腦部手術都能在治療中發揮作用。然而，在需要動用這些治療之前，腦能量理論提供了許多其他治療選項。

CHAPTER 20

把一切整合在一起：制定你的代謝治療計畫

Putting It All Together: Developing Your Metabolic Treatment Plan

當一朵花不開時，你應該去修復的是它的生長環境，而不是花本身。

——亞歷山大・登・海耶爾（Alexander den Heijer）

上面的引語是處理代謝和粒線體問題的有力比喻。大多數情況下，「缺陷」不在人身上，而在環境。「修復」精神疾病需要識別出問題，並加以解決。此處的「環境」所指甚廣，包括所有影響代謝和粒線體的因素，例如飲食、運動、壓力、光線、睡眠、荷爾蒙、發炎、人際關係、愛、生活的意義和目標等等。是的，有些人可能遺傳了表觀遺傳因素，例如 miRNA。這些可能是他們的精神疾病的一個促成因素，但這些因素也是可以改變的。代謝是可塑的，有很多方法可以改善它。

我曾經將所有精神疾病都比作譫妄。儘管症狀相似且診斷相同，但每個譫妄病例都是不同的。解決譫妄問題需要醫學偵探工作來了解其成因。通常情況下，這不僅僅是一件事，而是一場完美的風暴，有許多對粒線體的攻擊同時發生。這些因素都需要被識別並處理。此原則同樣適用於每一個精神疾病病例。

腦能量理論支持現有的精神疾病治療方法。這些方法將繼續發揮重要作用。然而，它也呼籲進行徹底的變革。為了解決代謝的各種問題，通常需要採取綜合方法。有時，識別一個簡單問題並提供單一治療就能奏效。維生素和荷爾蒙缺乏就是例子，有時僅需服用抗憂鬱藥就能見效。但不幸的是，多數情況下，簡單的解決方案通常並非答案。

這種說法與我們每天聽到的訊息背道而馳。每個人都想要簡單的解決方案。我們每天在電視上看到，僅需一顆藥丸就能解決所有問題。我們只需要與醫生聊聊，並獲得這些新處方。如果一種藥不管用，那就多吃幾種。我們從飲食專家和健康專家那裡聽到同樣的訊息。不吃脂肪，你自會瘦下來。服用這種維生素或補充劑便能解決問題。

當然，這些訊息很誘人。我們需要做的就是服藥或採取一些簡單方案來解決問題。它們比找出真正問題並加以解決（可能包括改變生活方式）的複雜工作更具吸引力。事實上，這些過於簡化的解決方法通常不管用，至少無法完全或永久奏效。精神和代謝疾病發生率的飆升明確證明了這種方法的失敗。醫學領域透過推動個人化醫療正日益認識到這一點，它承認疾病有多種發生途徑，且單一的解決方案往往無效。人們需要根據個人情況和要求量身制定獨特的治療計畫。

與臨床醫生合作

在治療嚴重的精神疾病時，與稱職的臨床醫生合作至關重要。嚴重的精神疾病可能具有危險性，人們不應該期望在沒有專業幫助的情況下自行治療。「嚴重」症狀包括幻覺、妄想、自殺念頭或行為、自殘、攻擊性、藥物使用失控、嚴重飲食障礙和其他危險行為。這些不是你能夠在家自行處理的事情。你應當獲得稱職而富有同情心的醫療照護，因此請尋求幫助以制定和施行你的代謝治療計畫。重要的是，你需要獲得支持和專業指導，才能儘快達到健康和安全的狀態。

對於患有慢性疾病的人，即使只是輕度或中度，你可能也需要與臨床醫生合作。全面的醫學評估可能會揭示影響你健康狀況的各種因素。

從哪裡開始

我所討論的所有促成因素和干預措施都是相互關聯且相互影響的。如果一個因素出問題，其他因素也會受到影響。例如，如果你的睡眠出現問題，你的飲食行為和物質使用也可能出現異常。即使是腸道微生物群也會受到睡眠、光照和壓力的影響。因此，如果你的微生物群失衡，調整這些其他促成因素可能會糾正這個問題。或者，改善你的微生物群可能會提升你的睡眠品質或降低壓力水準。請將所有這些視為一個或多個回饋迴路的組成部分。因此，本書概述的所有治療方法都可能適合你，即使你尚未意識到自己在這些方面存在問題。解決精神症狀可能需要調整你的睡眠習慣、飲食或光照。

在某些情況下，尚不清楚是什麼原因導致了你的代謝功能異常。不用擔心。治療方法仍然有效。治療目標是採用已知能改善粒線體功能或（和）增加粒線體數量的干預措施。在大多數情況下，只要我們的細胞擁有足夠正常健康的粒線體，它們就能正常運作。粒線體知道該怎麼做。它們通常可以自行解決問題。

你們中的一些人可能會對有那麼多的治療方案感到不知所措。在嘗試改善代謝健康時，要認識到成功需要採取多方面的方法，而這需要時間。但這意謂著你不必一次做所有事情——也不應該如此。先從一種治療方式開始，嘗試幾週或幾個月後，再根據需要添加其他治療方法。很多時候，當你的代謝開始改善，它會為你帶來更多的精力和動力。這讓進行其他改變更加容易。當人們開始感覺更好時，常常會對自己能夠完成很多事情感到驚訝。當人們完成他們的「代謝治療計畫」時，常常認不出自己了。他們不僅能減輕精神疾病的症狀、降低體重或增強運動耐力，而且通常還會感到壓力減輕、自信心增強、與人有更多的連結、發現新的才能，以及其他提升生活品質的積極變化。

在大多數情況下，你可以決定要從哪一種干預措施開始。一旦選定，將其設定為一個SMART（聰明的）目標：具體的（Specific）、可衡量的（Measurable）、可達成的（Achievable）、現實的（Realistic）、有時限的（Timely）。一旦你掌握了一種干預措施，就增加另一種。持之以恆，直到達到你想要的結果。

然而，在某些情況下，一種干預措施可能需要優先於所有其他干預措施，因為它可能對你的代謝產生災難性影響。兩個明顯的例子是大量物質使用或生活在受虐環境中。對於那些大量飲酒或吸毒的人，在停止物質使用之前，其他干預措施可能都是徒勞的，所以首先要處理這個問題。對於處於身體虐待關係中的人來說，第一步應該是專注於制定脫離這種環境的計畫，儘管這可能非常困難且危險。身處這種環境中的人可能需要家人、朋友或家暴援助機構的大力支持。如果不先採取這一步，嘗試其他代謝干預措施可能對解決他們的精神和代謝問題毫無效果。

我討論過的所有干預措施都有可能改變你的代謝。一般來說，代謝干預措施可能對身體和大腦產生四種類型的影響：

1. **起始**：當你第一次做出改變時，這可能會突然改變你的代謝。有時這是有幫助的，但有時也可能讓事情變得更糟，至少起初是這樣。

2. **適應：**每當你的代謝發生改變，你的身體會努力去適應。這些適應反應通常會抵消代謝干預的效果。它們通常不會完全抵消干預措施，但與起始階段相比，它們通常會減輕干預效果。
3. **維持：**在某個時刻，你的代謝將完全適應干預措施，你的身體和大腦會感覺更加穩定。你隨時可以增加干預的劑量或強度，這會使你再次經歷起始和適應階段。
4. **戒斷：**如果快速減少或停止代謝干預措施，通常會出現戒斷反應。在這些情況下，代謝往往會反彈得太高或太低，從而產生戒斷症狀。

我提到的所有治療方法都可能出現這些情況，包括藥物、光照療法、飲食改變、腸道微生物群改變、補充劑的使用，甚至是心理和社會干預。

請記住，你正在尋找能夠長期改善你的代謝健康的干預措施。因此，即使干預措施最初會使情況變得更糟，例如在開始新飲食方式時感到煩躁易怒，只要維持階段能改善代謝健康，這種干預就值得堅持。當然，這必須以安全且可耐受的方式進行，但目標是進入維持階段。同樣地，一些行為如過量飲酒，可能在短期內（起始階段）讓你感覺較好，但從長遠來看（維持階段）會損害代謝。對酗酒者來說，戒酒（戒斷階段）可能特別困難和危險。記住這些非常重要，因為無論是開始還是停止治療，都需要注意安全。

住院和住宿治療計畫

對一些患有嚴重精神疾病的人來說，自己設計一套全面的治療方案也許是不可能完成的。根據定義，他們的大腦功能受損。他們可能無法專注於任務、輕易學習新資訊、堅持飲食計畫，或將所有改變融入日常作息中。這並不意謂著他們完全做不到或不會從中受益，但他們可能需要協助。對於其他人來說，精神症狀有時會威脅到他們自身或他人的安全，嘗試門診治療可能有危險性。對於所有這些人，我們需要發展住院和住宿代謝治療計畫。這些計畫可以根據個人的特定需求制定治療方案。而且不僅能透過計畫中的專業人員提供支持，還能透過其他參與者之間的同儕支持網絡來增強效果。在這樣的環境中，所有人都將共同努力，一起改善自身的精神和代謝健康。

設計你的治療計畫

- 如果你有嚴重、危險或慢性的症狀，應該與臨床醫生合作。
- 識別導致嚴重代謝障礙或威脅你安全的促成因素（例如，自殺未遂、嚴重物質使用、生活在身體受虐環境中、失控的飲食障礙、嚴重睡眠不足等）。如果你有其中任何一個，需要優先處理它們。

- 從本書描述的治療方法中，選擇一種或多種你認為可能有幫助的方法。
- 實施治療，並給它至少三個月的時間發揮作用。
- 如果治療改善了你的任何症狀，即使只有一點點，也要堅持下去。
- 如果某種治療方法在三個月後完全沒有效果，可以放心停止。
- 如果某種治療方法有幫助但沒有解決你的所有症狀，請添加另一種治療方法。制定多方面的治療計畫。
- 繼續添加或嘗試不同的治療方法，直到達到你期望的效果。

你的目標可能會隨著時間的推移而改變。最初，你可能只想消除一種症狀。這樣很好。隨著生活的前進，你可能會決定也想改善其他方面。人生是一場旅程。我們都有強項領域，但也都有弱點和脆弱之處。沒有人是完美的。我希望你充分利用你的人生，並努力盡可能改善你的健康。但我也希望你能夠對自己已擁有的健康和力量心存感激，並單純地享受它。

成功案例：貝絲——大量服藥但仍然生病

貝絲在九歲被診斷出患有ADHD後，開始接受精神科治療。醫生給她開了興奮劑，她在學校表現很好，大部分成績都是A和B。但她還是很衝動，常常打斷別人的話。因此，她沒有多少朋友，經常感到被別人批評或拒絕，並且自尊心低落。到了高中，情況變得更糟。她患有慢性憂鬱症，頻繁出現自殺念頭，並開始用刀或刀片自殘。她嘗試了抗憂鬱藥、更多的興奮劑、情緒穩定劑、抗焦慮藥，甚至抗精神病藥，但她的症狀只是不斷惡化。到上大學時，她已多次住院。

我第一次見到貝絲時，她已經二十一歲了。她被診斷出患有慢性憂鬱症、恐慌症、邊緣性人格障礙、經前焦慮症和ADHD。她服用了五種藥物，但它們顯然沒有幫助。事實上，她常常昏昏欲睡，神智不清。結果，她遭遇了幾場車禍。她在大學暑假期間回到家中接受更密集的精神科治療。起初，我甚至加開了更多的抗精神病藥物和情緒穩定劑，這些藥物常常給她帶來新的副作用，或者根本就不起作用。與此同時，我們開始了辯證行為療法（Dialectical Behavior Therapy, DBT），這是一種專注於幫助人們更好地管理情緒、自殺衝動和自殘的心理療法。

貝絲和我都認為藥物對她沒有幫助，事實上，可能還加劇了她的問題，所以我們同意慢慢讓她停用這些藥物。這是極其困難和危險的。幾乎每次我們減少某種藥物的劑量時，即使只是微量，她的症狀也會增加——憂鬱、自殺衝動或割傷自己的衝動。我們運用辯證行為療法來控制這些症狀並確保她的安全，但我們仍然繼續減少用藥。她花了幾年時間才完全停用所有藥物。到那時，她的情況已經好多了。她能夠確保自己的安全，維持一份工作，並完成了大學學業。

她康復的下一階段從運動開始。她開始在外面騎自行車，並真正投入其中。她決定為慈善騎行活動做準備。然後她加入了Weight Watcher（一種減重計畫）進行減重，這對她更有幫助。她的精神症狀現在幾乎消失了。經過我們與她的家人和朋友多次長談，我們一致認為她不再需要心理治療或任何精神科治療。但這並沒有妨礙她的代謝治療！貝絲後來成為一名出色的運動員，參加鐵人三項和超級馬拉松比賽。她結了婚，並找到一份全職工作。

今天，大約十年過去了，貝絲仍然感覺良好，沒有任何精神症狀。最近，我偶遇她的父親（他恰好也是醫生），他告知我她的近況，並說：「你知道你救了她的命。你真的救了她。如果不是你，我無法想像她今天還能活著。」

貝絲的案例說明了一個常見問題：即使診斷出多種疾病並接受了大量治療，情況仍可能沒有好轉。事實上，幾乎可以確定，那些藥物加劇了她的問題，甚至可能是導致問題的原因。這並不意謂著藥物不能對某些人提供極大幫助。我認為它們確實可以。然而，對貝絲來說，它們似乎只讓事情變得更糟。她服用的一些藥物已知會損害代謝和粒線體功能，因此腦能量理論為她在停藥後出現的改善提供了一個解釋。但這還不足以讓她完全康復。她還鍛鍊身體，減輕了體重，找到了愛情、工作和自尊。這些都在她非凡的康復中發揮了作用。

CHAPTER

21

精神和代謝健康的新日子

A New Day for Mental and Metabolic Health

腦能量理論提供了一個新的精神健康模型。它不僅關於腦功能，還涉及代謝和粒線體，這些因素影響著人類健康、老化和壽命的幾乎所有方面。這種新模型跨越了診斷類別，同時應對許多疾病。它不僅適用於被診斷為「精神」疾病的人，也適用於患有相關代謝疾病的人，如肥胖症、糖尿病、心血管疾病、阿茲海默症、癲癇和慢性疼痛疾病。幾乎所有患有這些疾病的人都至少有一些「精神」症狀，而有精神疾病的人更有可能患上這些相關的疾病。這個新模型為預防疾病帶來了希望，有望使人們比現在更長久地保持快樂、健康和生產力。

腦能量理論是一項重大突破，它最終將各個點連接起來，讓我們對精神疾病有更清晰的認識。它將科學和證據整合到一個框架中，統一了精神疾病的生物學、心理學和社會理論。當我們不再把精神疾病視為症候群而是視之為大腦的代謝障礙時，新的解決方案就變得顯而易見。我們需要透過使代謝和粒線體功能正常化來恢復大腦能量。一旦我們做到這點，精神疾病的症狀就會開始消退。

好消息是，這種新的理解使我們能夠更有效地應用現有的治療方法，並指向我們已經可以獲取的創新治療選項，包括我在本書中分享的所有治療方法。我們不必等待多年才能嘗試它們。這並不意謂著我們現有的手段已經足夠——並非所有干預措施都適用於每個人，我們仍需更多的研究和額外的治療方法。然而，既然我們已經將各個關聯點連接起來並識別出核心問題，尋找新的治療方法將會變得更加容易。這是一個現在可以透過科學和研究來解決的問題，不再是需要等待奇蹟出現的抽象謎團。

一旦我們開始從代謝和粒線體的視角來思考所有這些疾病，改善的可能性是無限的。我們可以開發診斷工具來評估人們的代謝健康狀況。我們可以開發基於證據的策略和治療方法來解決代謝和粒線體功能異常。我們可以專注更深入地了解藥物、酒精、菸草、娛樂性毒品、飲食模式、食物和毒素對粒線體和代謝的影響。

但我們需要資源來完成這項工作。我們需要重大改變！我們需要跨學科醫療團隊共同合作以恢復人們的代謝健康。這些團隊將包括醫生、護理師、心理治療師、社會工作者、物理治療師和職能治療師、藥劑師、營養師、私人教練、健康和保健指導師等等。健康保險需要承擔其中一些費用。生物科技和製藥產業需要迎接開發更有效治療藥物的挑戰。政府需要參與其中。我們需要為所有這些工作提供研究經費，並為精神健康服務爭取平等待遇。我們的日常生活中也可能存在需要被監管或（和）消除的代謝毒素。當然，我們每個人也都需要盡自己的一份力量。我們需要自助團體、支持團體和倡導行動。我們需要一個公正、公平、富有同情心、和平且合作的社會。我們需要確保所有人都有機會過著有意義的生活。人們需要感到安全。他們也能從被尊重的感受中獲益。顯然，這一切說來容易做來難。在很多方面，它代表了一種烏托邦理想。我們都知道這需要時間才能實現。但我們不需要等到烏托邦實現才能採取行動。

因此，我鄭重向你呼籲，請求你的幫助。為了將這個希望轉化為現實，我們需要一場草根運動。正如HIV／愛滋病和乳癌的相關運動一樣，我們迫切需要一場運動呼籲徹底改變我們理解和治療精神疾病的方式。對大眾進行教育和資訊傳播需要時間和精力。你可以透過傳播腦能量理論來提供幫助。這場運動需要你，還有你的朋友和家人。我請求幫助不是為了我自己，而是代表無數獨自默默承受精神疾病折磨的人；代表那些渴望更有效治療和更好生活的人；代表那些每天被精神症狀折磨的人；代表那些已失去所有希望的人；代表所有因精神疾病的污名而繼續羞愧地躲在家中的人；以及為了紀念那些無法堅持下去而已離我們而去的無數生命。讓我們徹底終結這種痛苦。讓我們不再浪費任何一天。

請造訪 www.brainenergy.com 以了解更多資訊，並參與其中。

鳴謝
Acknowledgments

當我開始撰寫《腦能量》時，有些人建議我將其製作成一本簡單的自助書籍，而非一本更為嚴謹的科學著作，因為簡單的訊息更容易銷售，而且許多出版商對科學書籍興趣缺缺。我要感謝我的出版商本貝拉公司（BenBella），特別是利亞．威爾遜（Leah Wilson）和亞歷克斯．史蒂文生（Alexa Stevenson），感謝他們對我和這本書的信任，以及他們認識到人們實際上對科學和複雜性是感興趣的，尤其是當科學有潛力改變一個領域並改善人們的生活時。

感謝我的編輯史蒂文生，感謝你敏銳的洞察力、誠實回饋，並鼓勵我納入更多而非減少科學內容和證據。你最初對腦能量理論的「良性質疑」推動我寫出了一本遠比最初設想更優秀的作品。

感謝我的文學經紀人琳達．康納（Linda Konner）對這部作品的大力推廣。初識妳時，我便看出妳很幹練，但看到妳實際行動起來，這種印象又提升到了全新層次。

感謝本貝拉公司的整個團隊，感謝你們的創意、對細節的專注、對時程的恪守，以及為製作一本精彩書籍所付出的所有努力。

感謝我的早期閱稿人：凱倫・溫特勞布（Karen Weintraub）、安妮・勞奇（Anne Rauch）、朱麗安・托倫斯（Julianne Torrence）、艾米・尤哈斯（Amy Yuhasz）和我的兄弟大衛・帕爾默（David Palmer）。你們對初稿的鼓勵和批評給予我繼續寫作的能量和信心。

最後，感謝過去三十一年來與我一起工作的所有患者（我把醫學院時期也算了進來）——你們每一位都幫助我完成了這本書，因為我從你們身上都學到了關於精神疾病和人類處境的知識。感謝你們信任我擔任你們的精神科醫生。感謝願意嘗試我的「代謝療法」的患者們，特別是那些願意在本書中分享他們的故事或與我一同出現在演講、電視和全國廣播節目中的人。對於那些在我的照護下，儘管嘗試了一次又一次治療方法卻從未好轉的人，我想代表自己和我的專業向你們致歉。正是你們教會我質疑和挑戰自己的工作和整個精神健康領域，拒絕接受那些本不應被接受的範式。你們激發我對神經科學、生理學和人類存在的無盡思考。你們迫使我尋找更好的答案。我最大的希望是這本書可以代表這些答案的開端。

7 T. J. VanderWeele, S. Li, A. C. Tsai, and I. Kawachi. "Association Between Religious Service Attendance and Lower Suicide Rates Among US Women." *JAMA Psychiatry* 73(8) (2016): 845–851. doi: 10.1001/ jamapsychiatry.2016.1243.

8 H. G. Koenig. "Religion, Spirituality, and Health: The Research and Clinical Implications." *ISRN Psychiatry* 2012 (2012): 278730. doi: 10.5402/2012/278730

9 C. Timmermann, H. Kettner, C. Letheby, et al. "Psychedelics Alter Metaphysical Beliefs." *Sci Rep* 11(1) (2021): 22166. doi: 10.1038/s41598-021-01209-2.

10 J. A. Dusek, H. H. Otu, A. L. Wohlhueter, M. Bhasin, L. F. Zerbini, M. G. Joseph, H. Benson, and T. A. Libermann. "Genomic Counter-Stress Changes Induced by the Relaxation Response." *PLoS One* 3(7) (2008): e2576. doi: 10.1371/journal.pone.0002576.

11 M. K. Bhasin, J. A. Dusek, B. H. Chang, M. G. Joseph, J. W. Denninger, G. L. Fricchione, H. Benson, and T. A. Libermann. "Relaxation Response Induces Temporal Transcriptome Changes in Energy Metabolism, Insulin Secretion and Inflammatory Pathways." *PLoS One* 8(5) (2013): e62817. doi: 10.1371/journal. pone.0062817.

CHAPTER 19 —— 為什麼當前的治療方法有效？

1 M. Búrigo, C. A. Roza, C. Bassani, D. A. Fagundes, G. T. Rezin, G. Feier, F. Dal-Pizzol, J. Quevedo, and E. L. Streck. "Effect of Electroconvulsive Shock on Mitochondrial Respiratory Chain in Rat Brain." *Neurochem Res* 31(11) (2006): 1375–1379. doi: 10.1007/s11064-006-9185-9.

2 F. Chen, J. Danladi, G. Wegener, T. M. Madsen, and J. R. Nyengaard. "Sustained Ultrastructural Changes in Rat Hippocampal Formation After Repeated Electroconvulsive Seizures." *Int J Neuropsychopharmacol* 23(7) (2020): 446–458. doi: 10.1093/ijnp/pyaa021.

3 F. J. Medina and I. Túnez. "Mechanisms and Pathways Underlying the Therapeutic Effect of Transcranial Magnetic Stimulation." *Rev Neurosci* 24(5) (2013): 507–525. doi: 10.1515/revneuro-2013-0024.

4 H. L. Feng, L. Yan, and L. Y. Cui. "Effects of Repetitive Transcranial Magnetic Stimulation on Adenosine Triphosphate Content and Microtubule Associated Protein-2 Expression After Cerebral IschemiaReperfusion Injury in Rat Brain." *Chin Med J* (Engl) 121(14) (2008): 1307–1312. PMID: 18713553.

5 X. Zong, Y. Dong, Y. Li, L. Yang, Y. Li, B. Yang, L. Tucker, N. Zhao, D. W. Brann, X. Yan, S. Hu, and Q. Zhang. "Beneficial Effects of Theta-Burst Transcranial Magnetic Stimulation on Stroke Injury via Improving Neuronal Microenvironment and Mitochondrial Integrity." *Transl Stroke Res* 11(3) (2020): 450–467. doi: 10.1007/s12975-019-00731-w.

6 C. L. Cimpianu, W. Strube, P. Falkai, U. Palm, and A. Hasan. "Vagus Nerve Stimulation in Psychiatry: A Systematic Review of the Available Evidence." *J Neural Transm* (Vienna) 124(1) (2017): 145–158. doi: 10.1007/s00702-016-1642-2.

and Memory." *Nature* 539(7630) (November 24, 2016): 555–559. doi: 10.1038/nature20127.

CHAPTER 17 —— 促成因素：身體活動

1 S. R. Chekroud, R. Gueorguieva, A. B. Zheutlin, M. Paulus, H. M. Krumholz, J. H. Krystal, and A. M. Chekroud. "Association Between Physical Exercise and Mental Health in 1.2 Million Individuals in the USA Between 2011 and 2015: A Cross-Sectional Study. *Lancet Psychiatry* 5(9) (2018): 739–746. doi: 10.1016/ S2215-0366(18)30227-X.
2 G. A. Greendale, W. Han, M. Huang, et al. "Longitudinal Assessment of Physical Activity and Cognitive Outcomes Among Women at Midlife." *JAMA Netw Open* 4(3) (2021): e213227. doi: 10.1001/ jamanetworkopen.2021.3227.
3 J. Krogh, C. Hjorthøj, H. Speyer, C. Gluud, and M. Nordentoft. "Exercise for Patients with Major Depression: A Systematic Review with Meta-Analysis and Trial Sequential Analysis." *BMJ Open* 7(9) (2017): e014820. doi: 10.1136/bmjopen-2016-014820.
4 World Health Organization. *Motionfor Your Mind: Physical Activityfor Mental Health Promotion, Protection, and Care.* Copenhagen: WHO Regional Office for Europe, 2019. https://www.euro.who.int/en/health-topics/disease-prevention/physical-activity/publications/2019/motion-for-your-mind-physical-activity-for-mental-health-promotion,-protection-and-care-2019.
5 K. Contrepois, S. Wu, K. J. Moneghetti, D. Hornburg, et al. "Molecular Choreography of Acute Exercise." *Cell* 181(5) (2020): 1112–1130.e16. doi: 10.1016/j.cell.2020.04.043.
6 A. R. Konopka, J. L. Laurin, H. M. Schoenberg, J. J. Reid, W. M. Castor, C. A. Wolff, R. V. Musci, O. D. Safairad, M. A. Linden, L. M. Biela, S. M. Bailey, K. L. Hamilton, and B. F. Miller. "Metformin Inhibits Mitochondrial Adaptations to Aerobic Exercise Training in Older Adults." *Aging Cell* 18(1) (2019): e12880. doi: 10.1111/acel.12880.
7 Kathrin Steib, Iris Schäffner, Ravi Jagasia, Birgit Ebert, and D. Chichung Lie. "Mitochondria Modify Exercise-Induced Development of Stem Cell-Derived Neurons in the Adult Brain." *J Neurosci* 34(19) (2014): 6624. doi: 10.1523/JNEUROSCI.4972-13.2014.

CHAPTER 18 —— 促成因素：愛、不利環境與人生目標

1 H. T. Chugani, M. E. Behen, O. Muzik, C. Juhász, F. Nagy, and D. C. Chugani. "Local Brain Functional Activity Following Early Deprivation: A Study of Postinstitutionalized Romanian Orphans." *Neuroimage* 14(6) (2001): 1290–1301. doi: 10.1006/nimg.2001.0917.
2 M. Picard, A. A. Prather, E. Puterman, A. Cuillerier, M. Coccia, K. Aschbacher, Y. Burelle, and E. S. Epel. "A Mitochondrial Health Index Sensitive to Mood and Caregiving Stress." *Biol Psychiatry* 84(1) (2018): 9–17. doi: 10.1016/j.biopsych.2018.01.012.
3 Frankl, V. E. *Man's Search for Meaning: An Introduction to Logotherapy* (New York: Simon & Schuster, 1984).
4 A. Alimujiang, A. Wiensch, J. Boss, et al. "Association Between Life Purpose and Mortality Among US Adults Older Than 50 Years." *JAMA Netw Open* 2(5) (2019): e194270. doi: 10.1001/ jamanetworkopen.2019.4270.
5 R. Cohen, C. Bavishi, and A. Rozanski. "Purpose in Life and Its Relationship to All-Cause Mortality and Cardiovascular Events: A Meta-Analysis." *Psychosom Med* 78(2) (2016): 122–133. doi: 10.1097/ PSY.0000000000000274.
6 L. Miller, R. Bansal, P. Wickramaratne, et al. "Neuroanatomical Correlates of Religiosity and Spirituality: A Study in Adults at High and Low Familial Risk for Depression." *JAMA Psychiatry* 71(2) (2014): 128–135. doi: 10.1001/jamapsychiatry.2013.3067.

sistant Epilepsy." *Cochrane Database Syst Rev* 6(6) (2020): CD001903. doi: 10.1002/14651858.CD001903.pub5.

35 K. J. Bough, J. Wetherington, B. Hassel, J. F. Pare, J. W. Gawryluk, J. G. Greene, R. Shaw, Y. Smith, J. D. Geiger, and R. J. Dingledine. "Mitochondrial Biogenesis in the Anticonvulsant Mechanism of the Ketogenic Diet." *Ann Neurol* 60(2) (2006): 223–235. doi: 10.1002/ana.20899; J. M. Rho. "How Does the Ketogenic Diet Induce Anti-Seizure Effects?" *Neurosci Lett* 637 (2017): 4–10. doi: 10.1016/j.neulet.2015.07.034.

36 C. M. Palmer, J. Gilbert-Jaramillo, and E. C. Westman. "The Ketogenic Diet and Remission of Psychotic Symptoms in Schizophrenia: Two Case Studies." *Schizophr Res* 208 (2019): 439–440. doi: 10.1016/j. schres.2019.03.019. Epub April 6, 2019. PMID: 30962118.

37 M. C. L. Phillips, L. M. Deprez, G. M. N. Mortimer, et al. "Randomized Crossover Trial of a Modified Ketogenic Diet in Alzheimer's Disease." *Alzheimer's Res Ther* 13(1) (2021): 51. doi: 10.1186/ s13195-021-00783-x.

CHAPTER 16— 促成因素：毒品和酒精

1 H. K. Seitz, R. Bataller, H. Cortez-Pinto, B. Gao, A. Gual, C. Lackner, P. Mathurin, S. Mueller, G. Szabo, and H. Tsukamoto. "Alcoholic Liver Disease." *Nat Rev Dis Primers* 4(1) (2018): 16. doi: 10.1038/s41572-0180014-7. Erratum in: *Nat Rev Dis Primers* 4(1) (2018): 18. PMID: 30115921.

2 C. Tapia-Rojas, A. K. Torres, and R. A. Quintanilla. "Adolescence Binge Alcohol Consumption Induces Hippocampal Mitochondrial Impairment That Persists During the Adulthood." *Neuroscience* 406 (2019): 356–368. doi: 10.1016/j.neuroscience.2019.03.018.

3 Nora D. Volkow, Sung Won Kim, Gene-Jack Wang, David Alexoff, Jean Logan, Lisa Muench, Colleen Shea, et al. "Acute Alcohol Intoxication Decreases Glucose Metabolism but Increases Acetate Uptake in the Human Brain." *NeuroImage* 64 (2013): 277–283. doi: 10.1016/j.neuroimage.2012.08.057.

4 N. D. Volkow, G. J. Wang, E. Shokri Kojori, J. S. Fowler, H. Benveniste, and D. Tomasi. "Alcohol Decreases Baseline Brain Glucose Metabolism More in Heavy Drinkers Than Controls but Has No Effect on Stimulation-Induced Metabolic Increases." *J Neurosci* 35(7) (2015): 3248–3255. doi:10.1523/ JNEUROSCI.4877-14.2015.

5 C. E. Wiers, L. F. Vendruscolo, J. W. van der Veen, et al. "Ketogenic Diet Reduces Alcohol Withdrawal Symptoms in Humans and Alcohol Intake in Rodents." *Sci Adv* 7(15) (2021): eabf6780. doi: 10.1126/ sciadv.abf6780.

6 N. D. Volkow, J. M. Swanson, A. E. Evins, L. E. DeLisi, M. H. Meier, R. Gonzalez, M. A. Bloomfield, H. V. Curran, and R. Baler. "Effects of Cannabis Use on Human Behavior, Including Cognition, Motivation, and Psychosis: A Review." *JAMA Psychiatry* 73(3) (2016): 292–297. doi: 10.1001/jamapsychiatry.2015.3278.

7 T. Harkany and T. L. Horvath. "(S)Pot on Mitochondria: Cannabinoids Disrupt Cellular Respiration to Limit Neuronal Activity." *Cell Metab* 25(1) (2017): 8–10. doi: 10.1016/j.cmet.2016.12.020.

8 M. D. Albaugh, J. Ottino-Gonzalez, A. Sidwell, et al. "Association of Cannabis Use During Adolescence with Neurodevelopment." *JAMA Psychiatry* 78(9) (2021): 1031–1040. doi: 10.1001/ jamapsychiatry.2021.1258.

9 D. Jimenez-Blasco, A. Busquets-Garcia, et al. "Glucose Metabolism Links Astroglial Mitochondria to Cannabinoid Effects." *Nature* 583(7817) (2020): 603–608. doi: 10.1038/s41586-020-2470-y.

10 E. Hebert-Chatelain, T. Desprez, R. Serrat, et al. "A Cannabinoid Link Between Mitochondria

21 A. S. Rambold, B. Kostelecky, N. Elia, and J. Lippincott-Schwartz. "Tubular Network Formation Protects Mitochondria from Autophagosomal Degradation During Nutrient Starvation." *Proc Natl Acad Sci USA* 108(25) (2011): 10190–10195. doi: 10.1073/pnas.1107402108.

22 A. Keys, J. Brozek, A. Henshel, O. Mickelson, and H. L. Taylor. *The Biology of Human Starvation*, vols. 1–2 (Minneapolis: University of Minnesota Press, 1950).

23 C. Lindfors, I. A. Nilsson, P. M. Garcia-Roves, A. R. Zuberi, M. Karimi, L. R. Donahue, D. C. Roopenian, J. Mulder, M. Uhlén, T. J. Ekström, M. T. Davisson, T. G. Hökfelt, M. Schalling, and J. E. Johansen. "Hypothalamic Mitochondrial Dysfunction Associated with Anorexia in the Anx/Anx Mouse." *Proc Natl Acad Sci USA* 108(44) (2011): 18108–18113. doi: 10.1073/pnas.1114863108.

24 V. M. Victor, S. Rovira-Llopis, V. Saiz-Alarcon, et al. "Altered Mitochondrial Function and Oxidative Stress in Leukocytes of Anorexia Nervosa Patients." *PLoS One* 9(9) (2014): e 106463. doi: 10.1371/journal. pone.0106463.

25 P. Turnbaugh, R. Ley, M. Mahowald, et al. "An Obesity-Associated Gut Microbiome with Increased Capacity for Energy Harvest." *Nature* 444(7122) (2006): 1027–1031. doi: 10.1038/nature05414.

26 D. N. Jackson and A. L. Theiss. "Gut Bacteria Signaling to Mitochondria in Intestinal Inflammation and Cancer." *Gut Microbes* 11(3) (2020): 285–304. doi: 10.1080/19490976.2019.1592421.

27 C. M. Palmer. "Diets and Disorders: Can Foods or Fasting Be Considered Psychopharmacologic Therapies?" *J Clin Psychiatry* 81(1) (2019): 19ac12727. doi: 10.4088/JCP.19ac12727. PMID: 31294934.

28 C. T. Hoepner, R. S. McIntyre, and G. I. Papakostas. "Impact of Supplementation and Nutritional Interventions on Pathogenic Processes of Mood Disorders: A Review of the Evidence." *Nutrients* 13(3) (2021): 767. doi: 10.3390/nu13030767; National Institutes of Health, Office of Dietary Supplements. June 3, 2020. "Dietary Supplements for Primary Mitochondrial Disorders." NIH, https://ods.od.nih.gov/factsheets/ PrimaryMitochondrialDisorders-HealthProfessional/. Retrieved 7/24/21.

29 M. Berk, A. Turner, G. S. Malhi, et al. "A Randomised Controlled Trial of a Mitochondrial Therapeutic Target for Bipolar Depression: Mitochondrial Agents, N-acetylcysteine, and Placebo." *BMC Med* 17(1) (2019): 18. [Published correction appears in *BMC Med* 17(1) (2019): 35.] doi:10.1186/s12916-019-1257-1.

30 F. N. Jacka, A. O'Neil, R. Opie, et al. "A Randomised Controlled Trial of Dietary Improvement for Adults with Major Depression (the 'SMILES' Trial)." *BMC Med* 15(1) (2017): 23. doi: 10.1186/ s12916-017-0791-y.

31 K. A. Amick, G. Mahapatra, J. Bergstrom, Z. Gao, S. Craft, T. C. Register, C. A. Shively, and A. J. A. Molina. "Brain Region-Specific Disruption of Mitochondrial Bioenergetics in Cynomolgus Macaques Fed a Western Versus a Mediterranean Diet." *Am J Physiol Endocrinol Metab* 321(5) (2021): E652–E664. doi: 10.1152/ajpendo.00165.2021.

32 Y. Liu, A. Cheng, Y. J. Li, Y. Yang, Y. Kishimoto, S. Zhang, Y. Wang, R. Wan, S. M. Raefsky, D. Lu, T. Saito, T. Saido, J. Zhu, L. J. Wu, and M. P. Mattson. "SIRT3 Mediates Hippocampal Synaptic Adaptations to Intermittent Fasting and Ameliorates Deficits in APP Mutant Mice." *Nat Commun* 10(1) (2019): 1886. doi: 10.1038/s41467-019-09897-1.

33 M. Mattson, K. Moehl, N. Ghena, et al. "Intermittent Metabolic Switching, Neuroplasticity and Brain Health." *Nat Rev Neurosci* 19(2) (2018): 81–94. doi: 10.1038/nrn.2017.156.

34 K. J. Martin-McGill, R. Bresnahan, R. G. Levy, and P. N. Cooper. "Ketogenic Diets for Drug-Re-

1405–1418. doi: 10.2337/ db16-0924.

8 É. Szentirmai, N. S. Millican, A. R. Massie, et al. "Butyrate, a Metabolite of Intestinal Bacteria, Enhances Sleep." *Sci Rep* 9(1) (2019): 7035. doi: 10.1038/s41598-019-43502-1.

9 S. M. Matt, J. M. Allen, M. A. Lawson, L. J. Mailing, J. A. Woods, and R. W. Johnson. "Butyrate and Dietary Soluble Fiber Improve Neuroinflammation Associated with Aging in Mice." *Front Immunol* 9 (2018): 1832. doi: 10.3389/fimmu.2018.01832.

10 R. Mastrocola, F. Restivo, I. Vercellinatto, O. Danni, E. Brignardello, M. Aragno, and G. Boccuzzi. "Oxidative and Nitrosative Stress in Brain Mitochondria of Diabetic Rats." *J Endocrinol* 187(1) (2005): 37–44. doi: 10.1677/joe.1.06269.

11 A. Czajka and A. N. Malik. "Hyperglycemia Induced Damage to Mitochondrial Respiration in Renal Mesangial and Tubular Cells: Implications for Diabetic Nephropathy." *Redox Biol* 10 (2016): 100–107. doi: 10.1016/j.redox.2016.09.007.

12 A. J. Sommerfield, I. J. Deary, and B. M. Frier. "Acute Hyperglycemia Alters Mood State and Impairs Cognitive Performance in People with Type 2 Diabetes." *Diabetes Care* 27(10) (2004): 2335–2340. doi: 10.2337/diacare.27.10.2335.

13 M. Kirvalidze, A. Hodkinson, D. Storman, T. J. Fairchild, M. M. Bała, G. Beridze, A. Zuriaga, N. I. Brudasca, and S. Brini. "The Role of Glucose in Cognition, Risk of Dementia, and Related Biomarkers in Individuals Without Type 2 Diabetes Mellitus or the Metabolic Syndrome: A Systematic Review of Observational Studies." *Neurosci Biobehav* 135 (Rev. April 2022): 104551. doi: 10.1016/j.neubiorev.2022.104551.

14 C. Toda, J. D. Kim, D. Impellizzeri, S. Cuzzocrea, Z. W. Liu, S. Diano. "UCP2 Regulates Mitochondrial Fission and Ventromedial Nucleus Control of Glucose Responsiveness." *Cell* 164(5) (2016): 872–883. doi: 10.1016/j.cell.2016.02.010.

15 A. Fagiolini, D. J. Kupfer, P. R. Houck, D. M. Novick, and E. Frank. "Obesity as a Correlate of Outcome in Patients with Bipolar I Disorder." *Am J Psychiatry* 160(1) (2003): 112–117. doi: 10.1176/appi. ajp.160.1.112.

16 Noppamas Pipatpiboon, Wasana Pratchayasakul, Nipon Chattipakorn, and Siriporn C. Chattipakorn. "PPARγ Agonist Improves Neuronal Insulin Receptor Function in Hippocampus and Brain Mitochondria Function in Rats with Insulin Resistance Induced by Long Term High-Fat Diets." *Endocrinology* 153(1) (2012): 329–338. doi: 10.1210/en.2011-1502.

17 H. Y. Liu, E. Yehuda-Shnaidman, T. Hong, et al. "Prolonged Exposure to Insulin Suppresses Mitochondrial Production in Primary Hepatocytes." *J Biol Chem* 284(21) (2009): 14087–14095. doi: 10.1074/jbc. M807992200.

18 K. Wardelmann, S. Blümel, M. Rath, E. Alfine, C. Chudoba, M. Schell, W. Cai, R. Hauffe, K. Warnke, T. Flore, K. Ritter, J. Weiß, C. R. Kahn, and A. Kleinridders. "Insulin Action in the Brain Regulates Mitochondrial Stress Responses and Reduces Diet-Induced Weight Gain." *Mol Metab* 21(2019): 68–81. doi: 10.1016/j.molmet.2019.01.001.

19 J. D. Kim, N. A. Yoon, S. Jin, and S. Diano. "Microglial UCP2 Mediates Inflammation and Obesity Induced by High-Fat Feeding." *Cell Metab* 30(5) (2019): 952–962. e5. doi: 10.1016/j.cmet.2019.08.010.

20 M. O. Dietrich, Z. W. Liu, and T. L. Horvath. "Mitochondrial Dynamics Controlled by Mitofusins Regulate Agrp Neuronal Activity and Diet-Induced Obesity." *Cell* 155(1) (2013): 188-199. doi: 10.1016/j. cell.2013.09.004; M. Schneeberger, M. O. Dietrich, D. Sebastián, et al. "Mitofusin 2 in POMC Neurons Connects ER Stress with Leptin Resistance and Energy Imbalance." *Cell* 155(1) (2013): 172–187. doi: 10.1016/j.cell.2013.09.003.

Effects on Mitochondria: The Potential Implications in Relation to Glaucoma." *Mitochondrion* 36 (2017): 29–35. doi: 10.1016/j.mito.2016.11.009. Epub 2016 Nov 24. PMID: 27890822.

12 A. Sreedhar, L. Aguilera-Aguirre, and K. K. Singh. "Mitochondria in Skin Health, Aging, and Disease." *Cell Death Dis* 11(6) (2020): 444. doi: 10.1038/s41419-020-2649-z.

13 H. Zhu, N. Wang, L. Yao, Q. Chen, R. Zhang, J. Qian, Y. Hou, W. Guo, S. Fan, S. Liu, Q. Zhao, F. Du, X. Zuo, Y. Guo, Y. Xu, J. Li, T. Xue, K. Zhong, X. Song, G. Huang, and W. Xiong. "Moderate UV Exposure Enhances Learning and Memory by Promoting a Novel Glutamate Biosynthetic Pathway in the Brain." *Cell* 173(7) (2018): 1716–1727.e17. doi: 10.1016/j.cell.2018.04.014.

14 F. Salehpour, J. Mahmoudi, F. Kamari, S. Sadigh-Eteghad, S. H. Rasta, and M. R. Hamblin. "Brain Photobiomodulation Therapy: A Narrative Review." *Mol Neurobiol* 55(8) (2018): 6601–6636. doi: 10.1007/ s12035-017-0852-4.

15 P. D. Campbell, A. M. Miller, and M. E. Woesner. "Bright Light Therapy: Seasonal Affective Disorder and Beyond." *Einstein J Biol Med* 32 (2017): E13–E25. PMID: 31528147; PMCID: PMC6746555.

16 R. Noordam, et al. "Bright Sunlight Exposure May Decrease the Risk for Diabetes and CVD." *J Clin Endocrinol Metab* 104(7) (2019): 2903–2910. doi: 10.1210/jc.2018-02532.

17 J. F. Gottlieb, F. Benedetti, P. A. Geoffroy, T. E. G. Henriksen, R. W. Lam, G. Murray, J. Phelps, D. Sit, H. A. Swartz, M. Crowe, B. Etain, E. Frank, N. Goel, B. C. M. Haarman, M. Inder, H. Kallestad, S. Jae Kim, K. Martiny, Y. Meesters, R. Porter, R. F. Riemersma-van der Lek, P. S. Ritter, P. F. J. Schulte, J. Scott, J. C. Wu, X. Yu, and S. Chen. "The Chronotherapeutic Treatment of Bipolar Disorders: A Systematic Review and Practice Recommendations from the ISBD Task Force on Chronotherapy and Chronobiology." *Bipolar Disord* 21(8) (2019): 741–773. doi: 10.1111/ bdi.12847.

CHAPTER 15 —— 促成因素：食物、斷食和腸道

1 N. D. Volkow, R. A. Wise, and R. Baler. "The Dopamine Motive System: Implications for Drug and Food Addiction." *Nat Rev Neurosci* 18(12) (2017): 741–752. doi: 10.1038/nrn.2017.130.

2 W. Li, Z. Wang, S. Syed, et al. "Chronic Social Isolation Signals Starvation and Reduces Sleep in Drosophila." *Nature* 597(7875) (2021): 239–244. doi: 10.1038/s41586-021-03837-0.

3 G. Xia, Y. Han, F. Meng, et al. "Reciprocal Control of Obesity and Anxiety–Depressive Disorder via a GABA and Serotonin Neural Circuit." *Mol Psychiatry* 26(7) (2021): 2837–2853. doi: 10.1038/ s41380-021-01053-w.

4 E. Ginter and V. Simko. "New Data on Harmful Effects of Trans-Fatty Acids." *Bratisl Lek Listy* 117(5) (2016): 251–253. doi: 10.4149/bll_2016_048.

5 C. S. Pase, V. G. Metz, K. Roversi, K. Roversi, L. T. Vey, V. T. Dias, C. F. Schons, C. T. de David Antoniazzi, T. Duarte, M. Duarte, and M. E. Burger. "Trans Fat Intake During Pregnancy or Lactation Increases Anxiety-like Behavior and Alters Proinflammatory Cytokines and Glucocorticoid Receptor Levels in the Hippocampus of Adult Offspring." *Brain Res Bull* 166 (2021): 110–117. doi: 10.1016/j.brainresbull.2020.11.016.

6 Theodora Psaltopoulou, Theodoros N. Sergentanis, Demosthenes B. Panagiotakos, Ioannis N. Sergentanis, Rena Kosti, and Nikolaos Scarmeas. "Mediterranean Diet, Stroke, Cognitive Impairment, and Depression: A Meta-analysis." *Ann Neurol* 74(4) (2013): 580–91. doi: 10.1002/ ana.23944.

7 M. P. Mollica, G. Mattace Raso, G. Cavaliere, et al. "Butyrate Regulates Liver Mitochondrial Function, Efficiency, and Dynamics in Insulin-Resistant Obese Mice." *Diabetes* 66(5) (2017):

11 B. J. S. Al-Haddad, B. Jacobsson, S. Chabra, D. Modzelewska, E. M. Olson, R. Bernier, D. A. Enquobahrie,
H. Hagberg, S. Östling, L. Rajagopal, K. M. Adams Waldorf, and V. Sengpiel. "Long-Term Risk of Neuropsychiatric Disease After Exposure to Infection In Utero." *JAMA Psychiatry* 76(6) (2019): 594–602. doi: 10.1001/jamapsychiatry.2019.0029. PMID: 30840048; PMCID: PMC6551852.

12 A. H. Miller and C. L. Raison. "Are Anti-inflammatory Therapies Viable Treatments for Psychiatric Disorders? Where the Rubber Meets the Road." *JAMA Psychiatry* 72(6) (2015): 527–528. doi:10.1001/ jamapsychiatry.2015.22.

CHAPTER 14——促成因素：睡眠、光線與晝夜節律

1 Jaqueline B. Schuch, Julia P. Genro, Clarissa R. Bastos, Gabriele Ghisleni, and Luciana Tovo-Rodrigues. "The Role of CLOCK Gene in Psychiatric Disorders: Evidence from Human and Animal Research." *Am J Med Genet Part B* 177(2) (2018): 181–198. doi: 10.1002/ajmg.b.32599.

2 Karen Schmitt, Amandine Grimm, Robert Dallmann, Bjoern Oettinghaus, Lisa Michelle Restelli, Melissa Witzig, Naotada Ishihara, et al. "Circadian Control of DRP1 Activity Regulates Mitochondrial Dynamics and Bioenergetics." *Cell Metab* 27(3) (2018): 657–666.e5. doi: 10.1016/ j.cmet.2018.01.011.

3 Ana C. Andreazza, Monica L. Andersen, Tathiana A. Alvarenga, Marcos R. de-Oliveira, Fernanda Armani, Francieli S. Ruiz, Larriany Giglio, José C. F. Moreira, Flávio Kapczinski, and Sergio Tufik. "Impairment of the Mitochondrial Electron Transport Chain Due to Sleep Deprivation in Mice." *J Psychiatr Res* 44(12) (2010): 775–780. doi: 10.1016/j.jpsychires.2010.01.015.

4 Martin Picard, Bruce S. McEwen, Elissa S. Epel, and Carmen Sandi. "An Energetic View of Stress: Focus on Mitochondria." *Front Neuroendocrinol* 49 (2018): 72–85. doi: 10.1016/ j.yfrne.2018.01.001.

5 Chongyang Chen, Chao Yang, Jing Wang, Xi Huang, Haitao Yu, Shangming Li, Shupeng Li, et al. "Melatonin Ameliorates Cognitive Deficits Through Improving Mitophagy in a Mouse Model of Alzheimer's Disease." *J Pineal Res* 71(4) (2021): e12774. doi: 10.1111/jpi.12774.

6 H. Zhao, H. Wu, J. He, et al. "Frontal Cortical Mitochondrial Dysfunction and Mitochondria-Related β-Amyloid Accumulation by Chronic Sleep Restriction in Mice." *Neuroreport* 27(12) (2016): 916–922. doi: 10.1097/WNR.0000000000000631.

7 C. B. Peek, A. H. Affinati, K. M. Ramsey, H. Y. Kuo, W. Yu, L. A. Sena, O. Ilkayeva, B. Marcheva, Y. Kobayashi, C. Omura, D. C. Levine, D. J. Bacsik, D. Gius, C. B. Newgard, E. Goetzman, N. S. Chandel, J. M. Denu, M. Mrksich, and J. Bass. "Circadian Clock NAD+ Cycle Drives Mitochondrial Oxidative Metabolism in Mice." *Science* 342(6158) (2013): 1243417. doi: 10.1126/ science.1243417.

8 A. Kempf, S. M. Song, C. B. Talbot, et al. "A Potassium Channel β-subunit Couples Mitochondrial Electron Transport to Sleep." *Nature* 568(7751) (2019): 230–234. doi: 10.1038/s41586-019-1034-5.

9 Keri J. Fogle, Catherina L. Mobini, Abygail S. Paseos, and Michael J. Palladino. "Sleep and Circadian Defects in a Drosophila Model of Mitochondrial Encephalomyopathy." *Neurobiol Sleep Circadian Rhythm* 6 (2019): 44–52. doi: 10.1016/j.nbscr.2019.01.003.

10 Guido Primiano, Valerio Brunetti, Catello Vollono, Anna Losurdo, Rossana Moroni, Giacomo Della Marca, and Serenella Servidei. "Sleep-Disordered Breathing in Adult Patients with Mitochondrial Diseases." *Neurology* 96(2) (2021): e241. doi: 10.1212/WNL.0000000000011005.

11 N. N. Osborne, C. Núñez-Álvarez, S. Del Olmo-Aguado, and J. Merrayo-Lloves. "Visual Light

"Association of Hormonal Contraception with Depression." *JAMA Psychiatry* 73(11) (2016): 1154–1162. doi: 10.1001/jamapsychiatry.2016.2387.

19 C. W. Skovlund, L. S. Mørch, L. V. Kessing, T. Lange, and Ø. Lidegaard. "Association of Hormonal Contraception with Suicide Attempts and Suicides." *Am J Psychiatry* 175(4) (2018): 336–342. doi: 10.1176/appi. ajp.2017.17060616.

20 Federica Cioffi, Rosalba Senese, Antonia Lanni, and Fernando Goglia. "Thyroid Hormones and Mitochondria: With a Brief Look at Derivatives and Analogues." *Mol Cell Endocrinol* 379(1) (2013): 51–61. doi: 10.1016/j.mce.2013.06.006.

21 Rohit A. Sinha, Brijesh K. Singh, Jin Zhou, Yajun Wu, Benjamin L. Farah, Kenji Ohba, Ronny Lesmana, Jessica Gooding, Boon-Huat Bay, and Paul M. Yen. "Thyroid Hormone Induction of Mitochondrial Activity Is Coupled to Mitophagy via ROS-AMPK-ULK1 Signaling." *Autophagy* 11(8) (2015): 1341–1357. doi: 10.1080/15548627.2015.1061849.

22 S. Chakrabarti. "Thyroid Functions and Bipolar Affective Disorder." *J Thyroid Res* 2011 (2011): 306367. doi: 10.4061/2011/306367; N. C. Santos, P. Costa, D. Ruano, et al. "Revisiting Thyroid Hormones in Schizophrenia." *J Thyroid Res* 2012 (2012): 569147. doi: 10.1155/2012/569147.

CHAPTER 13 —— 促成因素：發炎

1 Steven W. Cole, John P. Capitanio, Katie Chun, Jesusa M. G. Arevalo, Jeffrey Ma, and John T. Cacioppo. "Myeloid Differentiation Architecture of Leukocyte Transcriptome Dynamics in Perceived Social Isolation." *Proc Natl Acad Sci USA* 112(49) (2015): 15142–15147. doi: 10.1073/pnas.1514249112.

2 Y. Luo, L. C. Hawkley, L. J. Waite, and J. T. Cacioppo. "Loneliness, Health, and Mortality in Old Age: A National Longitudinal Study." *Soc Sci Med* 74(6) (2012): 907–914. doi: 10.1016/j.socscimed.2011.11.028.

3 J. Wang, D. Xiao, H. Chen, et al. "Cumulative Evidence for Association of Rhinitis and Depression." *Allergy Asthma Clin Immunol* 17(1) (2021): 111. doi: 10.1186/s13223-021-00615-5.

4 O. Köhler-Forsberg, L. Petersen, C. Gasse, et al. "A Nationwide Study in Denmark of the Association Between Treated Infections and the Subsequent Risk of Treated Mental Disorders in Children and Adolescents." *JAMA Psychiatry* 76(3) (2019): 271–279. doi: 10.1001/jamapsychiatry.2018.3428.

5 A. West, G. Shadel, and Ghosh. "Mitochondria in Innate Immune Responses." *Nat Rev Immunol* 11 (2011): 389–402. doi: 10.1038/nri2975

6 Z. Liu and T. S. Xiao. "Partners with a Killer: Metabolic Signaling Promotes Inflammatory Cell Death." *Cell* 184(17) (2021): 4374–4376. doi: 10.1016/j.cell.2021.07.036.

7 D. N. Doll, S. L. Rellick, T. L. Barr, X. Ren, and J. W. Simpkins. "Rapid Mitochondrial Dysfunction Mediates TNF-Alpha-Induced Neurotoxicity." *J Neurochem* 132(4) (2015): 443–451. doi: 10.1111/jnc.13008.

8 B. Shan, E. Vazquez, and J. A. Lewis. "Interferon Selectively Inhibits the Expression of Mitochondrial Genes: A Novel Pathway for Interferon-Mediated Responses." *EMBO J* 9(13) (1990): 4307–4314. doi: 10.1002/j.1460-2075.1990.tb07879.x.

9 S. B. Minchenberg and P. T. Massa. "The Control of Oligodendrocyte Bioenergetics by Interferon-Gamma (IFN- γ) and Src Homology Region 2 Domain-Containing Phosphatase-1 (SHP-1)." *J Neuroimmunol* 331 (2019): 46–57. doi: 10.1016/j.jneuroim.2017.10.015.

10 H. G. Coman, D. C. Her⊠a, and B. Neme⊠. "Psychiatric Adverse Effects Of Interferon Therapy." *Clujul Med* 86(4) (2013): 318–320.

do.2014.00161.

6 Z. Jin, Y. Jin, S. Kumar-Mendu, E. Degerman, L. Groop, and B. Birnir. "Insulin Reduces Neuronal Excitability by Turning on GABA(A) Channels That Generate Tonic Current." *PLoS One* 6(1) (2011): e16188. doi: 10.1371/journal.pone.0016188.

7 Ismael González-García, Tim Gruber, and Cristina García-Cáceres. "Insulin Action on Astrocytes: From Energy Homeostasis to Behaviour." *J Neuroendocrinol* 33(4) (2021): e12953. doi: 10.1111/jne.12953.

8 A. Kleinridders, W. Cai, L. Cappellucci, A. Ghazarian, W. R. Collins, S. G. Vienberg, E. N. Pothos, and C. R. Kahn. "Insulin Resistance in Brain Alters Dopamine Turnover and Causes Behavioral Disorders." *Proc Natl Acad Sci USA* 112(11) (2015): 3463–3468. doi: 10.1073/pnas.1500877112.

9 Virginie-Anne Chouinard, David C. Henderson, Chiara Dalla Man, Linda Valeri, Brianna E. Gray, Kyle P. Ryan, Aaron M. Cypess, Claudio Cobelli, Bruce M. Cohen, and Dost Öngür. "Impaired Insulin Signaling in Unaffected Siblings and Patients with First-Episode Psychosis." *Mol Psychiatry* 24 (2018). doi: 10.1038/ s41380-018-0045-1.

10 B. I. Perry, J. Stochl, R. Upthegrove, et al. "Longitudinal Trends in Childhood Insulin Levels and Body Mass Index and Associations with Risks of Psychosis and Depression in Young Adults." *JAMA Psychiatry* 78(4) (2021): 416–425. doi: 10.1001/jamapsychiatry.2020.4180.

11 B. J. Neth and S. Craft. "Insulin Resistance and Alzheimer's Disease: Bioenergetic Linkages. *Front Aging Neurosci* 9 (2017): 345. doi: 10.3389/fnagi.2017.00345; Y. An, V. R. Varma, S. Varma, R. Casanova, E. Dammer, O. Pletnikova, C. W. Chia, J. M. Egan, L. Ferrucci, J. Troncoso, A. I. Levey, J. Lah, N. T. Seyfried, C. Legido-Quigley, R. O'Brien, and M. Thambisetty. "Evidence for Brain Glucose Dysregulation in Alzheimer's Disease." *Alzheimers Dement* 14(3) (2018): 318–329. doi: 10.1016/j.jalz.2017.09.011.

12 S. Craft, L. D. Baker, T. J. Montine, et al. "Intranasal Insulin Therapy for Alzheimer Disease and Amnestic Mild Cognitive Impairment: A Pilot Clinical Trial." *Arch Neurol* 69(1) (2012): 29–38. doi: 10.1001/ archneurol.2011.233.

13 S. Craft, R. Raman, T. W. Chow, et al. "Safety, Efficacy, and Feasibility of Intranasal Insulin for the Treatment of Mild Cognitive Impairment and Alzheimer Disease Dementia: A Randomized Clinical Trial." *JAMA Neurol* 77(9) (2020): 1099–1109. doi: 10.1001/jamaneurol.2020.1840.

14 R. S. McIntyre, J. K. Soczynska, H. O. Woldeyohannes, A. Miranda, A. Vaccarino, G. Macqueen, G. F. Lewis, and S. H. Kennedy. "A Randomized, Double-Blind, Controlled Trial Evaluating the Effect of Intranasal Insulin on Neurocognitive Function in Euthymic Patients with Bipolar Disorder." *Bipolar Disord* 14(7) (2012): 697–706. doi: 10.1111/bdi.12006.

15 Jamaica R. Rettberg, Jia Yao, and Roberta Diaz Brinton. "Estrogen: A Master Regulator of Bioenergetic Systems in the Brain and Body." *Front Neuroendocrinol* 35(1) (2014): 8–30. doi: 10.1016/ j.yfrne.2013.08.001.

16 L. Mosconi, V. Berti, C. Quinn, P. McHugh, G. Petrongolo, R. S. Osorio, C. Connaughty, A. Pupi, S. Vallabhajosula, R. S. Isaacson, M. J. de Leon, R. H. Swerdlow, and R. D. Brinton. "Perimenopause and Emergence of an Alzheimer's Bioenergetic Phenotype in Brain and Periphery." *PLoS One* 12(10) (2017): e0185926. doi: 10.1371/journal.pone.0185926

17 Y. Hara, F. Yuk, R. Puri, W. G. Janssen, P. R. Rapp, and J. H. Morrison. "Presynaptic Mitochondrial Morphology in Monkey Prefrontal Cortex Correlates with Working Memory and Is Improved with Estrogen Treatment." *Proc Natl Acad Sci USA* 111(1) (2014): 486–491. doi: 10.1073/ pnas.1311310110.

18 Charlotte Wessel Skovlund, Lina Steinrud Mørch, Lars Vedel Kessing, and Øjvind Lidegaard.

Dominance and Mitochondrial Function in the Nucleus Accumbens by Activation of Dopamine D1 Receptors." *Mol Psychiatry* 23(3) (2018): 569–578. doi: 10.1038/mp.2017.135.

9 M. van der Kooij, et al. "Diazepam Actions in the VTA Enhance Social Dominance and Mitochondrial Function in the Nucleus Accumbens by Activation of Dopamine D1 Receptors."

10 T. L. Emmerzaal, G. Nijkamp, M. Veldic, S. Rahman, A. C. Andreazza, E. Morava, R. J. Rodenburg, and T. Kozicz. "Effect of Neuropsychiatric Medications on Mitochondrial Function: For Better or for Worse." *Neurosci Biobehav* 127 (Rev. August 2021): 555–571. doi: 10.1016/j.neubiorev.2021.05.001.

11 Martin Lundberg, Vincent Millischer, Lena Backlund, Lina Martinsson, Peter Stenvinkel, Carl M. Sellgren, Catharina Lavebratt, and Martin Schalling. "Lithium and the Interplay Between Telomeres and Mitochondria in Bipolar Disorder." *Front Psychiatry* 11 (2020): 997. doi: 10.3389/fpsyt.2020.586083.

12 M. Hu, R. Wang, X. Chen, M. Zheng, P. Zheng, Z. Boz, R. Tang, K. Zheng, Y. Yu, and X. F. Huang. "Resveratrol Prevents Haloperidol-Induced Mitochondria Dysfunction Through the Induction of Autophagy in SH-SY5Y Cells." *Neurotoxicology* 87 (2021): 231–242. doi: 10.1016/j.neuro.2021.10.007.

13 D. C. Goff, G. Tsai, M. F. Beal, and J. T. Coyle. "Tardive Dyskinesia and Substrates of Energy Metabolism in CSF." *Am J Psychiatry* 152(12) (1995): 1730–6. doi: 10.1176/ajp.152.12.1730. PMID: 8526238.

14 M. Salsaa, B.Pereira, J. Liu, et al. "Valproate Inhibits Mitochondrial Bioenergetics and Increases Glycolysis in *Saccharomyces cerevisiae*." *Sci Rep* 10(1) (2020): 11785. doi: 10.1038/s41598-020-68725-5.

15 J. F. Hayes, A. Lundin, S. Wicks, G. Lewis, I. C. K. Wong, D. P. J. Osborn, and C. Dalman. "Association of Hydroxylmethyl Glutaryl Coenzyme A Reductase Inhibitors, L-Type Calcium Channel Antagonists, and Biguanides with Rates of Psychiatric Hospitalization and Self-Harm in Individuals with Serious Mental Illness." *JAMA Psychiatry* 76(4) (2019): 382–390. doi: 10.1001/jamapsychiatry.2018.3907.

16 S. Martín-Rodríguez, P. de Pablos-Velasco, and J. A. L. Calbet. "Mitochondrial Complex I Inhibition by Metformin: Drug-Exercise Interactions." *Trends Endocrinol Metab* 31(4) (April 2020): 269–271. doi: 10.1016/j.tem.2020.02.003.

CHAPTER 12——促成因素：荷爾蒙和其他調控代謝功能因素

1 P. Maechler. "Mitochondrial Function and Insulin Secretion." *Mol Cell Endocrinol* 379(1–2) (2013): 12–18. doi: 10.1016/j.mce.2013.06.019.

2 W. I. Sivitz and M. A. Yorek. "Mitochondrial Dysfunction in Diabetes: From Molecular Mechanisms to Functional Significance and Therapeutic Opportunities." *Antioxid Redox Signal* 12(4) (2010): 537–577. doi: 10.1089/ars.2009.2531.

3 C. S. Stump, K. R. Short, M. L. Bigelow, J. M. Schimke, and K. S. Nair. "Effect of Insulin on Human Skeletal Muscle Mitochondrial ATP Production, Protein Synthesis, and mRNA Transcripts." *Proc Natl Acad Sci USA* 100(13) (2003): 7996–8001. doi: 10.1073/pnas.1332551100.

4 A. Kleinridders, H. A. Ferris, W. Cai, and C. R. Kahn. "Insulin Action in Brain Regulates Systemic Metabolism and Brain Function." *Diabetes* 63(7) (2014): 2232–2243. doi: 10.2337/db14-0568.

5 E. Blázquez, E. Velázquez, V. Hurtado-Carneiro, and J. M. Ruiz-Albusac. "Insulin in the Brain: Its Pathophysiological Implications for States Related with Central Insulin Resistance, Type 2 Diabetes and Alzheimer's Disease." *Front Endocrinol* (Lausanne) 5 (2014): 161. doi: 10.3389/fen-

10/30/21.

12 T. J. Roseboom. "Epidemiological Evidence for the Developmental Origins of Health and Disease: Effects of Prenatal Undernutrition in Humans." *J Endocrinol* 242(1) (July 1, 2019): T135–T144. doi: 10.1530/ JOE-18-0683.

13 J. P. Etchegaray and R. Mostoslavsky. "Interplay Between Metabolism and Epigenetics: A Nuclear Adaptation to Environmental Changes." *Mol Cell* 62(5) (2016): 695–711. doi: 10.1016/j.molcel.2016.05.029.

14 P. H. Ear, A. Chadda, S. B. Gumusoglu, M. S. Schmidt, S. Vogeler, J. Malicoat, J. Kadel, M. M. Moore, M. E. Migaud, H. E. Stevens, and C. Brenner. "Maternal Nicotinamide Riboside Enhances Postpartum Weight Loss, Juvenile Offspring Development, and Neurogenesis of Adult Offspring." *Cell Rep* 26(4) (2019): 969–983.e4. doi: 10.1016/j.celrep.2019.01.007.

15 R. Yehuda and A. Lehrner. "Intergenerational Transmission of Trauma Effects: Putative Role of Epigenetic Mechanisms." *World Psychiatry* 17(3) (2018): 243–257. doi: 10.1002/wps.20568.

16 D. A. Dickson, J. K. Paulus, V. Mensah, et al. "Reduced Levels of miRNAs 449 and 34 in Sperm of Mice and Men Exposed to Early Life Stress." *Transl Psychiatry* 8 (2018): 101. doi: 10.1038/ s41398-018-0146-2.

17 S. Lupien, B. McEwen, M. Gunnar, et al. "Effects of Stress Throughout the Lifespan on the Brain, Behaviour, and Cognition." *Nat Rev Neurosci* 10 (2009): 434–445. doi: 10.1038/nrn2639.

CHAPTER 11 —— 促成因素：化學失衡、神經傳導物質和藥物

1 Julian M. Yabut, Justin D. Crane, Alexander E. Green, Damien J. Keating, Waliul I. Khan, and Gregory R. Steinberg. "Emerging Roles for Serotonin in Regulating Metabolism: New Implications for an Ancient Molecule." *Endocr Rev* 40(4) (2019): 1092–1107. doi: 10.1210/er.2018-00283.

2 Sashaina E. Fanibunda, Deb Sukrita, Babukrishna Maniyadath, Praachi Tiwari, Utkarsha Ghai, Samir Gupta, Dwight Figueiredo, et al. "Serotonin Regulates Mitochondrial Biogenesis and Function in Rodent Cortical Neurons via the 5-HT2A Receptor and SIRT1–PGC-1 α Axis." *Proc Natl Acad Sci USA* 116(22) (2019): 11028. doi: 10.1073/pnas.1821332116.

3 M. Accardi, B. Daniels, P. Brown, et al. "Mitochondrial Reactive Oxygen Species Regulate the Strength of Inhibitory GABA-Mediated Synaptic Transmission." *Nat Commun* 5 (2014): 3168. doi: 10.1038/ ncomms4168.

4 A. K. Kanellopoulos, V. Mariano, M. Spinazzi, Y. J. Woo, C. McLean, U. Pech, K. W. Li, J. D. Armstrong, A. Giangrande, P. Callaerts, A. B. Smit, B. S. Abrahams, A. Fiala, T. Achsel, and C. Bagni. "Aralar Sequesters GABA into Hyperactive Mitochondria, Causing Social Behavior Deficits." *Cell* 180(6) (March 19, 2020): 1178–1197.e20. doi: 10.1016/j.cell.2020.02.044.

5 Ryutaro Ikegami, Ippei Shimizu, Takeshi Sato, Yohko Yoshida, Yuka Hayashi, Masayoshi Suda, Goro Katsuumi, et al. "Gamma-Aminobutyric Acid Signaling in Brown Adipose Tissue Promotes Systemic Metabolic Derangement in Obesity." *Cell Rep* 24(11) (2018): 2827–2837.e5. doi: 10.1016/j.celrep.2018.08.024.

6 S. M. Graves, Z. Xie, K. A. Stout, et al. "Dopamine Metabolism by a Monoamine Oxidase Mitochondrial Shuttle Activates the Electron Transport Chain." *Nat Neurosci* 23 (2020): 15–20.

7 D. Aslanoglou, S. Bertera, M. Sánchez-Soto, et al. "Dopamine Regulates Pancreatic Glucagon and Insulin Secretion via Adrenergic and Dopaminergic Receptors." *Transl Psychiatry* 11(1) (2021): 59. doi: 10.1038/ s41398-020-01171-z.

8 M. van der Kooij, F. Hollis, L. Lozano, et al. "Diazepam Actions in the VTA Enhance Social

38 Jorge I. F. Salluh, Han Wang, Eric B. Schneider, Neeraja Nagaraja, Gayane Yenokyan, Abdulla Damluji, Rodrigo B. Serafim, and Robert D. Stevens. "Outcome of Delirium in Critically Ill Patients: Systematic Review and Meta-Analysis." *BMJ* 350 (2015). doi: 10.1136/bmj.h2538.

39 Sharon K. Inouye. "Delirium in Older Persons." *N Engl J Med* 354(11) (2006): 1157–65. doi: 10.1056/ NEJMra052321.

40 Robert Hatch, Duncan Young, Vicki Barber, John Griffiths, David A. Harrison, and Peter Watkinson. "Anxiety, Depression and Post Traumatic Stress Disorder after Critical Illness: A UK-Wide Prospective Cohort Study." *Crit Care* 22(1) (2018): 310. doi: 10.1186/s13054-018-2223-6.

41 O. Plana-Ripoll, C. B. Pedersen, Y. Holtz, et al. "Exploring Comorbidity Within Mental Disorders Among a Danish National Population." *JAMA Psychiatry* (published online January 16, 2019). doi: 10.1001/jamapsychiatry.2018.3658ArticleGoogle Scholar.

CHAPTER 10——促成因素：遺傳和表觀遺傳

1 S. Umesh and S. H. Nizamie. "Genetics in Psychiatry." *Indian J Hum Genet* 20(2) (2014): 120–128. doi: 10.4103/0971-6866.142845.

2 Richard Border, Emma C. Johnson, Luke M. Evans, Andrew Smolen, Noah Berley, Patrick F. Sullivan, and Matthew C. Keller. "No Support for Historical Candidate Gene or Candidate Gene-by-Interaction Hypotheses for Major Depression Across Multiple Large Samples." *Am J Psychiatry* 176(5) (2019): 376–387. doi: 10.1176/appi.ajp.2018.18070881.

3 G. Scaini, G. T. Rezin, A. F. Carvalho, E. L. Streck, M. Berk, and J. Quevedo. "Mitochondrial Dysfunction in Bipolar Disorder: Evidence, Pathophysiology and Translational Implications." *Neurosci Biobehav* 68 (Rev. September 2016): 694–713. doi: 10.1016/j.neubiorev.2016.06.040.

4 S. Michels, G. K. Ganjam, H. Martins, et al. "Downregulation of the Psychiatric Susceptibility Gene *Cacna1c* Promotes Mitochondrial Resilience to Oxidative Stress in Neuronal Cells." *Cell Death Dis* 4(54) (2018): 54. doi: 10.1038/s41420-018-0061-6.

5 Lixia Qin, Zhu Xiongwei, and Robert P. Friedland. "ApoE and Mitochondrial Dysfunction." *Neurology* 94(23) (2020): 1009. doi: 10.1212/WNL.0000000000009569.

6 Y. Yamazaki, N. Zhao, T. R. Caulfield, C. C. Liu, and G. Bu. "Apolipoprotein E and Alzheimer Disease: Pathobiology and Targeting Strategies." *Nat Rev Neurol* 15(9) (2019): 501–518. doi: 10.1038/ s41582-019-0228-7.

7 J. Yin, E. M. Reiman, T. G. Beach, et al. "Effect of ApoE Isoforms on Mitochondria in Alzheimer Disease." *Neurology* 94(23) (2020): e2404–e2411. doi: 10.1212/WNL.0000000000009582.

8 E. Schmukler, S. Solomon, S. Simonovitch, et al. "Altered Mitochondrial Dynamics and Function in *APOE4*-Expressing Astrocytes." *Cell Death Dis* 11(7) (2020): 578. doi: 10.1038/s41419-020-02776-4.

9 A. L. Lumsden, A. Mulugeta, A. Zhou, and E. Hyppönen. "Apolipoprotein E (APOE) Genotype-Associated Disease Risks: A Phenome-Wide, Registry-Based, Case-Control Study Utilising the UK Biobank." *EBioMedicine* 59 (2020):102954. doi: 10.1016/j.ebiom.2020.102954.

10 M. S. Sharpley, C. Marciniak, K. Eckel-Mahan, M. McManus, M. Crimi, K. Waymire, C. S. Lin, S. Masubuchi, N. Friend, M. Koike, D. Chalkia, G. MacGregor, P. Sassone-Corsi, and D. C. Wallace. "Heteroplasmy of Mouse mtDNA Is Genetically Unstable and Results in Altered Behavior and Cognition." *Cell* 151(2) (2012): 333–343. doi: 10.1016/j.cell.2012.09.004. PMID: 23063123; PMCID: PMC4175720.

11 Centers for Disease Control and Prevention. "What Is Epigenetics?" CDC, US Department of Health and Human Services. https://www.cdc.gov/genomics/disease/epigenetics.htm. Retrieved

10.1038/ s41380-020-0645-4.
23 C. Nasca, B. Bigio, F. S. Lee, et al. "Acetyl-L-Carnitine Deficiency in Patients with Major Depressive Disorder." *Proc Natl Acad Sci USA* 115(34) (2018): 8627–8632. doi: 10.1073/ pnas.1801609115.
24 Ait Tayeb, Abd El Kader, Romain Colle, Khalil El-Asmar, Kenneth Chappell, Cécile Acquaviva-Bourdain, Denis J. David, Séverine Trabado, et al. "Plasma Acetyl-L-Carnitine and L-Carnitine in Major Depressive Episodes: A Case–Control Study Before and After Treatment." *Psychol Med* (2021): 1–10. doi: 10.1017/ S003329172100413X.
25 E. Gebara, O. Zanoletti, S. Ghosal, J. Grosse, B. L. Schneider, G. Knott, S. Astori, and C. Sandi. "Mitofusin-2 in the Nucleus Accumbens Regulates Anxiety and Depression-like Behaviors Through Mitochondrial and Neuronal Actions." *Biol Psychiatry* 89(11) (2021): 1033–1044. doi: 10.1016/j.biopsych.2020.12.003.
26 M. D. Altschule, D. H. Henneman, P. Holliday, and R. M. Goncz. "Carbohydrate Metabolism in Brain Disease. VI. Lactate Metabolism After Infusion of Sodium d-Lactate in Manic-Depressive and Schizophrenic Psychoses." *AMA Arch Intern Med* 98 (1956): 35–38. doi: 10.1001/ archinte.1956.00250250041006.
27 Gerwyn Morris, Ken Walder, Sean L. McGee, Olivia M. Dean, Susannah J. Tye, Michael Maes, and Michael Berk. "A Model of the Mitochondrial Basis of Bipolar Disorder." *Neurosci Biobehav Rev* 74 (2017): 1–20. doi: 10.1016/j.neubiorev.2017.01.014.
28 Anna Giménez-Palomo, Seetal Dodd, Gerard Anmella, Andre F. Carvalho, Giselli Scaini, Joao Quevedo, Isabella Pacchiarotti, Eduard Vieta, and Michael Berk. "The Role of Mitochondria in Mood Disorders: From Physiology to Pathophysiology and to Treatment." *Front Psychiatry* 12 (2021): 977. doi: 10.3389/ fpsyt.2021.546801.
29 D. Wang, Z. Li, W. Liu, et al. "Differential Mitochondrial DNA Copy Number in Three Mood States of Bipolar Disorder." *BMC Psychiatry* 18 (2018): 149. doi: 10.1186/s12888-018-1717-8.
30 G. Preston, F. Kirdar, and T. Kozicz. "The Role of Suboptimal Mitochondrial Function in Vulnerability to Post-traumatic Stress Disorder." *J Inherit Metab Dis* 41(4) (2018): 585–596. doi: 10.1007/ s10545-018-0168-1.
31 S. Ali, M. Patel, S. Jabeen, R. K. Bailey, T. Patel, M. Shahid, W. J. Riley, and A. Arain. "Insight into Delirium." *Innov Clin Neurosci* 8(10) (2011): 25–34. PMID: 22132368.
32 A. J. Slooter, D. Van, R. R. Leur, and I. J. Zaal. "Delirium in Critically Ill Patients." *Handb Clin Neurol* 141 (2017): 449–466. doi: 10.1016/B978-0-444-63599-0.00025-9.
33 G. L. Engel and J. Romano. "Delirium, a Syndrome of Cerebral Insufficiency." *J Chronic Dis.* 9(3) (1959): 260–277. doi: 10.1016/0021-9681(59)90165-1.
34 J. E. Wilson, M. F. Mart, C. Cunningham, et al. "Delirium." *Nat Rev Dis Primers* 6 (2020): 90. doi: 10.1038/ s41572-020-00223-4.
35 L. R. Haggstrom, J. A. Nelson, E. A. Wegner, and G. A. Caplan. "2-(18)F-fluoro-2-deoxyglucose Positron Emission Tomography in Delirium." *J. Cereb. Blood Flow Metab* 37(11) (2017): 3556–3567. doi: 10.1177/0271678X17701764.
36 A. J. Slooter, D. Van, R. R. Leur, and I. J. Zaal. "Delirium in Critically Ill Patients." *Handb Clin Neurol* 141 (2017): 449–466. doi: 10.1016/B978-0-444-63599-0.00025-9; T. E. Goldberg, C. Chen, Y. Wang, et al. "Association of Delirium with Long-Term Cognitive Decline: A Meta-analysis." *JAMA Neurol.* Published online July 13, 2020. doi: 10.1001/jamaneurol.2020.2273.
37 G. Naeije, I. Bachir, N. Gaspard, B. Legros, and T. Pepersack. "Epileptic Activities and Older People Delirium." *Geriatr Gerontol Int* 14(2) (2014): 447–451. doi: 10.1111/ggi.12128.

12816-z.

13 B. Kalman, F. D. Lublin, and H. Alder. "Impairment of Central and Peripheral Myelin in Mitochondrial Diseases." *Mult Scler* 2(6) (1997): 267–278. doi: 10.1177/135245859700200602; E. M. R. Lake, E. A. Steffler, C. D. Rowley, et al. "Altered Intracortical Myelin Staining in the Dorsolateral Prefrontal Cortex in Severe Mental Illness." *Eur Arch Psychiatry Clin Neurosci* 267 (2017): 369–376. doi: 10.1007/s00406-0160730-5; J. Rice and C. Gu. "Function and Mechanism of Myelin Regulation in Alcohol Abuse and Alcoholism." *Bioessays* 41(7) (2019): e1800255. doi: 10.1002/bies.201800255. Epub May 16, 2019; Gerhard S. Drenthen, Walter H. Backes, Albert P. Aldenkamp, R. Jeroen Vermeulen, Sylvia Klinkenberg, and Jacobus F. A. Jansen. "On the Merits of Non-Invasive Myelin Imaging in Epilepsy, a Literature Review." *J Neurosci Methods* 338 (2020): 108687. doi: 10.1016/j.jneumeth.2020.108687; E. Papuć and K. Rejdak. "The Role of Myelin Damage in Alzheimer's Disease Pathology." *Arch Med Sci* 16(2) (2018): 345–351. doi: 10.5114/aoms.2018.76863; G. Cermenati, F. Abbiati, S. Cermenati, et al. "Diabetes-Induced Myelin Abnormalities Are Associated with an Altered Lipid Pattern: Protective Effects of LXR Activation." *J Lipid Res* 53(2) (2012): 300–310. doi: 10.1194/jlr.M021188; M. Bouhrara, N. Khattar, P. Elango, et al. "Evidence of Association Between Obesity and Lower Cerebral Myelin Content in Cognitively Unimpaired Adults." *Int J Obes* (Lond) 45(4) (2021): 850–859. doi: 10.1038/s41366-021-00749-x.

14 A. Ebneth, R. Godemann, K. Stamer, S. Illenberger, B. Trinczek, and E. Mandelkow. "Overexpression of Tau Protein Inhibits Kinesin-Dependent Trafficking of Vesicles, Mitochondria, and Endoplasmic Reticulum: Implications for Alzheimer's Disease." *J Cell Biol* 143(3) (1998): 777–794. doi: 10.1083/jcb.143.3.777.

15 A. Cheng, J. Wang, N. Ghena, Q. Zhao, I. Perone, T. M. King, R. L. Veech, M. Gorospe, R. Wan, and M. P. Mattson. "SIRT3 Haploinsufficiency Aggravates Loss of GABAergic Interneurons and Neuronal Network Hyperexcitability in an Alzheimer's Disease Model." *J Neurosci* 40(3) (2020): 694–709. doi: 10.1523/ JNEUROSCI.1446-19.2019.

16 J. Mertens, et al. "Differential Responses to Lithium in Hyperexcitable Neurons from Patients with Bipolar Disorder." *Nature* 527(7576) (2015): 95–99. doi: 10.1038/nature15526.

17 J. A. Rosenkranz, E. R. Venheim, and M. Padival. "Chronic Stress Causes Amygdala Hyperexcitability in Rodents." *Biol Psychiatry* 67(12) (2010): 1128–1136. doi: 10.1016/j.biopsych.2010.02.008.

18 Marco Morsch, Rowan Radford, Albert Lee, Emily Don, Andrew Badrock, Thomas Hall, Nicholas Cole, and Roger Chung. "In Vivo Characterization of Microglial Engulfment of Dying Neurons in the Zebrafish Spinal Cord." *Front Cell Neurosci* 9 (2015): 321. doi: 10.3389/fncel.2015.00321.

19 D. Alnæs, T. Kaufmann, D. van der Meer, et al. "Brain Heterogeneity in Schizophrenia and Its Association with Polygenic Risk." *JAMA Psychiatry* 76(7) (published online April 10, 2019): 739–748. doi: 10.1001/ jamapsychiatry.2019.0257.

20 J. Allen, R. Romay-Tallon, K. J. Brymer, H. J. Caruncho, and L. E. Kalynchuk. "Mitochondria and Mood: Mitochondrial Dysfunction as a Key Player in the Manifestation of Depression." *Front Neurosci* 12 (June 6, 2018): 386. doi: 10.3389/fnins.2018.00386.

21 D. Ben-Shachar and R. Karry. "Neuroanatomical Pattern of Mitochondrial Complex I Pathology Varies Between Schizophrenia, Bipolar Disorder and Major Depression." *PLoS One* 3(11) (2008): e3676. doi: 10.1371/journal.pone.0003676.

22 J. Pu, Y. Liu, H. Zhang, et al. "An Integrated Meta-Analysis of Peripheral Blood Metabolites and Biological Functions in Major Depressive Disorder." *Mol Psychiatry* 26 (2020): 4265–4276. doi:

33 Nikolaos Charmpilas and Nektarios Tavernarakis. "Mitochondrial Maturation Drives Germline Stem Cell Differentiation in *Caenorhabditis elegans*." *Cell Death Differ* 27(2) (2019). doi: 10.1038/s41418-019-0375-9.

34 Ryohei Iwata and Pierre Vanderhaeghen. "Regulatory Roles of Mitochondria and Metabolism in Neurogenesis." *Curr Opin Neurobiol* 69 (2021): 231–240. doi: 10.1016/j.conb.2021.05.003.

35 A. S. Rambold and J. Lippincott-Schwartz. "Mechanisms of Mitochondria and Autophagy Cross-talk." *Cell Cycle* 10(23) (2011): 4032–4038. doi: 10.4161/cc.10.23.18384.

36 Lane. *Power, Sex, Suicide.*

37 Jerry Edward Chipuk, Jarvier N. Mohammed, Jesse D. Gelles, and Yiyang Chen. "Mechanistic Connections Between Mitochondrial Biology and Regulated Cell Death." *Dev Cell* 56(9) (2021). doi: 10.1016/j. devcel.2021.03.033.

38 Lane. *Power, Sex, Suicide.*

CHAPTER 8 —— 腦能量失衡

1 O. Lingjaerde. "Lactate-Induced Panic Attacks: Possible Involvement of Serotonin Reuptake Stimulation." *Acta Psychiatr Scand* 72(2) (985): 206–208. doi: 10.1111/j.1600-0447.1985.tb02596.x. PMID: 4050513.

2 M. B. First, W. C. Drevets, C. Carter, et al. "Clinical Applications of Neuroimaging in Psychiatric Disorders." *Am J Psychiatry* 175(9) (2018): 915–916. doi: 10.1176/appi.ajp.2018.1750701.

3 D. C. Wallace. "A Mitochondrial Etiology of Neuropsychiatric Disorders." *JAMA Psychiatry* 74(9) (2017): 863–864. doi: 10.1001/jamapsychiatry.2017.0397.

4 T. Kozicz, A. Schene, and E. Morava. "Mitochondrial Etiology of Psychiatric Disorders: Is This the Full Story?" *JAMA Psychiatry* 75(5) (2018): 527. doi: 10.1001/jamapsychiatry.2018.0018.

5 M. D. Brand and D. G. Nicholls. "Assessing Mitochondrial Dysfunction in Cells [published correction appears in *Biochem J* 437(3) (August 1, 2011): 575]. *Biochem J* 435(2) (2011): 297–312. doi: 10.1042/ BJ20110162.

6 I. R. Lanza and K. S. Nair. "Mitochondrial Metabolic Function Assessed In Vivo and In Vitro." *Curr Opin Clin Nutr Metab Care* 13(5) (2010): 511–517. doi: 10.1097/MCO.0b013e32833cc93d.

7 A. H. De Mello, A. B. Costa, J. D. G. Engel, and G. T. Rezin. "Mitochondrial Dysfunction in Obesity." *Life Sci* 192 (2018): 26–32. doi: 10.1016/j.lfs.2017.11.019.

8 P. H. Reddy and M. F. Beal. "Amyloid Beta, Mitochondrial Dysfunction and Synaptic Damage: Implications for Cognitive Decline in Aging and Alzheimer's Disease." *Trends Mol Med* 14(2) (2008): 45–53. doi: 10.1016/j.molmed.2007.12.002.

9 Estela Area-Gomez, Ad de Groof, Eduardo Bonilla, Jorge Montesinos, Kurenai Tanji, Istvan Boldogh, Liza Pon, and Eric A. Schon. "A Key Role for MAM in Mediating Mitochondrial Dysfunction in Alzheimer Disease." *Cell Death Dis* 9(3) (2018): 335. doi: 10.1038/s41419-017-0215-0; R. H. Swerdlow. "Mitochondria and Mitochondrial Cascades in Alzheimer's Disease." *J Alzheimers Dis* 62(3) (2018): 1403–1416. doi: 10.3233/JAD-170585.

10 Fei Du, Xiao-Hong Zhu, Yi Zhang, Michael Friedman, Nanyin Zhang, Kâmil U⊠urbil, and Wei Chen. "Tightly Coupled Brain Activity and Cerebral ATP Metabolic Rate." *Proc Natl Acad Sci USA* 105(17) (2008): 6409. doi: 10.1073/pnas.0710766105.

11 K. Todkar, H. S. Ilamathi, M. Germain. "Mitochondria and Lysosomes: Discovering Bonds." *Front Cell Dev Biol* 5 (2017):106. doi: 10.3389/fcell.2017.00106.

12 Q. Chu, T. F. Martinez, S. W. Novak, et al. "Regulation of the ER Stress Response by a MITOCHONDRIAL MICROPROTEIN." *Nat Commun* 10 (2019): 4883. doi: 10.1038/s41467-019-

17 A. Meyer, G. Laverny, L. Bernardi, et al. "Mitochondria: An Organelle of Bacterial Origin Controlling Inflammation." *Front Immunol* 9 (2018): 536. doi: 10.3389/fimmu.2018.00536.
18 Sebastian Willenborg, David E. Sanin, Alexander Jais, Xiaolei Ding, Thomas Ulas, Julian Nüchel, Milica Popović, et al. "Mitochondrial Metabolism Coordinates Stage-Specific Repair Processes in Macrophages During Wound Healing." *Cell Metab* 33(12) (2021): 2398–2414. doi: 10.1016/j.cmet.2021.10.004.
19 L. Galluzzi, T. Yamazaki, and G. Kroemer. "Linking Cellular Stress Responses to Systemic Homeostasis." *Nat Rev Mol Cell Biol* 19(11) (2018): 731–745. doi: 10.1038/s41580-018-0068-0.
20 M. Picard, M. J. McManus, J. D. Gray, et al. "Mitochondrial Functions Modulate Neuroendocrine, Metabolic, Inflammatory, and Transcriptional Responses to Acute Psychological Stress." *Proc Natl Acad Sci USA* 112(48) (2015): E6614–E6623. doi: 10.1073/pnas.1515733112.
21 M. P. Murphy. "How Mitochondria Produce Reactive Oxygen Species." *Biochem J* 417(1) (2009): 1–13. doi: 10.1042/BJ20081386.
22 Edward T. Chouchani, Lawrence Kazak, Mark P. Jedrychowski, Gina Z. Lu, Brian K. Erickson, John Szpyt, Kerry A. Pierce, et al. "Mitochondrial ROS Regulate Thermogenic Energy Expenditure and Sulfenylation of UCP1." *Nature* 532(7597) (2016): 112. doi: 10.1038/nature17399.
23 S. Reuter, S. C. Gupta, M. M. Chaturvedi, and B. B. Aggarwal. "Oxidative Stress, Inflammation, and Cancer: How Are They Linked?" *Free Radic Biol Med* 49(11) (2010): 1603–1616. doi: 10.1016/j. freeradbiomed.2010.09.006.
24 A. Y. Andreyev, Y. E. Kushnareva, and A. A. Starkov. "Mitochondrial Metabolism of Reactive Oxygen Species." *Biochemistry* (Mosc.) 70(2) (2005): 200–214. doi: 10.1007/s10541-005-0102-7.
25 M. Schneeberger, M. O. Dietrich, D. Sebastián, et al. "Mitofusin 2 in POMC Neurons Connects ER Stress with Leptin Resistance and Energy Imbalance." *Cell* 155(1) (2013): 172–187. doi: 10.1016/j. cell.2013.09.003; M. O. Dietrich, Z. W. Liu, and T. L. Horvath. "Mitochondrial Dynamics Controlled by Mitofusins Regulate Agrp Neuronal Activity and Diet-Induced Obesity." *Cell* 155(1) (2013): 188–199. doi: 10.1016/j.cell.2013.09.004.
26 Petras P. Dzeja, Ryan Bortolon, Carmen Perez-Terzic, Ekshon L. Holmuhamedov, and Andre Terzic. "Energetic Communication Between Mitochondria and Nucleus Directed by Catalyzed Phosphotransfer." *Proc Natl Acad Sci USA* 99(15) (2002): 10156. doi: 10.1073/pnas.152259999.
27 E.A. Schroeder, N. Raimundo, and G. S. Shadel. "Epigenetic Silencing Mediates Mitochondria Stress-Induced Longevity." *Cell Metab* 17(6) (2013): 954–964. doi: 10.1016/j.cmet.2013.04.003.
28 M. D. Cardamone, B. Tanasa, C. T. Cederquist, et al. "Mitochondrial Retrograde Signaling in Mammals Is Mediated by the Transcriptional Cofactor GPS2 via Direct Mitochondria-to-Nucleus Translocation." *Mol Cell* 69(5) (2018): 757–772.e7. doi: 10.1016/j.molcel.2018.01.037.
29 K. H. Kim, J. M. Son, B. A. Benayoun, and C. Lee. "The Mitochondrial-Encoded Peptide MOTS-c Translocates to the Nucleus to Regulate Nuclear Gene Expression in Response to Metabolic Stress." *Cell Metab* 28(3) (2018): 516–524.e7. doi: 10.1016/j.cmet.2018.06.008.
30 M. Picard, J. Zhang, S. Hancock, et al. "Progressive Increase in mtDNA 3243A>G Heteroplasmy Causes Abrupt Transcriptional Reprogramming." *Proc Natl Acad Sci USA* 111(38) (2014): E4033–E4042. doi: 10.1073/pnas.1414028111.
31 A. Kasahara and L. Scorrano. "Mitochondria: From Cell Death Executioners to Regulators of Cell Differentiation." *Trends Cell Biol* 24(12) (2014): 761–770. doi: 10.1016/j.tcb.2014.08.005.
32 A. Kasahara, S. Cipolat, Y. Chen, G. W. Dorn, and L. Scorrano. "Mitochondrial Fusion Directs Cardiomyocyte Differentiation via Calcineurin and Notch Signaling." *Science* 342(6159) (2013): 734–737. doi: 10.1126/science.1241359.

Updated Review and Practical Recommendations for Clinicians." *Schizophr Bull* 45(45 Suppl 1) (2019): S5–S23. doi: 10.1093/schbul/sby119.

12 M. Ohayon, R. Priest, M. Caulet, and C. Guilleminault. "Hypnagogic and Hypnopompic Hallucinations: Pathological Phenomena?" *British Journal of Psychiatry* 169(4) (1996): 459–467. doi: 10.1192/ bjp.169.4.459.

13 C. Zhuo, G. Li, X. Lin, et al. "The Rise and Fall of MRI Studies in Major Depressive Disorder." *Transl Psychiatry* 9(1) (2019): 335. doi: 10.1038/s41398-019-0680-6.

14 B. O. Rothbaum, E. B. Foa, D. S. Riggs, T. Murdock, and W. Walsh. "A Prospective Examination of PostTraumatic Stress Disorder in Rape Victims." *J. Trauma Stress* 5 (1992): 455–475. doi: 10.1002/ jts.2490050309.

CHAPTER 7 —— 了不起的粒線體

1 Nick Lane. *Power, Sex, Suicide: Mitochondria and the Meaning of Life* (Oxford: Oxford University Press, 2005).

2 Siv G. E. Andersson, Alireza Zomorodipour, Jan O. Andersson, Thomas Sicheritz-Pontén, U. Cecilia M. Alsmark, Raf M. Podowski, A. Kristina Näslund, Ann-Sofie Eriksson, Herbert H. Winkler, and Charles G. Kurland. "The Genome Sequence of *Rickettsia Prowazekii* and the Origin of Mitochondria." *Nature* 396(6707) (1998): 133–40. doi: 10.1038/24094.

3 Lane. *Power, Sex, Suicide.*

4 Lane. *Power, Sex, Suicide.*

5 X. H. Zhu, H. Qiao, F. Du, et al. "Quantitative Imaging of Energy Expenditure in Human Brain." *Neuroimage* 60(4) (2012): 2107–2117. doi: 10.1016/j.neuroimage.2012.02.013.

6 R. L. Frederick and J. M. Shaw. "Moving Mitochondria: Establishing Distribution of an Essential Organelle." *Traffic* 8(12) (2007): 1668–1675. doi: 10.1111/j.1600-0854.2007.00644.x.

7 D. Safiulina and A. Kaasik. "Energetic and Dynamic: How Mitochondria Meet Neuronal Energy Demands." *PLoS Biol* 11(12) (2013): e1001755. doi: 10.1371/journal.pbio.1001755.

8 R. L. Frederick and J. M. Shaw. "Moving Mitochondria: Establishing Distribution of an Essential Organelle." *Traffic* 8(12) (2007): 1668–1675. doi: 10.1111/j.1600-0854.2007.00644.x.

9 R. Rizzuto, P. Bernardi, and T. Pozzan. "Mitochondria as All-Round Players of the Calcium Game." *J Physiol* 529 Pt 1(Pt 1) (2000): 37–47. doi: 10.1111/j.1469-7793.2000.00037.x.

10 Z. Gong, E. Tas, and R. Muzumdar. "Humanin and Age-Related Diseases: A New Link?" *Front Endocrinol* (Lausanne) 5 (2014): 210. doi: 10.3389/fendo.2014.00210.

11 S. Kim, J. Xiao, J. Wan, P. Cohen, and K. Yen. "Mitochondrially Derived Peptides as Novel Regulators of Metabolism." *J Physiol* 595 (2017): 6613–6621. doi: 10.1113/JP274472.

12 L. Guo, J. Tian, and H. Du. "Mitochondrial Dysfunction and Synaptic Transmission Failure in Alzheimer's Disease." *J Alzheimers Dis* 57(4) (2017): 1071–1086. doi: 10.3233/JAD-160702.

13 Sergej L. Mironov and Natalya Symonchuk. "ER Vesicles and Mitochondria Move and Communicate at Synapses." *Journal of Cell Science* 119(23) (2006): 4926. doi: 10.1242/jcs.03254.

14 Sanford L. Palay. "Synapses in the Central Nervous System." *J Biophys and Biochem Cytol* 2(4) (1956): 193. doi: 10.1083/jcb.2.4.193.

15 Alexandros K. Kanellopoulos, Vittoria Mariano, Marco Spinazzi, Young Jae Woo, Colin McLean, Ulrike Pech, Ka Wan Li, et al. "Aralar Sequesters GABA into Hyperactive Mitochondria, Causing Social Behavior Deficits." *Cell* 180(6) (2020): 1178–1197.e20. doi: 10.1016/j.cell.2020.02.044.

16 A. West, G. Shadel, and S. Ghosh. "Mitochondria in Innate Immune Responses." *Nat Rev Immunol* 11(6) (2011): 389–402. doi: 10.1038/nri2975.

Adults." *Obesity* 16 (2008): 2126–2132. doi: 10.1038/oby.2008.310.

36 N. Razaz, K. Tedroff, E. Villamor, and S. Cnattingius. "Maternal Body Mass Index in Early Pregnancy and Risk of Epilepsy in Offspring." *JAMA Neurol* 74(6) (2017): 668–676. doi: 10.1001/jamaneurol.2016.6130.

CHAPTER 5 —— 精神疾病是代謝疾病

1 Albert Einstein and Leopold Infeld. *The Evolution of Physics*. Edited by C. P. Snow. (Cambridge: Cambridge University Press, 1938).

2 F. A. Azevedo, L. R. Carvalho, L. T. Grinberg, J. M. Farfel, R. E. Ferretti, R. E. Leite, W. J. Filho, R. Lent, and S. Herculano-Houzel. "Equal Numbers of Neuronal and Nonneuronal Cells Make the Human Brain an Isometrically Scaled-Up Primate Brain." *J Comp Neurol* 513 (2009): 532–541. doi: 10.1002/cne.21974.

CHAPTER 6 —— 精神狀態和精神疾病

1 J. D. Gray, T. G. Rubin, R. G. Hunter, and B. S. McEwen. "Hippocampal Gene Expression Changes Underlying Stress Sensitization and Recovery." *Mol Psychiatry* 19(11) (2014): 1171–1178. doi: 10.1038/ mp.2013.175.

2 K. Hughes, M. A. Bellis, K. A. Hardcastle, D. Sethi, A. Butchart, C. Mikton, L. Jones, and M. P. Dunne. "The Effect of Multiple Adverse Childhood Experiences on Health: A Systematic Review and Meta-Analysis." *Lancet Public Health* 2(8) (August 2017): e356–e366. doi: 10.1016/S2468-2667(17)30118-4.

3 D. W. Brown, R. F. Anda, H. Tiemeier, V. J. Felitti, V. J. Edwards, J. B. Croft, and W. H. Giles. "Adverse Childhood Experiences and the Risk of Premature Mortality." *Am J Prev Med* 37(5) (2009): 389–396. doi: 10.1016/j.amepre.2009.06.021.

4 M. Sato, E. Ueda, A. Konno, H. Hirai H, Y. Kurauchi, A. Hisatsune, H. Katsuki, and T. Seki. "Glucocorticoids Negatively Regulates Chaperone Mediated Autophagy and Microautophagy." *Biochem Biophys Res Commun* 528(1) (July 12, 2020): 199–205. doi: 10.1016/j.bbrc.2020.04.132.

5 N. Mizushima and B. Levine. "Autophagy in Human Diseases." *N Engl J Med* 383(16) (October 15, 2020): 1564–1576. doi: 10.1056/NEJMra2022774; Tamara Bar-Yosef, Odeya Damri, and Galila Agam. "Dual Role of Autophagy in Diseases of the Central Nervous System." *Front Cellular Neurosci* 13 (2019): 196. doi: 10.3389/fncel.2019.00196.

6 Daniel J. Klionsky, Giulia Petroni, Ravi K. Amaravadi, Eric H. Baehrecke, Andrea Ballabio, Patricia Boya, José Manuel Bravo-San Pedro, et al. "Autophagy in Major Human Diseases." *The EMBO Journal* 40(19) (2021): e108863. doi: 10.15252/embj.2021108863.

7 J. R. Buchan and R. Parker. "Eukaryotic Stress Granules: The Ins and Outs of Translation." *Mol Cell* 36(6) (2009): 932–941. doi: 10.1016/j.molcel.2009.11.020.

8 J. M. Silva, S. Rodrigues, B. Sampaio-Marques, et al. "Dysregulation of Autophagy and Stress GranuleRelated Proteins in Stress-Driven Tau Pathology." *Cell Death Differ* 26 (2019): 1411–1427. doi: 10.1038/ s41418-018-0217-1.

9 E. S. Epel, E. H. Blackburn, J. Lin, F. S. Dhabhar, N. E. Adler, J. D. Morrow, and R. M. Cawthon. "Accelerated Telomere Shortening in Response to Life Stress." *Proc Natl Acad Sci USA* 101(49) (2004): 17312–17315. doi: 10.1073/pnas.0407162101.

10 B. L. Miller. "Science Denial and COVID Conspiracy Theories: Potential Neurological Mechanisms and Possible Responses." *JAMA* 324(22) (2020): 2255–2256. doi: 10.1001/jama.2020.21332.

11 K. Maijer, M. Hayward, C. Fernyhough, et al. "Hallucinations in Children and Adolescents: An

Psychiatry 63(5) (2006): 530–538. doi: 10.1001/archpsyc.63.5.530.

20 T. S. Stroup, M. Olfson, C. Huang, et al. "Age-Specific Prevalence and Incidence of Dementia Diagnoses Among Older US Adults with Schizophrenia." *JAMA Psychiatry* 78(6) (2021): 632–641. doi: 10.1001/ jamapsychiatry.2021.0042.

21 M. Steinberg, H. Shao, P. Zandi, et al. "Point and 5-Year Period Prevalence of Neuropsychiatric Symptoms in Dementia: The Cache County Study." *Int J Geriatr Psychiatry* 23(2) (2008): 170–177. doi: 10.1002/gps.1858.

22 P. S. Murray, S. Kumar, M. A. Demichele-Sweet, R. A. Sweet. "Psychosis in Alzheimer's Disease." *Biol Psychiatry* 75(7) (2014): 542–552. doi: 10.1016/j.biopsych.2013.08.020.

23 Colin Reilly, Patricia Atkinson, Krishna B. Das, Richard F. M. C. Chin, Sarah E. Aylett, Victoria Burch, Christopher Gillberg, Rod C. Scott, and Brian G. R. Neville. "Neurobehavioral Comorbidities in Children with Active Epilepsy: A Population-Based Study." *Pediatrics* 133(6) (2014): e1586. doi: 10.1542/ peds.2013-3787.

24 A. M. Kanner. "Anxiety Disorders in Epilepsy: The Forgotten Psychiatric Comorbidity." *Epilepsy Curr* 11(3) (2011): 90–91. doi: 10.5698/1535-7511-11.3.90.

25 M. F. Mendez, J. L. Cummings, and D. F. Benson. "Depression in Epilepsy: Significance and Phenomenology." *Arch Neurol* 43(8) (1986): 766–770. doi: 10.1001/archneur.1986.00520080014012.

26 C. E. Elger, S. A. Johnston, and C. Hoppe. "Diagnosing and Treating Depression in Epilepsy." *Seizure* 44(1) (2017): 184–193. doi: 10.1016/j.seizure.2016.10.018.

27 Alan B. Ettinger, Michael L. Reed, Joseph F. Goldberg, and Robert M.A. Hirschfeld. "Prevalence of Bipolar Symptoms in Epilepsy vs. Other Chronic Health Disorders." *Neurology* 65(4) (2005): 535. doi: 10.1212/01.wnl.0000172917.70752.05; Mario F. Mendez, Rosario Grau, Robert C. Doss, and Jody L. Taylor. "Schizophrenia in Epilepsy: Seizure and Psychosis Variables." *Neurology* 43(6) (1993): 1073-7. doi: 10.1212/wnl.43.6.1073.

28 S. S. Jeste and R. Tuchman. "Autism Spectrum Disorder and Epilepsy: Two Sides of the Same Coin?" *J Child Neurol* 30(14) (2015): 1963–1971. doi: 10.1177/0883073815601501.

29 E. H. Lee, Y. S. Choi, H. S. Yoon, and G. H. Bahn. "Clinical Impact of Epileptiform Discharge in Children with Attention-Deficit/Hyperactivity Disorder (ADHD)." *J Child Neurol* 31(5) (2016): 584–588. doi: 10.1177/0883073815604223.

30 D. C. Hesdorffer, P. Ludvigsson, E. Olafsson, G. Gudmundsson, O. Kjartansson, and W. A. Hauser. "ADHD as a Risk Factor for Incident Unprovoked Seizures and Epilepsy in Children." *Arch Gen Psychiatry* 61(7) (2004): 731–736. doi: 10.1001/archpsyc.61.7.731.

31 D. C. Hesdorffer, W. A. Hauser, and J. F. Annegers. "Major Depression Is a Risk Factor for Seizures in Older Adults." *Ann Neurol* 47(2) (2001): 246–249. doi: 10.1002/1531-8249(200002)47:2%3C246::AID-ANA17%3E3.0.CO;2-E.

32 G. E. Dafoulas, K. A. Toulis, D. Mccorry, et al. "Type 1 Diabetes Mellitus and Risk of Incident Epilepsy: A Population-Based, Open-Cohort Study." *Diabetologia* 60(2) (2017): 258–261. doi: 10.1007/s00125-016-4142-x.

33 I. C. Chou, C. H. Wang, W. D. Lin, F. J. Tsai, C. C. Lin, and C. H. Kao. "Risk of Epilepsy in Type 1 Diabetes Mellitus: A Population-Based Cohort Study." *Diabetologia* 59 (2016): 1196–1203. doi: 10.1007/ s00125-016-3929-0.

34 M. Baviera, M. C. Roncaglioni, M. Tettamanti, et al. "Diabetes Mellitus: A Risk Factor for Seizures in the Elderly—A Population-Based Study." *Acta Diabetol* 54 (2017): 863. doi: 10.1007/ s00592-017-1011-0.

35 S. Gao, J. Juhaeri, and W. S. Dai. "The Incidence Rate of Seizures in Relation to BMI in UK

Bipolar Disord 19(5) (2017): 336–343. doi: 10.1111/bdi.12505.

6 L. Mische Lawson and L. Foster. "Sensory Patterns, Obesity, and Physical Activity Participation of Children with Autism Spectrum Disorder." *Am J Occup Ther* 70(5) (2016): 7005180070pl-7005180070p8. doi: 10.5014/ajot.2016.021535.

7 M. Afzal, N. Siddiqi, B. Ahmad, N. Afsheen, F. Aslam, A. Ali, R. Ayesha, M. Bryant, R. Holt, H. Khalid, K. Ishaq, K. N. Koly, S. Rajan, J. Saba, N. Tirbhowan, and G. A. Zavala. "Prevalence of Overweight and Obesity in People with Severe Mental Illness: Systematic Review and Meta-Analysis." *Front Endocrinol* (Lausanne) 12 (2021): 769309. doi: 10.3389/fendo.2021.769309.

8 M. Shaw, P. Hodgkins, H. Caci, S. Young, J. Kahle, A. G. Woods, and L. E. Arnold. "A Systematic Review and Analysis of Long-Term Outcomes in Attention Deficit Hyperactivity Disorder: Effects of Treatment and Non-Treatment." *BMC Med* 10 (2012): 99. doi: 10.1186/1741-7015-10-99.

9 B. I. Perry, J. Stochl, R. Upthegrove, et al. "Longitudinal Trends in Childhood Insulin Levels and Body Mass Index and Associations with Risks of Psychosis and Depression in Young Adults." *JAMA Psychiatry*. Published online January 13, 2021. doi: 10.1001/jamapsychiatry.2020.4180.

10 V. C. Chen, Y. C. Liu, S. H. Chao, et al. "Brain Structural Networks and Connectomes: The Brain-Obesity Interface and its Impact on Mental Health." *Neuropsychiatr Dis Treat* 14 (November 26, 2018): 3199–3208. doi:10.2147/NDT.S180569; K. Thomas, F. Beyer, G. Lewe, et al. "Higher Body Mass Index Is Linked to Altered Hypothalamic Microstructure." *Sci Rep* 9(1) (2019): 17373. doi: 10.1038/s41598-019-53578-4.

11 M. Åström, R. Adolfsson, and K. Asplund. "Major Depression in Stroke Patients: A 3-year Longitudinal Study." *Stroke* 24(7) (1993): 976–982. doi: 10.1161/01.STR.24.7.976.

12 Heather S. Lett, James A. Blumenthal, Michael A. Babyak, Andrew Sherwood, Timothy Strauman, Clive Robins, and Mark F. Newman. "Depression as a Risk Factor for Coronary Artery Disease: Evidence, Mechanisms, and Treatment." *Psychosom Med* 66(3) (2004):305–15. doi: 10.1097/01.psy.0000126207.43307.c0.

13 Z. Fan, Y. Wu, J. Shen, T. Ji, and R. Zhan. "Schizophrenia and the Risk of Cardiovascular Diseases: A Meta-Analysis of Thirteen Cohort Studies." *J Psychiatr Res* 47(11) (2013): 1549–1556. doi: 10.1016/j. jpsychires.2013.07.011.

14 Lindsey Rosman, Jason J. Sico, Rachel Lampert, Allison E. Gaffey, Christine M. Ramsey, James Dziura, Philip W. Chui, et al. "Post-traumatic Stress Disorder and Risk for Stroke in Young and Middle-Aged Adults." *Stroke* 50(11) (2019): STROKEAHA.119.026854. doi: 10.1161/STROKEAHA.119.026854.

15 C. W. Colton and R. W. Manderscheid. "Congruencies in Increased Mortality Rates, Years of Potential Life Lost, and Causes of Death Among Public Mental Health Clients in Eight States." *Prev Chronic Dis* [serial online] (April 2006 [*date cited*]). Available from: http://www.cdc.gov/pcd/issues/2006/apr/05_0180. htm.

16 Oleguer Plana-Ripoll, et al. "A Comprehensive Analysis of Mortality-related Health Metrics Associated With Mental Disorders: A Nationwide, Register-based Cohort Study." *Lancet* 394(10211) (2019): 1827– 1835. doi: 10.1016/S0140-6736(19)32316-5.

17 S. E. Bojesen. "Telomeres and Human Health." *J Intern Med* 274(5) (2013): 399–413. doi: 10.1111/ joim.12083.

18 Alzheimer's Association. "2022 Alzheimer's Disease Facts and Figures." *Alzheimers Dement* 18(4) (2022): 700–789. doi: 10.1002/alz.12638.

19 R. L. Ownby, E. Crocco, A. Acevedo, V. John, and D. Loewenstein. "Depression and Risk for Alzheimer Disease: Systematic Review, Meta-Analysis, and Meta-Regression Analysis." *Arch Gen*

Psychiatry 62(6) (2005): 617–627. doi: 10.1001/archpsyc.62.6.617.
17 M. C. Lai, C. Kassee, R. Besney, S. Bonato, L. Hull, W. Mandy, P. Szatmari, and S. H. Ameis. "Prevalence of Co-occurring Mental Health Diagnoses in the Autism Population: A Systematic Review and Meta-Analysis." *Lancet Psychiatry* 6(10) (October 2019): 819–829. doi: 10.1016/S2215-0366(19)30289-5.
18 O. Plana-Ripoll, C. B. Pedersen, Y. Holtz, et al. "Exploring Comorbidity Within Mental Disorders Among a Danish National Population." *JAMA Psychiatry* 76(3) (2019): 259–270. doi: 10.1001/jamapsychiatry.2018.3658.
19 National Institute of Mental Health. "Eating Disorders." National Institute of Mental Health, US Dept. of Health and Human Services. https://www.nimh.nih.gov/health/statistics/eating-disorders.shtml. Retrieved 7/24/21.
20 K. R. Merikangas, J. P. He, M. Burstein, S. A. Swanson, S. Avenevoli, L. Cui, C. Benjet, K. Georgiades, and J. Swendsen. "Lifetime Prevalence of Mental Disorders in U.S. Adolescents: Results from the National Comorbidity Survey Replication—Adolescent Supplement (NCS-A)." *J Am Acad Child Adolesc Psychiatry* 49(10) (October 2010): 980–989. http://www.ncbi.nlm.nih.gov/pubmed/20855043/.
21 O. Plana-Ripoll, C. B. Pedersen, Y. Holtz, et al. "Exploring Comorbidity Within Mental Disorders Among a Danish National Population." *JAMA Psychiatry* 76(3) (2019): 259–270. doi: 10.1001/jamapsychiatry.2018.3658.
22 B. B. Lahey, B. Applegate, J. K. Hakes, D. H. Zald, A. R. Hariri, and P. J. Rathouz. "Is There a General Factor of Prevalent Psychopathology During Adulthood?" *J Abnorm Psychol* 121(4) (2012): 971–977. doi: 10.1037/a0028355.
23 Avshalom Caspi and Terrie E. Moffitt. "All for One and One for All: Mental Disorders in One Dimension." *Am J Psychiatry* 175(9) (2018): 831–44. doi: 10.1176/appi.ajp.2018.17121383.
24 E. Pettersson, H. Larsson, and P. Lichtenstein. "Common Psychiatric Disorders Share the Same Genetic Origin: A Multivariate Sibling Study of the Swedish Population." *Mol Psychiatry* 21 (2016): 717–721. doi: 10.1038/mp.2015.116.
25 A. Caspi, R. M. Houts, A. Ambler, et al. "Longitudinal Assessment of Mental Health Disorders and Comorbidities Across 4 Decades Among Participants in the Dunedin Birth Cohort Study." *JAMA Netw Open* 3(4) (2020): e203221. doi: 10.1001/jamanetworkopen.2020.3221.

CHAPTER 4 —— 有可能「一切」是彼此關聯的嗎？

1 A. P. Rajkumar, H. T. Horsdal, T. Wimberley, et al. "Endogenous and Antipsychotic-Related Risks for Diabetes Mellitus in Young People with Schizophrenia: A Danish Population-Based Cohort Study." *Am J Psychiatry* 174 (2017): 686–694. doi: 10.1176/appi.ajp.2016.16040442.
2 B. Mezuk, W. W. Eaton, S. Albrecht, and S. H. Golden. "Depression and Type 2 Diabetes over the Lifespan: A Meta-Analysis." *Diabetes Care* 31 (2008): 2383–2390. doi: 10.2337/dc08-0985.
3 K. Semenkovich, M. E. Brown, D. M. Svrakic, et al. "Depression and Diabetes." *Drugs* 75(6) (2015): 577. doi: 10.1007/s40265-015-0347-4.
4 M. E. Robinson, M. Simard, I. Larocque, J. Shah, M. Nakhla, and E. Rahme. "Risk of Psychiatric Disorders and Suicide Attempts in Emerging Adults with Diabetes." *Diabetes Care* 43(2) (2020): 484–486. doi: 10.2337/dc19-1487.
5 Martin Strassnig, Roman Kotov, Danielle Cornaccio, Laura Fochtmann, Philip D. Harvey, and Evelyn J. Bromet. "Twenty-Year Progression of Body Mass Index in a County-Wide Cohort of People with Schizophrenia and Bipolar Disorder Identified at Their First Episode of Psychosis."

2 E. Corruble, B. Falissard, and P. Gorwood. "Is DSM-IV Bereavement Exclusion for Major Depression Relevant to Treatment Response? A Case-Control, Prospective Study." *J Clin Psychiatry* 72(7) (July 2011): 898–902. doi: 10.4088/JCP.09m05681blu.
3 Alan F. Schatzberg. "Scientific Issues Relevant to Improving the Diagnosis, Risk Assessment, and Treatment of Major Depression." *Am J Psychiatry* 176(5) (2019): 342–47. doi: 10.1176/appi. ajp.2019.19030273.
4 M. K. Jha, A. Minhajuddin, C. South, A. J. Rush, and M. H. Trivedi. "Irritability and Its Clinical Utility in Major Depressive Disorder: Prediction of Individual-Level Acute-Phase Outcomes Using Early Changes in Irritability and Depression Severity." *Am J Psychiatry* 176(5) (May 1, 2019): 358–366. doi: 10.1176/appi. ajp.2018.18030355. Epub Mar 29, 2019. PMID: 30922100.
5 Maurice M. Ohayon and Alan F. Schatzberg. "Chronic Pain and Major Depressive Disorder in the General Population." *J Psychiatr Res* 44(7) (2010): 454–61. doi: 10.1016/j.jpsychires.2009.10.013.
6 R. C. Kessler, W. T. Chiu, O. Demler, and E. E. Walters. "Prevalence, Severity, and Comorbidity of 12-Month DSM-IV Disorders in the National Comorbidity Survey Replication." *Arch Gen Psychiatry* 62(6) (2005): 617–627. doi: 10.1001/archpsyc.62.6.617.
7 R. C. Kessler, P. Berglund, O. Demler, et al. "The Epidemiology of Major Depressive Disorder: Results from the National Comorbidity Survey Replication (NCS-R)." *JAMA* 289 (2003): 3095–3105. doi: 10.1001/ jama.289.23.3095; B. W. Penninx, D. S. Pine, E. A. Holmes, and A. Reif. "Anxiety Disorders." *Lancet* 397(10277) (2021): 914–927.
8 M. Olfson, S. C. Marcus, and J. G. Wan. "Treatment Patterns for Schizoaffective Disorder and Schizophrenia Among Medicaid Patients." *Psychiatr Serv* 60 (2009): 210–216. doi: 10.1176/ ps.2009.60.2.210.
9 Seth Himelhoch, Eric Slade, Julie Kreyenbuhl, Deborah Medoff, Clayton Brown, and Lisa Dixon. "Antidepressant Prescribing Patterns Among VA Patients with Schizophrenia." *Schizophr Res* 136(1) (2012): 32–35. doi: 10.1016/j.schres.2012.01.008.
10 P. D. Harvey, R. K. Heaton, W. T. Carpenter Jr., M. F. Green, J. M. Gold, and M. Schoenbaum. "Functional Impairment in People with Schizophrenia: Focus on Employability and Eligibility for Disability Compensation." *Schizophr Res* 140(1–3) (2012): 1–8. doi: 10.1016/j.schres.2012.03.025.
11 L. L. Judd, H. S. Akiskal, P. J. Schettler, et al. "The Long-Term Natural History of the Weekly Symptomatic Status of Bipolar I Disorder." *Arch Gen Psychiatry* 59(6) (June 2002): 530–537. doi: 10.1001/archpsyc.59.6.530.
12 "Biomarkers Outperform Symptoms in Parsing Psychosis Subgroups." National Institutes of Health. December 8, 2015. https://www.nih.gov/news-events/news-releases/biomarkers-outperform-symptoms-parsing-psychosis-subgroups.
13 Maurice M. Ohayon and Alan F. Schatzberg. "Prevalence of Depressive Episodes with Psychotic Features in the General Population." *Am J Psychiatry* 159(11) (2002): 1855–1861. doi: 10.1176/ appi.ajp.159.11.1855.
14 B. Bandelow and S. Michaelis. "Epidemiology of Anxiety Disorders in the 21st Century." *Dialogues Clin Neurosci* 17(3) (2015): 327–335. doi: 10.31887/DCNS.2015.17.3/bbandelow.
15 O. Plana-Ripoll, C. B. Pedersen, Y. Holtz, et al. "Exploring Comorbidity Within Mental Disorders Among a Danish National Population." *JAMA Psychiatry* 76(3) (2019): 259–270. doi: 10.1001/ jamapsychiatry.2018.3658.
16 R. C. Kessler, W. T. Chiu, O. Demler, and E. E. Walters. "Prevalence, Severity, and Comorbidity of 12-Month DSM-IV Disorders in the National Comorbidity Survey Replication." *Arch Gen*

of Justice Statistics, US Dept. of Justice (September 2006). https://bjs.ojp.gov/library/publications/mental-health-problems-prison-and-jail-inmates. Retrieved 7/24/21.

15 National Institute of Mental Health. "Major Depression." National Institute of Mental Health, US Dept. of Health and Human Services. https://www.nimh.nih.gov/health/statistics/major-depression#:~:text=all%20U.S.%20adults.-,Treatment%20of%20Major%20Depressive%20Episode%20Among%20Adults, treatment%20in%20the%20past%20year. Retrieved 2/18/2022.

16 L. L. Judd, H. S. Akiskal, J. D. Maser, et al. "A Prospective 12-Year Study of Subsyndromal and Syndromal Depressive Symptoms in Unipolar Major Depressive Disorders." *Arch Gen Psychiatry.* 55(8) (1998): 694–700. doi: 10.1001/archpsyc.55.8.694.

17 Sidney Zisook, Gary R. Johnson, Ilanit Tal, Paul Hicks, Peijun Chen, Lori Davis, Michael Thase, Yinjun Zhao, Julia Vertrees, and Somaia Mohamed. "General Predictors and Moderators of Depression Remission: A VAST-D Report." *Am. J Psychiatry* 176(5) (May 1, 2019): 348–357. doi: 10.1176/appi.ajp.2018.18091079.

18 Diego Novick, Josep Maria Haro, David Suarez, Eduard Vieta, and Dieter Naber. "Recovery in the Outpatient Setting: 36-Month Results from the Schizophrenia Outpatients Health Outcomes (SOHO) Study." *Schizophr Res* 108(1) (2009): 223–230. doi: 10.1016/j.schres.2008.11.007.

19 Adam Rogers. "Star Neuroscientist Tom Insel Leaves the Google-Spawned Verily for . . . a Startup?" *Wired.* May 11, 2017. https://www.wired.com/2017/05/star-neuroscientist-tom-insel-leaves-google-spawned-verily-startup/#:~:text=%E2%80%9CI%20spent%2013%20years%20at,we%20moved%20the%20 needle%20in.

CHAPTER 2 —— 是什麼導致精神疾病以及這個問題為什麼重要？

1 G. L. Engel. "The Need for a New Medical Model: A Challenge for Biomedicine." *Science* 196(4286) (1977): 129–136. doi: 10.1126/science.847460.

2 M. B. Howren, D. M. Lamkin, and J. Suls. "Associations of Depression with C-Reactive Protein, IL-1, and IL-6: A Meta-Analysis." *Psychosom Med.* 71(2) (February 2009): 171–186. doi: 10.1097/PSY.0b013e3181907c1b.

3 E. Setiawan, S. Attwells, A. A. Wilson, R. Mizrahi, P. M. Rusjan, L. Miler, C. Xu, S. Sharma, S. Kish, S. Houle, and J. H. Meyer. "Association of Translocator Protein Total Distribution Volume with Duration of Untreated Major Depressive Disorder: A Cross-Sectional Study." *Lancet Psychiatry* 5(4) (April 2018): 339–347. doi: 10.1016/S2215-0366(18)30048-8.

4 C. Zhuo, G. Li, X. Lin, et al. "The Rise and Fall of MRI Studies in Major Depressive Disorder." *Transl Psychiatry* 9(335) (2019). doi.org/10.1038/s41398-019-0680-6.

5 A. L. Komaroff. "The Microbiome and Risk for Obesity and Diabetes." *JAMA* 317(4) (2017): 355–356. doi: 10.1001/jama.2016.20099; K. E. Bouter, D. H. van Raalte, A. K. Groen, et al. "Role of the Gut Microbiome in the Pathogenesis of Obesity and Obesity-Related Metabolic Dysfunction." *Gastroenterology* 152(7) (May 2017): 1671–1678. doi: 10.1053/j.gastro.2016.12.048; E. A. Mayer, K. Tillisch, and A. Gupta. "Gut/ Brain Axis and the Microbiota." *J Clin Invest* 125(3) (2015): 926–938. doi: 10.1172/JCI76304.

6 J. A. Foster and K. A. McVey Neufeld. "Gut-Brain Axis: How the Microbiome Influences Anxiety and Depression." *Trends Neurosci* 36(5) (May 2013): 305–312. doi: 10.1016/j.tins.2013.01.005.

CHAPTER 3 —— 尋找共同路徑

1 American Psychiatric Association. *Diagnostic and Statistical Manual of Mental Disorders: DSM-IV-TR.* 4th ed. Arlington, VA: American Psychiatric Association, 2000: 356.

注釋
Notes

CHAPTER 1 —— 我們正在做的事情不起作用

1 Saloni Dattani, Hannah Ritchie, and Max Roser. "Mental Health." OurWorldInData.org. https://ourworld indata.org/mental-health. Retrieved 10/15/2021.

2 R. C. Kessler, P. Berglund, O. Demler, R. Jin, K. R. Merikangas, and E. E. Walters. "Lifetime Prevalence and Age-of-Onset Distributions of DSM-IV Disorders in the National Comorbidity Survey Replication." *Arch Gen Psychiatry* 62(6) (2005): 593–602.

3 W. Wurm, K. Vogel, A. Holl, C. Ebner, D. Bayer, et al. "Depression-Burnout Overlap in Physicians." *PLOS ONE* 11(3): e0149913 (2016). doi: 10.1371/journal.pone.0149913.

4 Ben Wigert and Sangeeta Agrawal. "Employee Burnout, Part 1: The 5 Main Causes." Gallup. https://www. gallup.com/workplace/237059/employee-burnout-part-main-causes.aspx. Retrieved 5/28/19.

5 B. Bandelow and S. Michaelis. "Epidemiology of Anxiety Disorders in the 21st Century." *Dialogues Clin Neurosci* 17(3) (2015): 327–335. doi: 10.31887/DCNS.2015.17.3/bbandelow.

6 R. D. Goodwin, A. H. Weinberger, J. H. Kim, M. Wu, and S. Galea. "Trends in Anxiety Among Adults in the United States, 2008–2018: Rapid Increases Among Young Adults." *J Psychiatr Res.* 130 (2020): 441–446. doi: 10.1016/j.jpsychires.2020.08.014.

7 SAMHSA. "National Survey on Drug Use and Health: Comparison of 2008–2009 and 2016–2017 Pop- ulation Percentages (50 States and the District of Columbia)." Substance Abuse and Mental Health Services Administration, US Department of Health and Human Services. https://www.samhsa.gov/data/ sites/default/files/cbhsq-reports/NSDUHsaeTrendTabs2017/NSDUH-saeLongTermCHG2017.pdf. Retrieved 2/18/22.

8 CDC. "Data & Statistics on Autism Spectrum Disorder." Centers for Disease Control and Prevention, US Department of Health and Human Services. https://www.cdc.gov/ncbddd/autism/data.html. Retrieved 5/27/19.

9 S. H. Yutzy, C. R. Woofter, C. C. Abbott, I. M. Melhem, and B. S. Parish. "The Increasing Frequency of Mania and Bipolar Disorder: Causes and Potential Negative Impacts." *J Nerv Ment Dis.* 200(5) (2012): 380–387. doi: 10.1097/NMD.0b013e3182531f17.

10 M. É. Czeisler, R. I. Lane, E. Petrosky, et al. "Mental Health, Substance Use, and Suicidal Ideation During the COVID-19 Pandemic—United States, June 24–30, 2020." *MMWR Morb Mortal Wkly Rep* 69 (2020): 1049–1057. doi: 10.15585/mmwr.mm6932a1external icon.

11 The Lancet Global Health. "Mental Health Matters." *Lancet Glob Health* 8(11) (November 2020): e1352.

12 Global Burden of Disease Collaborative Network. "Global Burden of Disease Study 2015 (GBD 2015) Life Expectancy, All-Cause and Cause-Specific Mortality 1980–2015." Seattle, United States: Institute for Health Metrics and Evaluation (IHME), 2016.

13 US Department of Housing and Urban Development. "The 2010 Annual Homeless Assessment Report to Congress." US Department of Housing and Urban Development. https://www.huduser.gov/portal/sites/ default/files/pdf/2010HomelessAssessmentReport.pdf. Retrieved 7/24/21.

14 Doris J. James and Lauren E. Glaze. "Mental Health Problems of Prison and Jail Inmates." Bureau

腦能量

所有的精神疾病都是大腦的代謝疾病！
粒線體失調如何導致憂鬱、焦慮、強迫症、ADHD和其他障礙，揭示飲食治療新契機，重獲心理韌性

腦能量：所有的精神疾病都是大腦的代謝疾病！粒線體失調如何導致憂鬱、焦慮、強迫症、ADHD和其他障礙，揭示飲食治療新契機，重獲心理韌性／克里斯多福．帕爾默（Christopher M. Palmer）著；梁永安譯.
－初版.－臺北市：麥田出版：英屬蓋曼群島商家庭傳媒股份有限公司城邦分公司發行，2025.07
面；　公分
譯自：Brain energy : a revolutionary breakthrough in understanding mental health – and improving treatment for anxiety, depression, OCD, PTSD, and more
ISBN 978-626-310-902-5（平裝）
1.CST: 精神疾病 2.CST: 腦部
3.CST: 能量代謝 4.CST: 食療
415.98　　114006331

封面設計　許晉維
內文排版　黃暐鵬
印　　刷　漾格科技股份有限公司
初版一刷　2025年7月
初版三刷　2025年9月
定　　價　新台幣520元

ISBN　978-626-310-902-5
　　　978-626-310-908-7（EPUB）

作　　者　克里斯多福．帕爾默（Christopher M. Palmer）
譯　　者　梁永安
責任編輯　林如峰
國際版權　吳玲緯　楊　靜
行　　銷　闕志勳　余一霞　吳宇軒
業　　務　陳美燕
副總編輯　何維民
事業群總經理　謝至平
發 行 人　何飛鵬

出　　版

麥田出版
地址：115020台北市南港區昆陽街16號4樓
電話：(02)2500-0888　傳真：(02)2500-1951
網站：http://www.ryefield.com.tw

發　　行

英屬蓋曼群島商家庭傳媒股份有限公司城邦分公司
地址：台北市南港區昆陽街16號8樓
網址：http://www.cite.com.tw
客服專線：(02)2500-7718；2500-7719
24小時傳真專線：(02)2500-1990；2500-1991
服務時間：週一至週五09:30-12:00; 13:30-17:00
劃撥帳號：19863813　戶名：書虫股份有限公司
讀者服務信箱：service@readingclub.com.tw

香港發行所

城邦（香港）出版集團有限公司
地址：香港九龍土瓜灣土瓜灣道86號
　　　順聯工業大廈6樓A室
電話：+852-2508-6231　傳真：+852-2578-9337
電郵：hkcite@biznetvigator.com

馬新發行所

城邦（馬新）出版集團【Cite(M) Sdn. Bhd.】
地址：41-3, Jalan Radin Anum, Bandar Baru
　　　Sri Petaling, 57000 Kuala Lumpur, Malaysia.
電話：+603-9056-3833　傳真：+603-9057-6622
電郵：services@cite.my